TRAUNER VERLAG

BILDUNG

Ernährungslehre und Diätetik

JOSEFA EITER

GERLINDE EDER

MARIA MAIR

© 2006
TRAUNER Verlag + Buchservice GmbH, Köglstraße 14, 4020 Linz
Österreich/Austria
Alle Rechte vorbehalten

Nachdruck und sonstige Vervielfältigung, auch auszugsweise, nur mit ausdrücklicher Genehmigung des Verlages

Lektorat: Claudia Höglinger
Titelgestaltung: Bettina Victor
Layout: Mayrhofer & Partner, Linz
Schulbuchvergütung/Bildrechte:
© VBK, Wien
Gesamtherstellung:
TRAUNER Druck GmbH & Co KG, Linz

ISBN 978-3-85487-908-4
Schulbuch-Nr. 8.641
www.trauner.at

Impressum

Eiter ua, Ernährungslehre und Diätetik

9. Auflage 2011
Schulbuch-Nr. 8.641
TRAUNER Verlag, Linz

Das Autorenteam

JOSEFA EITER
Diätologin am Landeskrankenhaus Vöcklabruck

GERLINDE EDER
Diätologin;
Lehrbeauftragte an der landwirtschaftlichen Fachschule Weyregg und am BFI Vöcklabruck für die Ausbildung Altenfachbetreuer/Altenfachbetreuerin und Pflegehelfer/Pflegehelferin

MARIA MAIR
Diätologin;
Lehrbeauftragte an der Gesundheits- und Krankenpflegeschule Ried im Innkreis

Approbiert für den Unterrichtsgebrauch an:
Lehranstalten für heilpädagogische Berufe im Unterrichtsgegenstand Ernährungslehre und Diätetik,
Bundesministerium für Bildung, Wissenschaft und Kultur,
GZ 47.357/1-III/D/13/99 vom 1. Juni 1999

Die 8. und 9. Auflage können im Unterricht parallel verwendet werden.

Liebe Schülerin, lieber Schüler,
Sie bekommen dieses Schulbuch von der Republik Österreich für Ihre Ausbildung. Bücher helfen nicht nur beim Lernen, sondern sind auch Freunde fürs Leben.

Einleitung

Die richtige Ernährung ist ein wichtiger Bestandteil der Gesundheitsvorsorge und sollte nicht erst bei Beginn einer Krankheit zum Einsatz kommen. Kenntnisse über ernährungsmedizinische Zusammenhänge machen es möglich, einerseits Gesundheit und Leistungsfähigkeit mit vollwertiger Ernährung zu erhalten, andererseits Erkrankungen mit Hilfe ernährungstherapeutischer Maßnahmen zu lindern bzw. Heilungsprozesse zu unterstützen.

KrankenpflegerInnen sollen mit den Grundsätzen der Ernährungslehre und Diätetik vertraut gemacht werden, um die angeordneten Diäten zu verstehen und unterstützen zu können.

Das vorliegende Lehrbuch ist eine kurze, prägnante Zusammenfassung des aktuellen Wissensstandes.

Folgende Piktogramme haben wir für das Buch gewählt:

 unsere Ziele

 Arbeitsaufgaben

 Schreibaufgaben

 Zusatzinformationen

 Interessantes

Viel Freude und Erfolg beim Lernen und selbstständigen Arbeiten wünscht Ihnen Ihr Autorenteam!

Inhaltsverzeichnis

Einführung in die Ernährungslehre	7

Energiebedarf des Menschen	10
1 Definitionen zum Körpergewicht	**11**
1.1 Normalgewicht	11
1.2 Weitere Definitionen	11
2 Wie viel Energie braucht der Mensch und wozu?	
2.1 Errechnung des Gesamtenergiebedarfs aus Grundumsatz plus Leistungsumsatz	12
2.2 Errechnung des Gesamtenergiebedarfs je nach körperlicher Tätigkeit mit einem Faktor	13
3 Verteilung der täglichen Gesamtenergie	**14**
4 Bedarf an Energie liefernden Nährstoffen	**14**
5 Hilfsmittel zur praktischen Umsetzung der Ernährungsempfehlungen	**16**
5.1 Der Ernährungskreis	16
5.2 Die Ernährungspyramide	16
5.3 Die zehn Regeln der Deutschen Gesellschaft für Ernährung (DGE)	17
5.4 Verzehrempfehlungen	17

Die Nährstoffe	18
1 Kohlenhydrate (Saccharide)	**19**
1.1 Einteilung der Kohlenhydrate nach ihrem Aufbau	19
1.2 Aufgaben der Kohlenhydrate	22
1.3 Kohlenhydratbedarf	22
1.4 Kohlenhydrate in unserem Essen	22
1.5 Verdauung der Kohlenhydrate	23
1.6 Resorption und Stoffwechsel der Kohlenhydrate	24
2 Fette (Lipide)	**25**
2.1 Einteilung der Fette	25
2.2 Fettsäuren	26
2.3 Aufgaben der Fette	27
2.4 Eigenschaften der Fette	28
2.5 Fettbedarf	28
2.6 Regeln für den Fettverzehr	29
2.7 Verdauung der Fette	29
2.8 Resorption und Stoffwechsel der Fette	30
3 Fettähnliche Stoffe (Lipoide)	**32**
3.1 Phosphatide	32
3.2 Glykolipide	32
3.3 Carotinoide	32
3.4 Steroide oder Sterine	32

4 Eiweißstoffe (Proteine)	**34**
4.1 Einteilung der Eiweißstoffe nach ihrem Aufbau	34
4.2 Aufgaben der Eiweißstoffe	35
4.3 Biologische Wertigkeit	36
4.4 Ergänzungswirkung	36
4.5 Eiweißbedarf	37
4.6 Regeln für den Eiweißverzehr	37
4.7 Verdauung der Eiweißstoffe	38
4.8 Resorption und Stoffwechsel der Eiweißstoffe	38
5 Vitamine	**40**
5.1 Einteilung der Vitamine nach der Löslichkeit	40
5.2 Aufgaben der Vitamine	40
5.3 Hypervitaminosen (Überversorgung)	41
5.4 Hypovitaminosen, Avitaminosen (Unterversorgung)	41
5.5 Übersicht über die Vitamine	42
5.6 Regeln für die Vitaminerhaltung in Nahrungsmitteln	43
6 Mineralstoffe	**45**
6.1 Aufgaben der Mineralstoffe	45
6.2 Übersicht über wichtige Mineralstoffe	46
6.3 Mengenelemente	46
6.4 Die wichtigsten Spurenelemente	51
7 Wasser	**54**
7.1 Verteilung des Wassers im Körper	54
7.2 Aufgaben von Wasser	54
7.3 Wasserausscheidung	55
7.4 Wasserbedarf	55
7.5 Wassergehalt in Nahrungsmitteln	56

Kostformen und Diätetik 57

1	**Vollkost**	**58**
1.1	Energie-Nährstoff-Empfehlungen	58
1.2	Alkohol	58
2	**Leichte Vollkost**	**59**
2.1	Häufigkeit von Nahrungsmittelintoleranzen	59
2.2	Anforderungen an die Leichte Vollkost	59
2.3	Indikation	59
3	**Energiedefinierte Kostformen**	**60**
3.1	Besonderheiten in der Ernährung bei Diabetes mellitus	60
3.2	Besonderheiten in der Ernährung bei Dyslipoproteinämien	61
3.3	Besonderheiten in der Ernährung bei Hyperurikämie	61
3.4	Besonderheiten in der Ernährung bei Bluthochdruck und Ödemen	61
4	**Proteindefinierte Kostformen**	**62**
4.1	Niere	62
4.2	Leber	62
5	**Sonderdiäten**	**63**
5.1	Gastroenterologische Diäten	63
5.2	Diäten bei speziellen Systemerkrankungen	64
5.3	Seltene Diätformen	64
5.4	Diagnostische Diätformen	64
6	**Ergänzungen zu den Sonderdiäten**	**64**
6.1	Prä-/Peri-/Postoperative Ernährung	64
6.2	Allgemeiner Kostaufbau – Kurzfassung	66
6.3	Fast Track Surgery (multimodale Rehabilitation)	66
6.4	Early Feeding	66
6.5	Beispiele für prä- und postoperative Ernährung	67
7	**Konsistenzdefinierte Kostformen**	**68**
8	**Enterale Ernährung**	**69**
8.1	Indikation für enterale Ernährung	70
8.2	Beispiel eines raschen enteralen Kostaufbaus	70
8.3	Verabreichung von Sondennahrung	70
9	**Der Kostformenkatalog**	**71**

Erkrankungen des Verdauungstraktes 73

1	**Mundhöhle und Speiseröhre**	**74**
1.1	Refluxösophagitis	74
1.2	Ösophaguskarzinom (Speiseröhrenkrebs)	74
2	**Magen und Zwölffingerdarm**	**75**
2.1	Akute Gastritis (Magenverstimmung)	75
2.2	Chronische Gastritis	75
2.3	Ulcus ventriculi und Ulcus duodeni (Geschwür im Magen und Zwölffingerdarm)	76
2.4	Magenblutung	76
2.5	Zustand nach Magenoperation	76
3	**Dünndarm und Dickdarm**	**77**
3.1	Glutensensitive Enteropathie (Zöliakie)	79
3.2	Erworbene Laktoseintoleranz (Laktosemalabsorption)	80
3.3	Fruktosemalabsorption	81
3.4	Kurzdarmsyndrom	82
3.5	Chronisch entzündliche Darmerkrankungen	83
3.6	Akute Obstipation (Verstopfung)	84
3.7	Chronische Obstipation	85
3.8	Divertikulose	86
3.9	Divertikulitis	86
3.10	Colon irritabile	86
3.11	Colonkarzinom (Dickdarmkrebs)	87
3.12	Kolektomie	87
4	**Leber, Gallenblase und Gallenwege**	**89**
4.1	Akute und chronische Hepatitis (Entzündung der Leber)	89
4.2	Fettleber	89
4.3	Leberzirrhose	90
4.4	Cholelithiasis (Gallensteine)	91
5	**Bauchspeicheldrüse**	**91**
5.1	Akute Pankreatitis (Entzündung der Bauchspeicheldrüse)	91
5.2	Chronische Pankreatitis	92

Stoffwechselerkrankungen 95

1 Übergewicht 96

Adipositas (Fettleibigkeit) 96

2 Untergewicht 99

Essstörungen 99

3 Diabetes mellitus 100

3.1 Einteilung des manifesten Diabetes mellitus 101

3.2 Therapie 102

4 Hyperlipoproteinämien (HLP) oder Hyperlipidämien (Fettstoffwechselstörungen) 105

4.1 Hypercholesterinämie (erhöhter Cholesterinspiegel) 106

4.2 Hypertriglyceridämie 107

5 Herz- und Kreislauferkrankungen 107

5.1 Herzinsuffizienz 107

5.2 Arteriosklerose (Atherosklerose, Arterienverkalkung) und Infarkt 107

5.3 Hypertonie (Bluthochdruck) 108

6 Hyperurikämie und Gicht 109

Eiweiß- und elektrolytdefinierte Diätformen 112

1 Nieren 113

1.1 Nephrotisches Syndrom 114

1.2 Akutes Nierenversagen 114

1.3 Chronische Niereninsuffizienz 114

1.4 (Hämo-)Dialysebehandlung 116

1.5 Nierensteine (Nephrolithiasis) 117

Ernährung bei verändertem Nährstoffbedarf 119

1 Ernährung nach Verbrennungen 120

2 Ernährung bei Fieber 120

3 Ernährung bei malignen Erkrankungen 120

Ernährung bei speziellen Krankheiten 122

1 Phenylketonurie (PKU) 123

2 Rheumatische Gelenkserkrankungen 124

3 Osteoporose (Knochenschwund) 124

4 Histaminarme Ernährung 125

Ernährung in verschiedenen Lebensabschnitten 127

1 Ernährung in der Schwangerschaft 128

Schwangerschaftskomplikationen 129

2 Ernährung in der Stillzeit 130

3 Ernährung des Säuglings 132

3.1 Muttermilch 132

3.2 Säuglingsnahrungen 133

3.3 Beikost 134

4 Ernährung von Kindern und Jugendlichen 135

5 Ernährung von Sportlern 138

6 Ernährung im Alter 139

Fremdwörterverzeichnis 145

Stichwortverzeichnis 151

Einführung in die Ernährungslehre

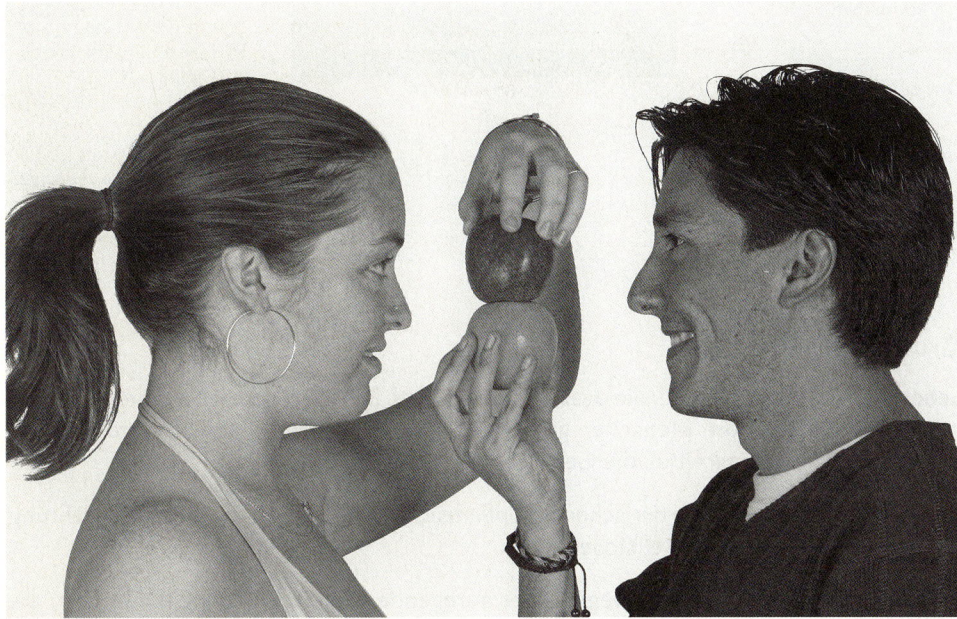

Ernährung ist die Summe aller Vorgänge, durch die dem lebenden Organismus in fester und flüssiger Form Nahrung zugeführt wird.

Nahrung ist notwendig
- zum Aufbau (Wachstum) und zur Regeneration des Körpers,
- zur Aufrechterhaltung der Lebensvorgänge und
- für körperliche und geistige Leistungen.

Die Ernährungslehre befasst sich mit den Bestandteilen der Nahrungsmittel, ihren Wirkungsweisen, den Zusammenhängen zwischen Ernährung und Gesundheit sowie der Nahrungszufuhr für Gesunde.

 Unsere Ziele

Nach Bearbeitung dieses Kapitels werden Sie
- wissen, warum die tägliche Nahrungsaufnahme in flüssiger und fester Form notwendig ist;
- Faktoren, die die Ernährung des Menschen beeinflussen, nennen können;
- erklären können, aus welchen Bestandteilen sich das Essen zusammensetzt;
- den physiologischen Energiegehalt der Nährstoffe kennen;
- die Zusammensetzung des menschlichen Körpers beschreiben können;
- die wesentlichen Grundbegriffe der Ernährungslehre erklären können.

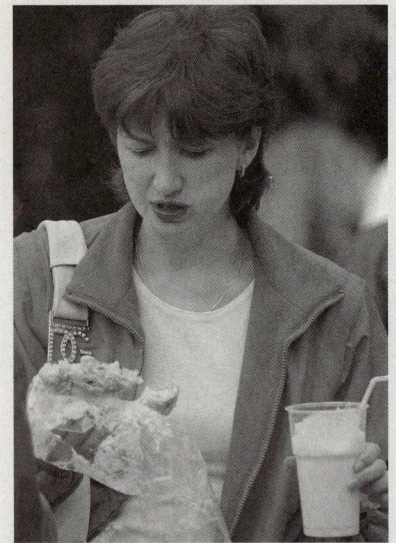

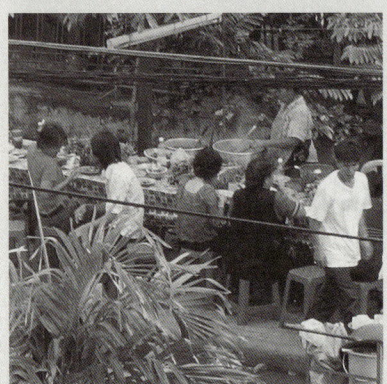

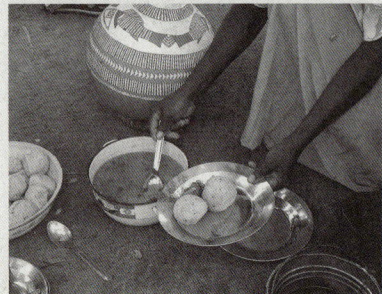

Unterschiedliche Kulturen – unterschiedliche Ernährungsgewohnheiten

💡 **Nährstoffe bestehen aus Grundstoffen, den chemischen Elementen:**

Kohlenstoff (C)
Wasserstoff (H)
Sauerstoff (O)
Stickstoff (N)
Schwefel (S)
Phosphor (P)

Die Ernährung des Menschen im gesellschaftlichen Umfeld

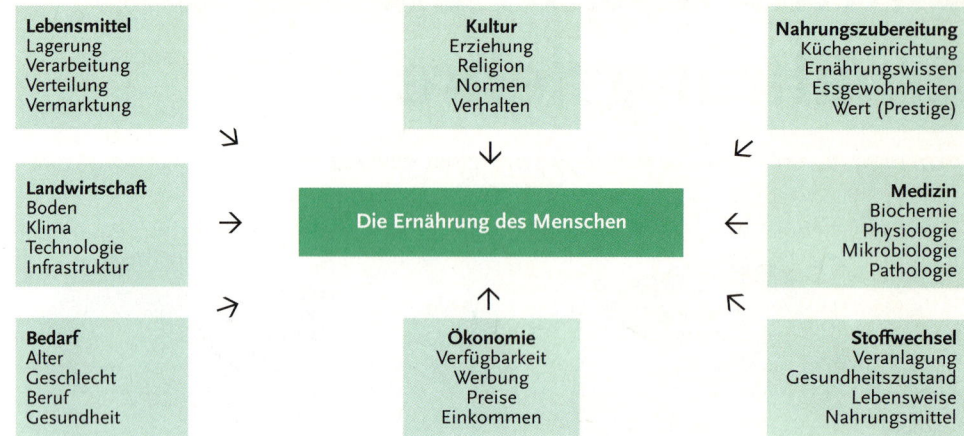

Lebensmittel	**Kultur**	**Nahrungszubereitung**
Lagerung	Erziehung	Kücheneinrichtung
Verarbeitung	Religion	Ernährungswissen
Verteilung	Normen	Essgewohnheiten
Vermarktung	Verhalten	Wert (Prestige)

Landwirtschaft		**Medizin**
Boden		Biochemie
Klima	**Die Ernährung des Menschen**	Physiologie
Technologie		Mikrobiologie
Infrastruktur		Pathologie

Bedarf	**Ökonomie**	**Stoffwechsel**
Alter	Verfügbarkeit	Veranlagung
Geschlecht	Werbung	Gesundheitszustand
Beruf	Preise	Lebensweise
Gesundheit	Einkommen	Nahrungsmittel

Grundbegriffe

Lebensmittel sind alle Stoffe, die dazu bestimmt sind, in unveränderter, zubereiteter oder verarbeiteter Form vom Menschen gegessen, gekaut oder getrunken zu werden. Dazu gehören die Nahrungsmittel, die Genussmittel und die Begleitstoffe.

Nahrungsmittel sind Stoffe tierischen und pflanzlichen Ursprungs, die unserer Ernährung dienen und den Stoffwechsel sicherstellen.

Genussmittel sind Stoffe, die wegen ihrer anregenden Wirkung genossen werden, wie zB Alkohol, Kaffee, Tee, (Nikotin).

Speisen sind fertig zubereitete Nahrungsmittel in großer Vielfalt.

Als **Stoffwechsel** werden alle biochemischen Vorgänge bezeichnet, die den Aufbau der Körpersubstanz aus den Nährstoffen, den Umbau und den Abbau (zur Energiegewinnung) betreffen.

Unter **Verdauung** sind alle physikalischen und enzymatischen Vorgänge zu verstehen, welche die aufgenommene Nahrung in eine resorbierbare Form umwandeln.

Resorption ist die Aufnahme der verdauten Nahrungsbestandteile aus dem Verdauungstrakt in die Blut- bzw. Lymphbahnen.

Die **Energiedichte** definiert die Energiemenge im Verhältnis zum Gewicht.

Die **Nährstoffdichte** bezieht sich auf den Anteil der Inhaltsstoffe.

Woraus besteht das Essen?

Lebensmittel		
Nahrungsmittel	**Genussmittel**	**Begleitstoffe**
↓	Alkohol	Farbstoffe
Tierische und pflanzliche Nahrungsmittel	Kaffee	Duftstoffe
	Tee	Geschmacksstoffe
↓		
Nährstoffe		
↓		

Energieliefernde Nährstoffe	**Energiefreie Nährstoffe**
Eiweiß, Fett, Kohlenhydrate, Alkohol (ist den Genussmitteln zuzuordnen, aber ein wesentlicher Energieträger)	Wasser, Vitamine, Mineralstoffe

Energiegehalt der Nährstoffe

Der Energiegehalt (Brennwert) der Nährstoffe wird in Kilokalorien (Kilojoule) gemessen.

1 kcal = 4,18 kJ

- Der **physikalische Energiegehalt** wird im Labor gemessen und kann nur bedingt angewandt werden, da der Körper manche Nährstoffe nicht vollständig verbrennt.
- Der **physiologische Energiegehalt** ist die Energiemenge, die dem Körper tatsächlich zur Verfügung steht.

Energiegehalt	physiologisch	physikalisch
1 g Eiweiß	4,1 kcal = 17 kJ	5,6 kcal
1 g Fett	9,3 kcal = 39 kJ	9,4 kcal
1 g Kohlenhydrate	4,1 kcal = 17 kJ	4,1 kcal
1 g Alkohol	7,1 kcal = 30 kJ	7,1 kcal

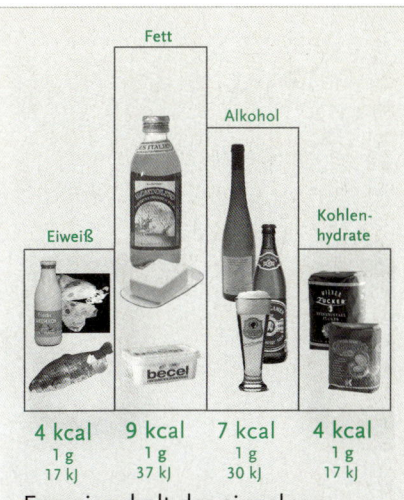

Eiweiß	Fett	Alkohol	Kohlenhydrate
4 kcal	9 kcal	7 kcal	4 kcal
1 g	1 g	1 g	1 g
17 kJ	37 kJ	30 kJ	17 kJ

Energiegehalt der einzelnen Nährstoffe

Woraus besteht der Mensch?

Wasser	60–70 %
Eiweiß	15–20 %
Fett	10–25 %
Mineralstoffe	ca. 6 %
Kohlenhydrate	ca. 1 %

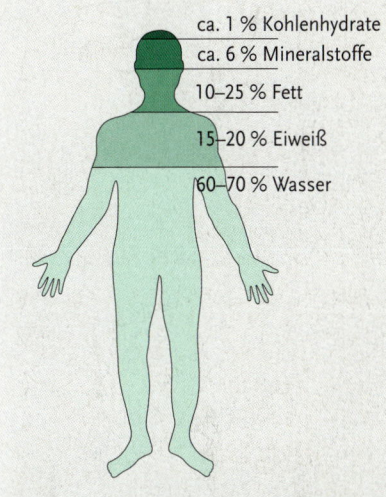

ca. 1 % Kohlenhydrate
ca. 6 % Mineralstoffe
10–25 % Fett
15–20 % Eiweiß
60–70 % Wasser

Funktionen der Nähr- und Begleitstoffe im Körper

Baustoffe	Eiweiß, Mineralstoffe, Wasser und Fett benötigt der Körper für Wachstum, Aufbau und Erhaltung der Substanz.
Brennstoffe	Kohlenhydrate, Fett, (Eiweiß, Alkohol) sind Energielieferanten für Muskeln, Atmung, Herztätigkeit, Verdauung sowie für körperliche und geistige Leistung.
Wirkstoffe	Vitamine und Mineralstoffe regeln den tadellosen Ablauf vieler Stoffwechselfunktionen.
Ballaststoffe	Zellulose, Hemizellulose, Pektine sind zum Teil unverdauliche Bestandteile in Nahrungsmitteln, sättigen besser und regulieren die Verdauung.
Farb-, Duft- und Geschmacksstoffe	Blattgrün, Röststoffe, ätherische Öle regen den Appetit an und stimulieren die Produktion der Verdauungssäfte.
Bioaktive Substanzen	Sie sind gesundheitsfördernde Inhaltsstoffe in Lebensmitteln: - **Sekundäre Pflanzenstoffe** sind Substanzen, die von Pflanzen als Farbstoffe, Wachstumsregulatoren, Abwehrstoffe gegen Schädlinge und Krankheiten sowie Aroma- und Duftstoffe gebildet werden. Die wichtigsten Gruppen sind Carotinoide, Phytosterine, Polyphenole, Phytoöstrogene und Sulfide. - **Ballaststoffe** - **Substanzen** in fermentierten Lebensmitteln, wie zB Milchsäurebakterien

Ein gesunder Organismus deckt seinen Bedarf je nach Hunger und Durst, wobei die Nahrungsaufnahme vom Sättigungsmechanismus reguliert wird.

? Arbeitsaufgaben

1. Warum müssen wir essen und trinken?
2. Was beeinflusst unser Essverhalten?
3. Welche Stoffe sind in unseren Nahrungsmitteln enthalten?
4. Nennen Sie den physiologischen Energiegehalt der Nährstoffe.
5. Erklären Sie den Unterschied zwischen Energiedichte und Nährstoffdichte.
6. Woraus besteht der Mensch?
7. Welche Funktionen haben Nähr- und Begleitstoffe im Körper?

Energiebedarf des Menschen

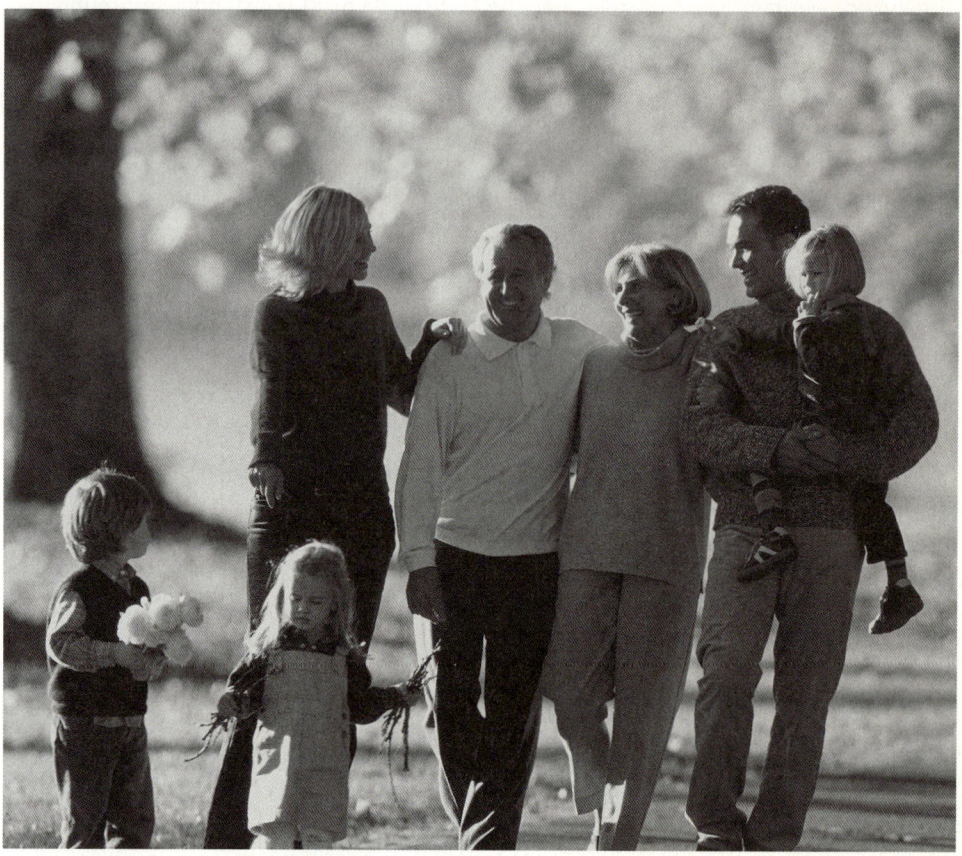

Der Mensch benötigt zur Aufrechterhaltung seiner Lebensfunktionen und für jede körperliche Tätigkeit Energie, die er durch Nahrung zuführt.

Die Verdauungssäfte spalten die Nahrungsmittel in die Nährstoffe. Durch die Darmzotten gelangen die Nährstoffe in die Blutbahn und weiter zu den Zellen; dort werden sie in die chemischen Elemente aufgespalten. Bei diesen Vorgängen in der Zelle wird Energie frei, die dem Körper zur Verfügung steht.

 Unsere Ziele

Nach Bearbeitung dieses Kapitels werden Sie

- fähig sein, das Körpergewicht richtig zu beurteilen;
- den Energie- und Nährstoffbedarf berechnen können;
- die Empfehlungen für eine gesunde, ausgewogene Kost kennen und diese in die Praxis umsetzen können.

1 Definitionen zum Körpergewicht

1.1 Normalgewicht

Das Normalgewicht kann nach folgenden Methoden errechnet werden:

Broca-Index

Körpergröße in cm minus 100 = Körpergewicht in kg

Body-Mass-Index (BMI)

Körpergewicht in kg durch Größe in m²

> **Beispiel**
>
> Für eine Frau mit einem Gewicht von 64 kg und einer Größe von 1,7 m soll der Body-Mass-Index berechnet werden.
>
> $$\frac{\text{Körpergewicht in kg}}{(\text{Körpergröße in m})^2} \quad \frac{64}{1,7^2} = 22,1$$

Normalwerte BMI: 20–25, für Kinder und Jugendliche gelten andere Maßstäbe.

Rahmen für das Wohlfühlgewicht = Sollgewicht
Normalgewicht +/− 10 %
BMI bei Frauen bis 25, bei Männern bis 27

1.2 Weitere Definitionen

Definitionen	Beschreibung
Idealgewicht	Nicht mehr aktuell
Istgewicht	Derzeitiges = tatsächliches Körpergewicht
Adipositas (Fettsucht)	20 % über dem Normalgewicht, BMI > 30
Untergewicht	20 % unter dem Normalgewicht, BMI < 18,5 (laut WHO 2004)
Setpoint-Theorie (im Gehirn)	Der Körper ist in der Lage, das Gewicht langfristig gleich zu halten.
Waste-to-Hip-Ratio (WHR)	Hier wird der Quotient von Taille durch Hüfte errechnet (Taille und Hüfte werden abgemessen und zueinander in Relation gesetzt). Der Quotient soll beim Mann < 1, bei der Frau < 0,8 betragen.
Bauchumfang	Frauen < 90 cm, Männer < 100 cm
Bioelektrische Impedanzanalyse (BIA)	Ist eine Methode, mit der die Körperzusammensetzung gemessen wird.

Body-Mass-Index = Körpermaßindex.

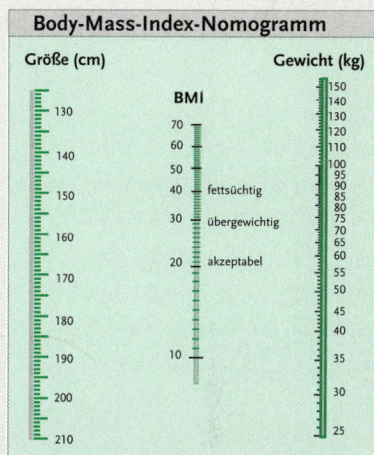

Suchen Sie Ihre Größe und Ihr Gewicht und verbinden Sie die beiden Punkte mit einer Linie. So erhalten Sie Ihren BMI-Wert.

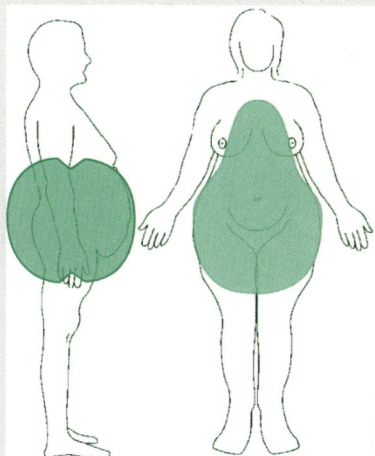

Das Körperfett ist bei Mann und Frau unterschiedlich verteilt. Bei Männern liegt es eher rund um den Bauch (Apfeltyp), bei Frauen vorwiegend rund um die Hüften (Birnentyp).

2 Wie viel Energie braucht der Mensch und wozu?

Messungen des Gesamtenergieumsatzes sind in der Praxis außer in Leistungssportzentren selten. Für die Berechnung des **Gesamtenergiebedarfs** gibt es **zwei Möglichkeiten.**

2.1 Errechnung des Gesamtenergiebedarfs aus Grundumsatz plus Leistungsumsatz

Grundumsatz (GU) oder Ruhe-nüchtern-Umsatz

Der Grundumsatz ist die Energiemenge, die ein Mensch durchschnittlich zur Aufrechterhaltung seiner Körperfunktionen (Herztätigkeit, Atmung, Hirnfunktion ...) unter folgenden Voraussetzungen benötigt:
- bei völliger Ruhe (im Liegen),
- 12 Stunden nach der letzten Nahrungsaufnahme,
- in einem Raum mit einer Temperatur von 20 °C, leicht gekleidet.

Berechnung des Grundumsatzes
1 kcal pro kg Körpergewicht (Normalgewicht) pro Stunde
Normalerweise wird der Grundumsatz für 24 Stunden berechnet. Der Energiebedarf wird nach dem Normalgewicht und nicht nach dem tatsächlichen Gewicht errechnet.

> **Beispiel**
> Errechnung des Grundumsatzes für eine 170 cm große Person, das Normalgewicht wird nach dem Broca-Index errechnet: Körpergröße minus 100, in diesem Fall also 170 – 100 = 70 kg.
>
> Grundumsatz = 1 kcal x 70 kg x 24 Stunden = 1.680 kcal/Tag

Der Grundumsatz ist abhängig vom
- Alter (er sinkt mit fortschreitendem Alter),
- Geschlecht (in der Regel ist er bei Männern höher als bei Frauen),
- Körperbau (abhängig vom Muskel- bzw. Fettanteil).

Der Grundumsatz wird beeinflusst durch Stress, gestörte Funktion der Schilddrüse, fieberhafte Erkrankungen, Rekonvaleszenz, Schwangerschaft, Stillzeit, Klima und Muskelanteil.

Grundumsatz pro Tag (nach DGE und Wirths)		
Alter	Mann, 172 cm, 70 kg	Frau, 165 cm, 60 kg
15 Jahre	1.970 kcal	1.550 kcal
25 Jahre	1.820 kcal	1.500 kcal
45 Jahre	1.700 kcal	1.400 kcal
65 Jahre	1.550 kcal	1.300 kcal

Leistungsumsatz oder Arbeitsumsatz

Ist jene Energiemenge, die wir für körperliche und geistige Tätigkeit, für die Wärmeregulation und die Verdauung benötigen. Der Leistungsumsatz kann auf **drei Arten** ermittelt werden:

1. Art:

Je nach Arbeitsleistung unterscheidet man, bezogen auf die tatsächliche Arbeitszeit, folgende Gruppen:

Arbeitsleistung	Beispiele	Energiebedarf pro kg Körpergewicht/Stunde
Leichte Arbeit	Büroarbeit, sitzende Fließbandarbeit, Lehrer	0,4–1 kcal
Mittelschwere Arbeit	Hausfrau mit mehreren Kindern, Landwirt, Fleischhauer, Maler	1–2 kcal
Schwere Arbeit	Bauarbeiter, Leistungssportler	3 und mehr kcal

2. Art:

Mit Tabellen kann der Energieverbrauch bei bestimmten Tätigkeiten ermittelt werden.

Beispiele	
1 Stunde vorlesen	24 kcal
1 Stunde bügeln	60 kcal
1 Stunde tanzen	180 kcal
1 Stunde schwimmen	474 kcal

3. Art:

Ausgehend vom Grundumsatz kann der Leistungsumsatz ebenfalls ermittelt werden.
- Für leichte bis mittelschwere Arbeit: 1/3 des Grundumsatzes
- Für schwere Arbeit: 2/3 des Grundumsatzes

Beispiel

Gesamtenergiebedarf bei leichter Arbeit für eine 170 cm große Person (vgl. Beispiel „Errechnung des Grundumsatzes", S. 12)

Grundumsatz + 1/3 des Grundumsatzes = Gesamtenergiebedarf
1.680 kcal + 560 kcal = 2.240 kcal

474 kcal entsprechen ca. 100 g Schokolade.

2.2 Errechnung des Gesamtenergiebedarfs je nach körperlicher Tätigkeit mit einem Faktor

Durchschnittswerte pro kg Körpergewicht/Tag

Bei Bettruhe: Normalgewicht x 20–25
Für leichte Arbeit: Normalgewicht x 32
Für mittelschwere Arbeit: Normalgewicht x 37
Für schwere körperliche Arbeit: Normalgewicht x 40–45

PAL (Physical Activity Level)

Der PAL ist definiert als durchschnittlicher täglicher Energiebedarf für körperliche Aktivität als Mehrfaches des Grundumsatzes. Er ist abhängig von der Art und Dauer beruflicher wie sportlicher Betätigungen. Für die Berechnung des Energiebedarfs muss also der Grundumsatz mit dem jeweiligen PAL-Wert multipliziert werden.

Arbeitsschwere und Freizeitverhalten	PAL	Beispiele
Ausschließlich sitzende oder liegende Lebensweise (körperliche Aktivität ist sehr gering)	1,2	Alte, gebrechliche Menschen
Ausschließlich sitzende Tätigkeit mit wenig oder keiner anstrengenden Freizeitaktivität (körperliche Aktivität ist gering)	1,4–1,5	Büroangestellte, Feinmechaniker
Sitzende Tätigkeit, zeitweilig auch zusätzlicher Energieaufwand für gehende und stehende Tätigkeiten (körperliche Aktivität ist mittel)	1,6–1,71	Laboranten, Kraftfahrer, Studierende, Fließbandarbeiter
Überwiegend gehende und stehende Arbeit (körperliche Aktivität ist hoch)	1,8–1,91	Hausfrauen, Verkäufer, Kellner, Mechaniker, Handwerker
Körperlich anstrengende berufliche Arbeit (körperliche Aktivität ist sehr hoch)	2,0–2,41	Bauarbeiter, Landwirte, Waldarbeiter, Bergarbeiter, Leistungssportler

💡 Für sportliche Betätigungen oder anstrengende Freizeitaktivitäten (30–60 Minuten, vier- bis fünfmal in der Woche) können pro Tag 0,3 PAL-Einheiten zusätzlich gerechnet werden.

3 Verteilung der täglichen Gesamtenergie

5 Mahlzeiten	oder	3 Mahlzeiten
25 %	Frühstück	30 %
10 %	Zwischenmahlzeit	
30 %	Mittagessen	40 %
10 %	Zwischenmahlzeit	
25 %	Abendessen	30 %

4 Bedarf an Energie liefernden Nährstoffen

Die optimale Energiezufuhr ist eine Grundlage für richtige Ernährung. Es müssen alle Nährstoffe in einem entsprechenden Verhältnis zueinander aufgenommen werden.

DGE = Deutsche Gesellschaft für Ernährung.

Die Nährstoffe werden laut DGE aufgeteilt, ausgehend vom Gesamtenergiebedarf oder Normalgewicht.

KG = Körpergewicht.

Nährstoffe	Gesamtenergiebedarf	Normalgewicht
Eiweiß	10–15 %	0,8 g/kg KG
Fett	30 %	0,7–1 g/kg KG
Kohlenhydrate	55–60 %	4–5 g/kg KG

Beispiel

Person, 170 cm groß, verrichtet leichte körperliche Arbeit.

Normalgewicht (= 70 kg) x 32 = Gesamtenergiebedarf: 2.240 kcal

Eiweiß	10 % ~	230 kcal	=	56 g	=	0,8 g/kg KG
Fett	30 % ~	650 kcal	=	70 g	=	1 g/kg KG
Kohlenhydrate	60 % ~	1.360 kcal	=	332 g	=	ca. 4,7 g/kg KG

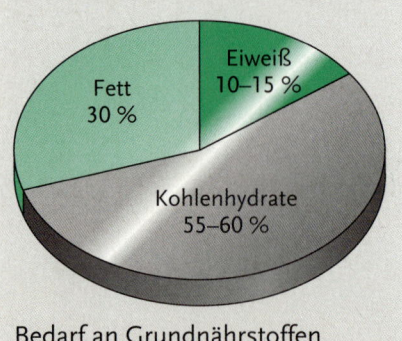

Bedarf an Grundnährstoffen

Beispiel eines Tageskostplans

2.240 kcal, 56 g Eiweiß, 70 g Fett, 332 g Kohlenhydrate, 30 g Ballaststoffe

		Menge	Nahrungsmittel	kcal	Eiweiß in g	Fett in g	Kohlenhydrate in g	Ballaststoffe in g
Frühstück	Müsli	40 g	Haferflocken	145	5,5	2,8	24,0	3,8
		100 g	Banane	81	1,1	0,2	18,8	1,8
		100 g	Erdbeeren	34	0,8	–	6,6	1,6
		100 g	Jogurt 3,6 % Fett	6	3,3	3,6	4,1	–
		200 ml	Orangensaft, frisch	94	1,4	0,4	21,0	–
	Tee mit Zitrone	20 g	Zucker	80	–	–	20,0	–
				495	**12,1**	**7,0**	**94,5**	**7,2**
Jause		50 g	Vollkornweckerl	105	3,8	0,8	20,0	4,2
		15 g	Butter	113	0,1	12,5	–	–
		100 g	Radieschen	13	1,1	0,11	2,0	1,0
				231	**5,0**	**13,4**	**22,0**	**5,2**
Mittag	Grießsuppe	20 g	Vollweizengrieß	65	2,2	0,2	13,6	1,4
		5 g	Öl	47	–	5,0	–	–
		250 ml	klare Suppe	50	–	2,5	0,5	–
	Fisoleneintopf	30 g	Rindfleisch, mager	45	6,3	2,0	–	–
		50 g	Zwiebeln	17	0,7	–	3,1	0,9
		100 g	Fisolen	35	2,4	0,2	6,0	1,0
		50 g	grüne Paprika	10	0,6	–	1,6	1,8
		50 g	Tomaten	9	0,5	–	1,5	0,5
		10 g	Öl	93	–	10,0	–	–
		200 g	Kartoffeln	140	4,0	–	30,8	4,2
		5 g	Margarine	36	–	4,0	–	–
	Marillentascherl	25 g	Magertopfen	18	3,4	0,1	1,0	–
		10 g	Vollweizenmehl	31	1,1	0,2	6,0	1,3
		20 g	Weizenmehl	34	1,1	0,1	7,1	0,4
		5 g	Magerjogurt	2	0,2	0,1	0,2	–
		5 g	Margarine	36	–	4,0	–	–
		70 g	Marillen	33	0,7	0,1	6,0	1,0
		5 g	Ribiselmarmelade	12	–	–	3,0	0,2
				713	**23,2**	**24,5**	**80,4**	**12,7**
Jause	Obstsalat mit Eis	50 g	Vanilleeis	80	1,5	5,0	7,5	–
		100 g	Himbeeren, frisch	32	1,3	0,4	5,8	4,7
		50 g	Honigmelone	27	0,3		6,2	0,4
		100 g	Weintrauben	73	0,7	0,3	16,9	1,5
				212	**3,8**	**5,7**	**36,4**	**6,6**
Abend	Nudelsalat	40 g	bunte Nudeln, roh	139	5,2	1,2	28,0	1,4
		40 g	Essiggurkerl	10	0,4	0,1	1,5	0,2
		80 g	rote/grüne Paprika	16	1,0	0,2	2,3	2,9
		40 g	Zwiebeln	13	0,5	0,1	2,0	0,7
		80 g	Jogurt, 3,6 % Fett	49	2,6	2,8	3,2	–
		35 g	Salatcreme, 15 % Fett	58	0,4	5,3	2,1	–
		80 g	Vollkornbrot	164	6,0	1,1	32,8	6,8
		10 g	Margarine	72	–	8,0	–	–
		200 ml	Apfelsaft, gespritzt	94	0,2	–	23,4	–
				615	**16,3**	**18,8**	**95,3**	**12,0**
			Gesamt	**2.266**	**60,4**	**69,4**	**328,6**	**43,7**

5 Hilfsmittel zur praktischen Umsetzung der Ernährungsempfehlungen

5.1 Der Ernährungskreis

Die Lebensmittelgruppen des Ernährungskreises im Einzelnen

1 Getreide, Getreideprodukte, Kartoffeln
2 Gemüse und Hülsenfrüchte
3 Obst
4 Milch und Milchprodukte
5 Fleisch, Fisch, Eier
6 Fette und Öle
7 Getränke

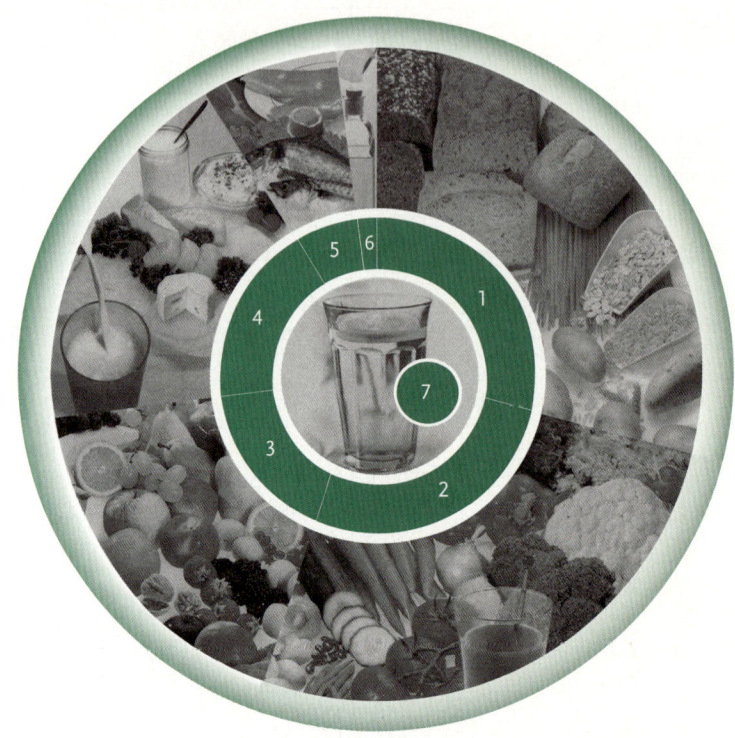

5.2 Die Ernährungspyramide

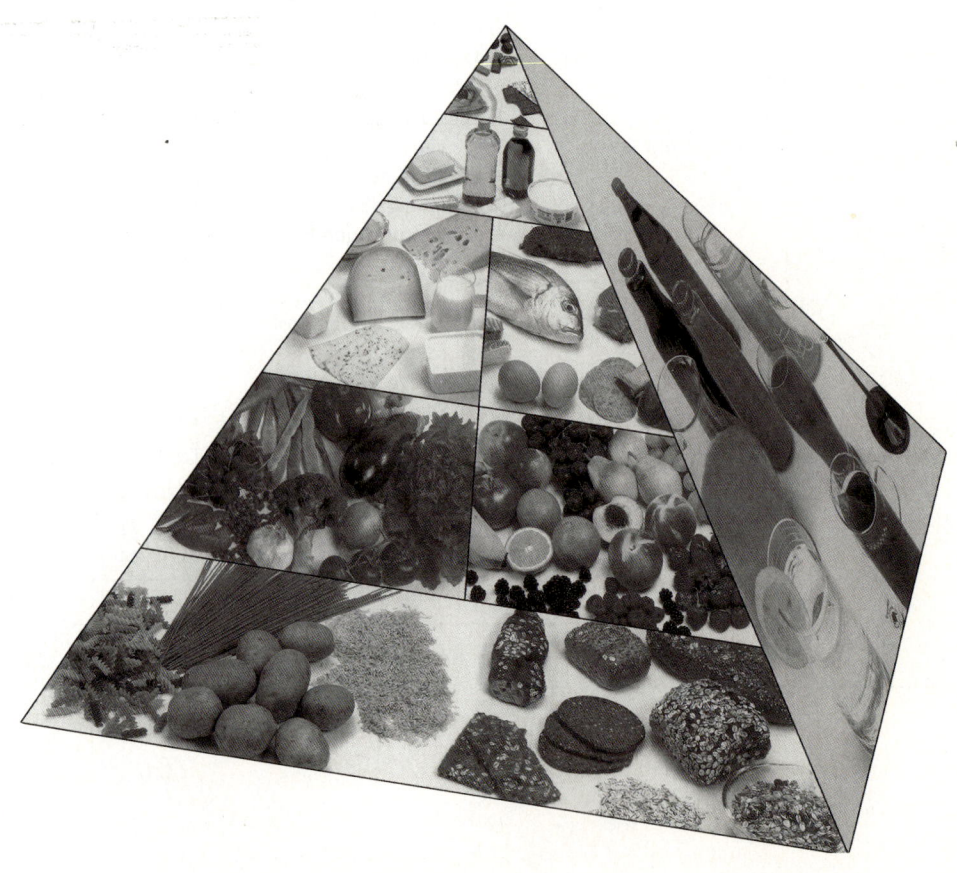

5.3 Die zehn Regeln der Deutschen Gesellschaft für Ernährung (DGE)

1. Vielseitig essen.
2. Getreideprodukte mehrmals am Tag und reichlich Kartoffeln.
3. Gemüse und Obst – nimm fünf am Tag.
4. Täglich Milch und Milchprodukte, Käse, einmal in der Woche Fisch, zwei- bis dreimal in der Woche Fleisch, Wurstwaren sowie Eier in Maßen.
5. Wenig Fett und fettreiche Lebensmittel.
6. Zucker und Salz in Maßen.
7. Reichlich Flüssigkeit.
8. Schmackhaft und schonend zubereiten.
9. Nehmen Sie sich Zeit, genießen Sie Ihr Essen.
10. Achten Sie auf Ihr Wunschgewicht und bleiben Sie in Bewegung.

5.4 Verzehrempfehlungen

Die angeführten Empfehlungen gelten bei einem Gesamtenergiebedarf von ca. 2.000 kcal.

Gruppen	Lebensmittel	Verzehrempfehlungen
7. Gruppe	Getränke	Täglich: 1 1/2 l Flüssigkeit (Wasser, Tee, Kaffee, verdünnte Obst- und Gemüsesäfte)
6. Gruppe	Fette	Täglich: Butter, Pflanzenmargarine, Öl Höchstens 20 g Streichfett und 20 g hochwertiges Pflanzenöl
5. Gruppe	Fisch, Fleisch und Wurst, Eier	Wöchentlich: 1–2 Portionen Seefisch 150 g 2- bis 3-mal 150 g Fleisch 2- bis 3-mal 50 g Wurst 3–4 Eier
4. Gruppe	Milch und Milchprodukte	Täglich: 1/4 l fettarme Milchprodukte und 2 Scheiben magerer Käse (50 g)
3. Gruppe	Obst	Täglich: 1–2 Stück oder 1–2 Portionen Obst (= 250 g)
2. Gruppe	Gemüse und Hülsenfrüchte	Täglich: 1 Portion Gemüse (= 200 g) und 1 Portion Salat
1. Gruppe	Getreide, Getreideprodukte und Kartoffeln	Täglich: 5–7 Scheiben Brot (200–350 g) und 1 Portion Reis, Nudeln oder Flocken (150–200 g gekocht = 70–80 g roh) oder 4–5 mittelgroße Kartoffeln (250 g)

? Arbeitsaufgaben

1. Wie wird das Normalgewicht berechnet?
2. Was ist der BMI? – Wie wird er berechnet?
3. Definieren Sie das Wohlfühlgewicht.
4. Wann spricht man von Adipositas, wann von Untergewicht?

? Arbeitsaufgaben

5. Erklären Sie den Begriff „Waste-to-Hip-Ratio".
6. Woraus setzt sich der Gesamtenergiebedarf des Menschen zusammen? Berechnen Sie folgendes Beispiel: Eine 80 kg schwere Person (Normalgewicht) verrichtet leichte körperliche Arbeit (Lehrer). Wie hoch ist der Gesamtenergiebedarf?
7. Wie wird der Grundumsatz berechnet? Wovon ist er abhängig und wodurch wird er beeinflusst?
8. Wozu benötigen wir die Energiemenge, die wir für den Leistungsumsatz berechnen? (Zwei Berechnungsmöglichkeiten)
9. Definieren Sie den PAL.
10. Wie ist die tägliche Gesamtenergiemenge auf den Tag zu verteilen?
11. Berechnen Sie den Bedarf an Nährstoffen bezogen auf den Gesamtenergiebedarf und das Normalgewicht.
12. Zählen Sie die Nahrungsmittelgruppen der Ernährungspyramide bzw. des Ernährungskreises auf und geben Sie dazu Verzehrempfehlungen.
13. Wie lauten die zehn Regeln der DGE?

Die Nährstoffe

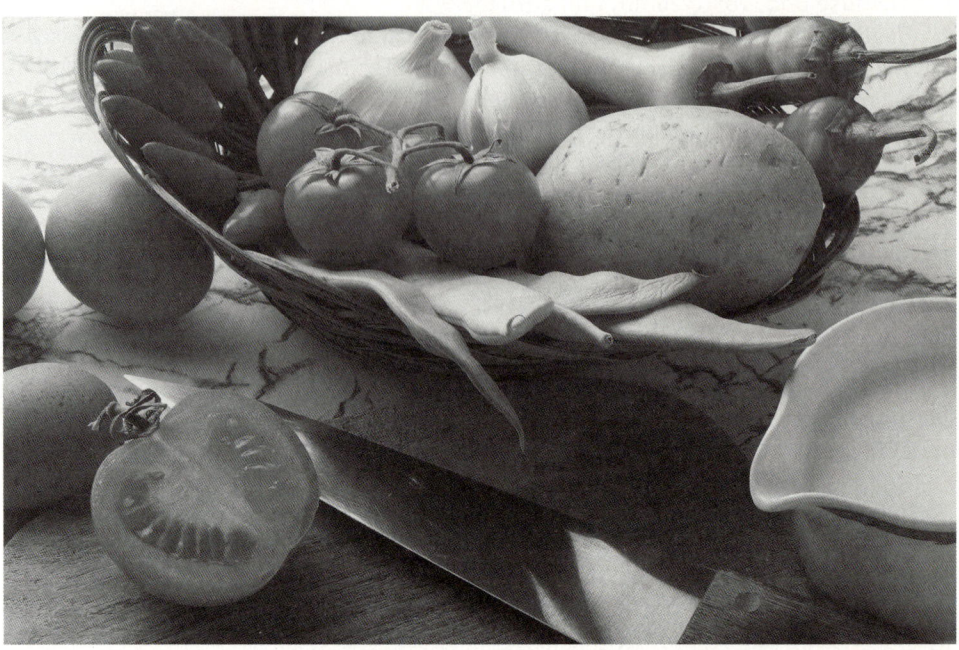

Nur Pflanzen können Kohlenhydrate, Eiweiß und Fett aus anorganischen Elementen des Bodens aufbauen. Die Bildung von organischen Stoffen aus anorganischen Grundstoffen nennt man **Assimilation.**

Die Pflanze benötigt also, um Kohlenhydrate in Form von Monosacchariden (Traubenzucker) und Polysacchariden (Stärke, Zellulose ...) zu bilden, Kohlendioxid (CO_2), Wasser (H_2O), Sonnenenergie und Blattgrün (Chlorophyll).

Eiweiß bildet die Pflanze durch Assimilation von Kohlenhydraten und Stickstoff.

Fett bildet die Pflanze durch Umformung der Kohlenhydrate.

Assimilation
6 CO_2 + 6 H_2O + Sonnenenergie + Blattgrün ergibt $C_6 H_{12} O_6$ + 6 O_2.

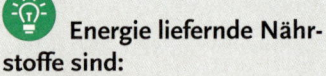 **Energie liefernde Nährstoffe sind:**

- Kohlenhydrate
- Fette
- Eiweiß

Nicht Energie liefernde Nährstoffe sind:
- Vitamine
- Mineralstoffe
- Wasser

 Unsere Ziele

Nach Bearbeitung dieses Kapitels werden Sie
- die einzelnen Nährstoffe im Detail kennen;
- wissen, wie hoch der Bedarf an Nährstoffen ist;
- die wesentlichen Aufgaben der Nährstoffe kennen;
- darüber informiert sein, in welchen Lebensmitteln die Nährstoffe vorkommen.

1 Kohlenhydrate (Saccharide)

Kohlenhydrate (KH) oder Saccharide sind ein Sammelbegriff für alle Zucker- und Stärkearten. Sie kommen vor allem in pflanzlichen Nahrungsmitteln vor.

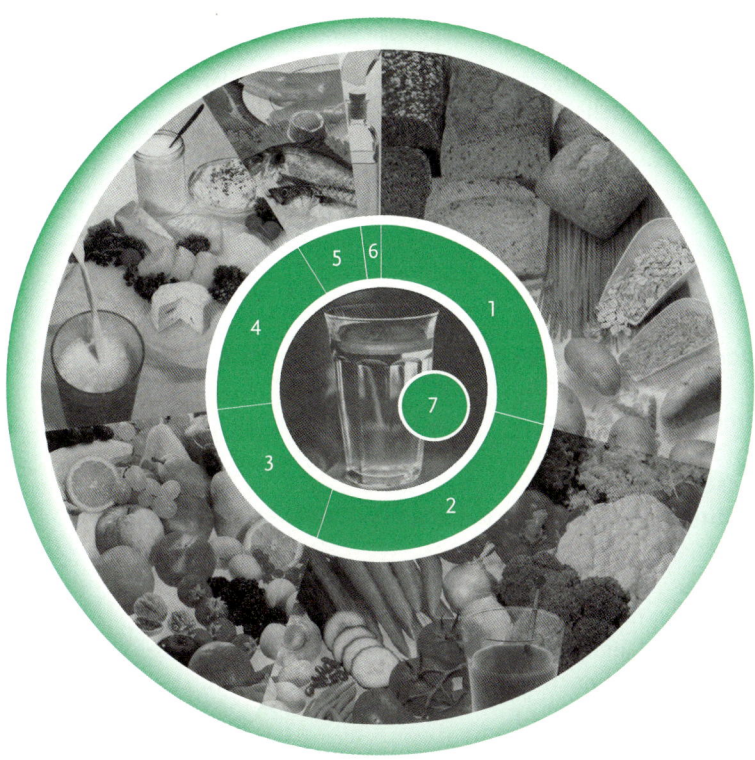

Finden Sie anhand des Ernährungskreises die wesentlichen Kohlenhydratlieferanten heraus und kennzeichnen Sie diese.

Kohlenhydratlieferanten	
Pflanzliche Kohlenhydrate	**Tierische Kohlenhydrate**
Getreide und Getreideprodukte, Kartoffeln, Hülsenfrüchte, Obst und Gemüse, Zucker, Nüsse, Samen	Milch, Jogurt und Kefir, Buttermilch und Sauermilch, Molke, Leber (Glykogen)

1.1 Einteilung der Kohlenhydrate nach ihrem Aufbau

Chemische Elemente: C, H, O

Monosaccharide = Einfachzucker
Disaccharide = Zweifachzucker
Polysaccharide = Vielfachzucker

Monosaccharide ($C_6H_{12}O_6$)

Sie haben die gleiche Summenformel, aber verschiedene Strukturen und daher teilweise unterschiedliche Eigenschaften.

Gemeinsame Eigenschaften:

- Schmecken süß.
- Sind leicht verdaulich.
- Müssen nicht mehr abgebaut werden.
- Sind direkt vergärbar (zu Alkohol, Essigsäure und Milchsäure).

Glukose = Traubenzucker = Dextrose.

Glukose

Vorkommen:	In Obst, Honig, Blut, Disacchariden, Polysacchariden.
Eigenschaften:	Gehirn, Nierenmark und Erythrozyten decken ihren Bedarf ausschließlich durch Glukose.
	Überschüssige Glukose wird als Glykogen gespeichert.

Fruktose = Fruchtzucker = Lävulose.

Fruktose

Vorkommen:	In Obst, Honig, Gemüse, Bestandteil von Saccharose.
Eigenschaft:	Höchste Süßkraft.

Galaktose = Schleimzucker.

Galaktose

Vorkommen:	Bestandteil des Milchzuckers.

Disaccharide ($C_{12}H_{22}O_{11}$)

Disaccharide entstehen aus Monosacchariden unter Abspaltung von Wasser.

Gemeinsame Eigenschaften:
- Schmecken süß.
- Sind wasserlöslich.
- Müssen durch die Verdauung in Einfachzucker abgebaut werden.

Saccharose = Rohr- oder Rübenzucker
1 Molekül Glukose + 1 Molekül Fruktose – H_2O

Saccharose

Vorkommen:	In Obst, Gemüse, Haushaltszucker.
Eigenschaft:	Liefert keine essenziellen Stoffe.
	Hat nach Fruktose die höchste Süßkraft.

Maltose = Malzzucker
2 Moleküle Glukose – H_2O

Maltose

Vorkommen:	In Bier, Malzzuckerln, Malzkaffee, Malzkakao.
Eigenschaft:	Kommt in der Natur nicht rein vor, sondern als Zwischenprodukt beim Abbau der Stärke.

Laktose = Milchzucker
1 Molekül Glukose + 1 Molekül Galaktose – H_2O

Laktose

Vorkommen:	In Milch und Milchprodukten. Muttermilch enthält 6 %; ist das einzige Kohlenhydrat in den ersten Lebensmonaten.
Eigenschaften:	Sorgt für eine gesunde Darmflora.
	Wirkt in größeren Mengen abführend.
	Geringe Süßkraft.

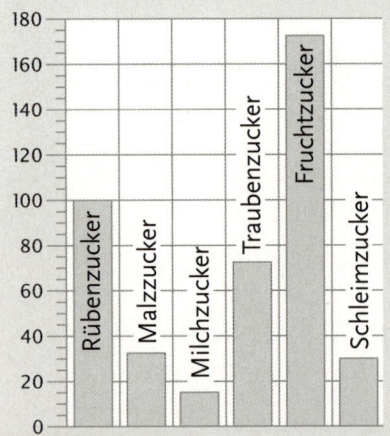

Süßkraft

Polysaccharide

Gemeinsame Eigenschaften:
- Schmecken nicht süß.
- Unterschiedliche Lösungseigenschaften.
- Nicht direkt vergärbar; sie müssen erst über Oligosaccharide zu Monosacchariden abgebaut werden.
- Viele Einfachzucker ergeben durch Glykosidbindung Riesenmoleküle, die nicht immer verdaulich sind.

Stärke = besteht aus Amylase und Amylopektin.

Stärke

Vorkommen:	In Kartoffeln, Getreide, Hülsenfrüchten, Reservestoff in Knollen, Früchten und Samen.
Eigenschaften:	In kaltem Wasser unlöslich.
	Quillt bei 60 °C, verkleistert bei 70 °C und nimmt dabei viel Flüssigkeit auf.
	Rohe Stärke ist unverdaulich.
	Stärke ist ein Schutzkolloid für Lebensmittel, die großflächig ausflocken (Milch).
	Grießbrei, Pudding etc. sind daher leichter verdaulich als pure Milch.

Dextrine

Vorkommen:	Abbauprodukt der Stärke – Brotrinde, Toast, Zwieback.
Eigenschaften:	Entstehen durch trockenes Erhitzen von Stärke.
	Wasserlöslich, schmecken leicht süß.
	Leichter verdaulich als Stärke.

Glykogen

Vorkommen:	In Leber und Muskulatur von Mensch und Tier.
Eigenschaften:	Glykogen wird bei Bedarf zu Glukose abgebaut, die dem Organismus als Energiequelle dient. Sportler speichern größere Mengen Glykogen in der Muskulatur.
	Nicht wasserlöslich.

Glykogen = tierische Stärke.

Ballaststoffe

Sie sind Teil der pflanzlichen Nahrung und werden von Verdauungsenzymen nicht gespalten. Der Darm scheidet sie unverändert mit dem Stuhl aus oder Darmbakterien spalten sie in unterschiedlichem Maße zu kurzkettigen Fettsäuren (die Fettsäuren werden in der Kolonschleimhaut resorbiert) unter Bildung von Gasen.

Ballaststoffe		
Die Zufuhr an Ballaststoffen sollte mindestens 30 g pro Tag betragen.		
ca. 50 %	ca. 50 %	
Getreideprodukte	Obst und Nüsse	Gemüse, Hülsenfrüchte
■ Alle Getreidearten: Weizen, Dinkel, Hafer, Hirse, Naturreis ■ Müsli (Schrot oder Flocken) ■ Kleie	■ Beerenobst ■ Äpfel, Birnen ■ Steinobst ■ Trockenobst ■ Nüsse ■ Samen etc.	■ Kraut, Kohl ■ Kartoffeln ■ Salate ■ Pilze ■ Erbsen, Bohnen, Linsen etc.

So können Sie Ihren täglichen Ballaststoffbedarf decken

100 g Vollkornbrot	8,50 g
300 g Obst	Ø 6,90 g
300 g Gemüse	Ø 6,00 g
250 g Kartoffeln	6,25 g
60 g Müslimischung	3,95 g
	31,60 g

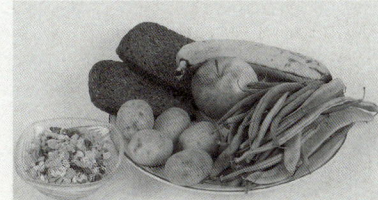

Tagesbedarf an Ballaststoffen

- **Lösliche Ballaststoffe:** mikrobieller Abbau, binden Gallensäuren und senken das LDL, hohe Wasserbindung, fördern eine günstige Darmflora, stärken das Immunsystem, langsamer Blutzuckeranstieg, zB Pektin (Apfel, Gemüse, Obst), Inulin (Zichorie), Oligofruktose, resistente Stärke.
- **Unlösliche Ballaststoffe:** hohe Wasserbindung, erhöhen Stuhlvolumen, beschleunigen Stuhlpassage, höhere und längere Sättigung, zB Zellulose, Hemizellulose (Psyllium).

Psyllium = Flohsamen.

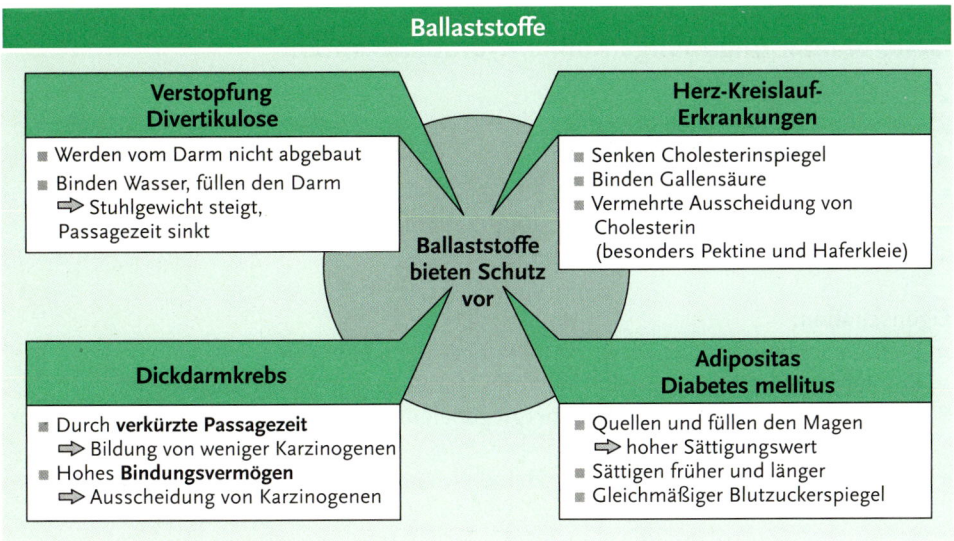

Ballaststoffe

Verstopfung Divertikulose
- Werden vom Darm nicht abgebaut
- Binden Wasser, füllen den Darm
  ⇨ Stuhlgewicht steigt, Passagezeit sinkt

Herz-Kreislauf-Erkrankungen
- Senken Cholesterinspiegel
- Binden Gallensäure
- Vermehrte Ausscheidung von Cholesterin (besonders Pektine und Haferkleie)

Ballaststoffe bieten Schutz vor

Dickdarmkrebs
- Durch **verkürzte Passagezeit**
  ⇨ Bildung von weniger Karzinogenen
- Hohes **Bindungsvermögen**
  ⇨ Ausscheidung von Karzinogenen

Adipositas Diabetes mellitus
- Quellen und füllen den Magen
  ⇨ hoher Sättigungswert
- Sättigen früher und länger
- Gleichmäßiger Blutzuckerspiegel

1.2 Aufgaben der Kohlenhydrate

- **Energiequelle**
- **Normales Stoffwechselgeschehen** – 10 % sind essenziell.
- **Spezifische Aufgaben:**
  - Gehirn- und Nervenzellen brauchen Glukose.
  - Geringe Mengen zum Aufbau von Knochen, Knorpeln, Schleimstoffen.
- **Quelle für Ballaststoffe**

1.3 Kohlenhydratbedarf

50–60 % des täglichen Energiebedarfs oder ca. 4–5 g Kohlenhydrate pro kg Körpergewicht.

Der Tagesbedarf wird beeinflusst durch Alter, Geschlecht, Arbeitsleistung und besondere Lebensumstände (Rekonvaleszenz, Schwangerschaft ...).

Obstipation = Verstopfung.

Zu wenig Kohlenhydrate bewirken: Müdigkeit, Konzentrationsschwäche, Kopfschmerzen, Heißhunger, Obstipation. Der Mindestbedarf beträgt ca. 10 % der Gesamtenergie. Kohlenhydrate sind für die Fettverbrennung notwendig. „Fett verbrennt im Feuer der Kohlenhydrate." Fett verbrennt unvollständig, wenn Kohlenhydrate im Essen fehlen; es entsteht Aceton, welches den Körper übersäuert.

1.4 Kohlenhydrate in unserem Essen

Komplexe oder günstige Kohlenhydratlieferanten

- Vollkorn, Naturreis, Samen, Hülsenfrüchte
- Kartoffeln
- Gemüse, Salate
- Obst, Nüsse

Eigenschaften:
- Werden langsam verdaut und resorbiert, sättigen gut.
- Wertvolle Ballaststofflieferanten, enthalten reichlich Vitamine und Mineralstoffe.
- Blutzucker steigt durch ballaststoffreiche Nahrungsmittel langsamer an.
- Diese Kohlenhydrate sollen bevorzugt gegessen werden.

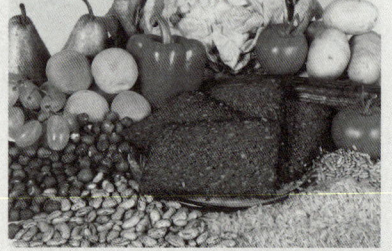

Günstige Kohlenhydratlieferanten

Isolierte oder ungünstige Kohlenhydratlieferanten

- Traubenzucker
- Rohr- und Rübenzucker
- Malzzucker
- Honig
- Süßigkeiten, Süßspeisen, zuckerhältige Getränke
- Produkte aus weißem Mehl, geschälter Reis

Eigenschaften:
- Werden schnell verdaut, rasch resorbiert, sättigen aber nur kurz.
- Enthalten wenig bzw. keine Ballaststoffe, der Blutzucker steigt rascher an.
- Geringe Nährstoffdichte (hoher Energiegehalt und niedriger Anteil essenzieller Nährstoffe).
- Diese Kohlenhydrate sollen nur in kleinen Mengen gegessen werden.

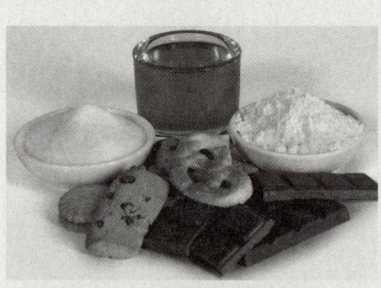

Ungünstige Kohlenhydratlieferanten

Der glykämische Index/Die glykämische Last

Der **glykämische Index (GI)** ist das Maß für den Anstieg des Blutzuckerspiegels nach Aufnahme von 50 g verwertbaren Kohlenhydraten. Da dieser Wert alleine nicht aussagekräftig ist, wurde der Begriff **„glykämische Last (GL)"** eingeführt. Diese berücksichtigt Verzehrmengen.

Zusätzliche Einflussfaktoren sind die Kohlenhydratart, der Ballaststoffgehalt, die mechanische Zerkleinerung (Pürieren, Kauen etc.) und der Verarbeitungsgrad, der Fett- und Eiweißanteil, organische Säuren (Sauerteigbrot, Essigmarinaden), die Mahlzeitenfrequenz etc.

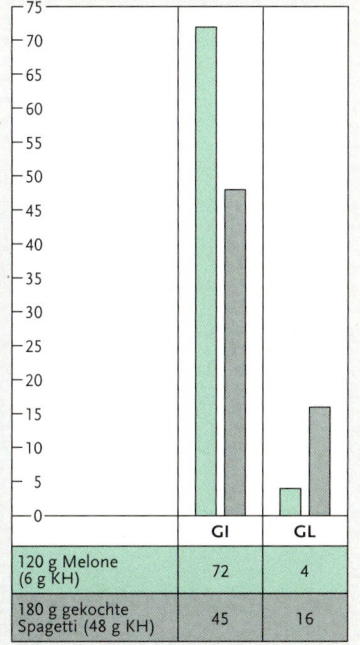 50 g verwertbare Kohlenhydrate sind zB in

- 100 g Hausbrot,
- 50 g Zucker,
- 500 g Äpfeln oder
- 350 g Kartoffeln

enthalten.

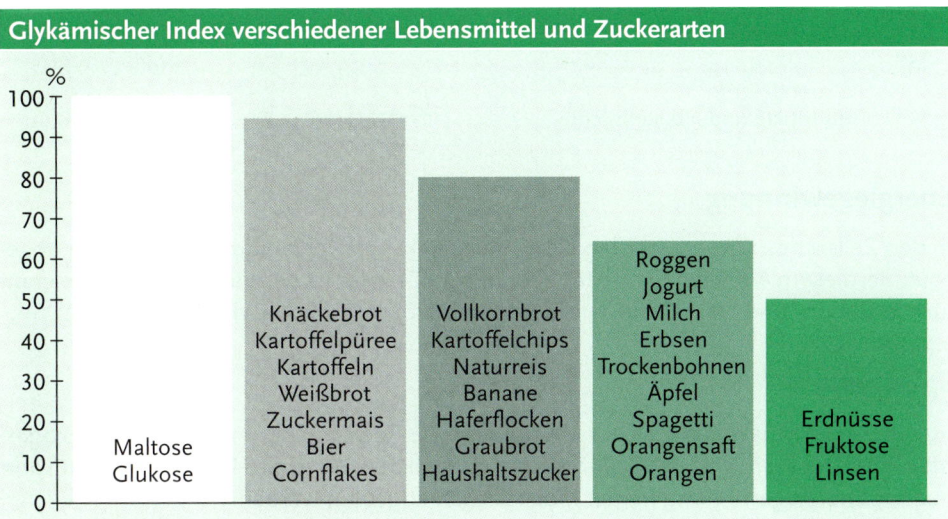

Glykämischer Index verschiedener Lebensmittel und Zuckerarten

Maltose Glukose	Knäckebrot Kartoffelpüree Kartoffeln Weißbrot Zuckermais Bier Cornflakes	Vollkornbrot Kartoffelchips Naturreis Banane Haferflocken Graubrot Haushaltszucker	Roggen Jogurt Milch Erbsen Trockenbohnen Äpfel Spagetti Orangensaft Orangen	Erdnüsse Fruktose Linsen

	GI	GL
120 g Melone (6 g KH)	72	4
180 g gekochte Spagetti (48 g KH)	45	16

1.5 Verdauung der Kohlenhydrate

Kohlenhydrate können nur als Monosaccharide resorbiert werden. Disaccharide und Polysaccharide müssen vorher enzymatisch unter Wasseranlagerung in Monosaccharide gespalten werden.

Amylase teilt die Polysaccharide in Disaccharide. Glukosidasen (Saccharase, Laktase, Maltase) spalten die Disacharide in Monosaccharide.

Duodenum = Zwölffingerdarm.
Mukosa = Schleimhaut.

Beispiel
Amylase spaltet Stärke zu Maltose und Maltase zerlegt diese in Glukose, welche resorbiert wird.

Organe der Kohlenhydratverdauung	
Mund	Mundspeichel enthält Amylase. Stärke wird teilweise zu Maltose abgebaut (Brot schmeckt bei gutem Kauen süß).
Magen	Der Magensaft hemmt die Wirkung der Amylase.
Dünndarm	Über den Bauchspeicheldrüsengang gelangt der Bauchspeichel, der Amylase und Glukosidasen enthält, in das Duodenum. Auch in der Dünndarmmukosa werden Glukosidasen (zB Laktase) gebildet.

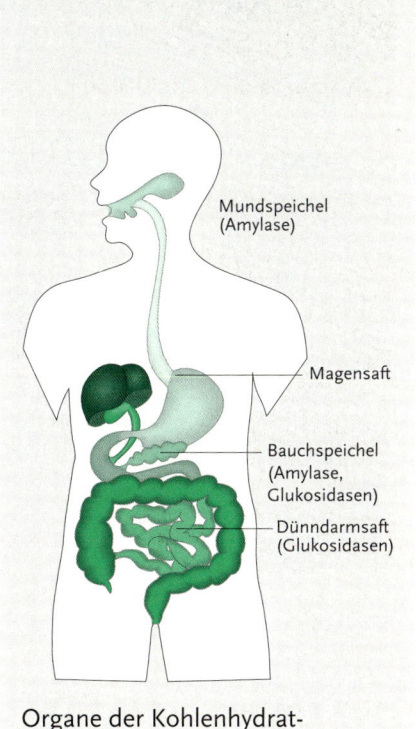

Organe der Kohlenhydratverdauung

1.6 Resorption und Stoffwechsel der Kohlenhydrate

Resorption

Nach enzymatischer Aufspaltung der Kohlenhydrate werden die Monosaccharide aus dem Darm ins Blut resorbiert.

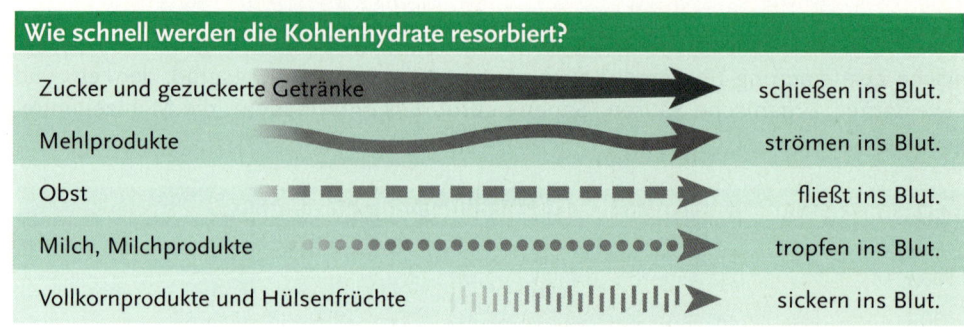

Wie schnell werden die Kohlenhydrate resorbiert?		
Zucker und gezuckerte Getränke		schießen ins Blut.
Mehlprodukte		strömen ins Blut.
Obst		fließt ins Blut.
Milch, Milchprodukte		tropfen ins Blut.
Vollkornprodukte und Hülsenfrüchte		sickern ins Blut.

Energiegewinnung

In den Zellen des Körpers werden die Einfachzucker zu Kohlendioxid und Wasser abgebaut. Bei diesem Abbauvorgang wird Energie frei. Glukose ist der alleinige Energielieferant für die Gehirn- und Nervenzellen, die roten Blutkörperchen und das Nierenmark.

Speicherung

In Leber und Muskulatur ist nur eine begrenzte Speicherung in Form von Glykogen möglich. Glykogen wird bei Bedarf wieder in Glukose abgebaut. Muskelglykogen kann nur zur Energiegewinnung in den Muskelzellen abgebaut werden.

Umwandlung zu Fett

Sind die Glykogenspeicher in Leber und Muskulatur aufgefüllt, werden die überschüssigen Kohlenhydrate in der Leber zu Fett umgebaut und im Fettgewebe gespeichert. Umgekehrt kann im Hungerstoffwechsel aus Glycerin (Fett) wieder Glukose aufgebaut werden (Fettsäuren können dagegen nicht zu Monosacchariden umgebaut werden).

Der Nachschub von Glukose wird sichergestellt durch

- die Zufuhr von Kohlenhydraten,
- die Mobilisierung von Glykogen oder
- den Umbau von Aminosäuren und Glycerinen.

Hormone

Insulin aus der Bauchspeicheldrüse reguliert den Blutzuckerspiegel. Glukagon und Adrenalin sind Gegenspieler.

? Arbeitsaufgaben

1. Nennen Sie energieliefernde und energiefreie Nährstoffe.
2. Wie werden die Kohlenhydrate eingeteilt?
3. Worin sind Kohlenhydrate enthalten?
4. Was sind Ballaststoffe und wo sind sie enthalten? Was bewirken sie im Körper?
5. Nennen Sie günstige Kohlenhydratlieferanten. Warum sind sie für den menschlichen Körper vorteilhaft?
6. Welche ungünstigen Kohlenhydratlieferanten kennen Sie? Warum sind diese Kohlenhydrate ungünstig?
7. Beschreiben Sie den Unterschied zwischen glykämischem Index und glykämischer Last.
8. Erklären Sie die Verdauung und den Stoffwechsel der Kohlenhydrate.

Dissimilation

$C_6H_{12}O_6 + 6\ O_2 = 6\ H_2O + 6\ CO_2$
$+ \text{Energie}$

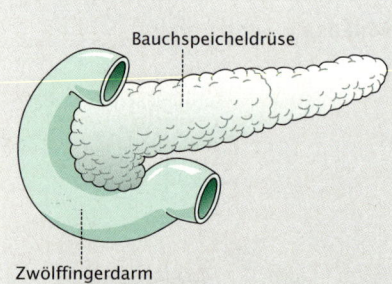

Bauchspeicheldrüse

Zwölffingerdarm

2 Fette (Lipide)

Fette sind organische Substanzen, die aus Glycerin und Fettsäuren bestehen.

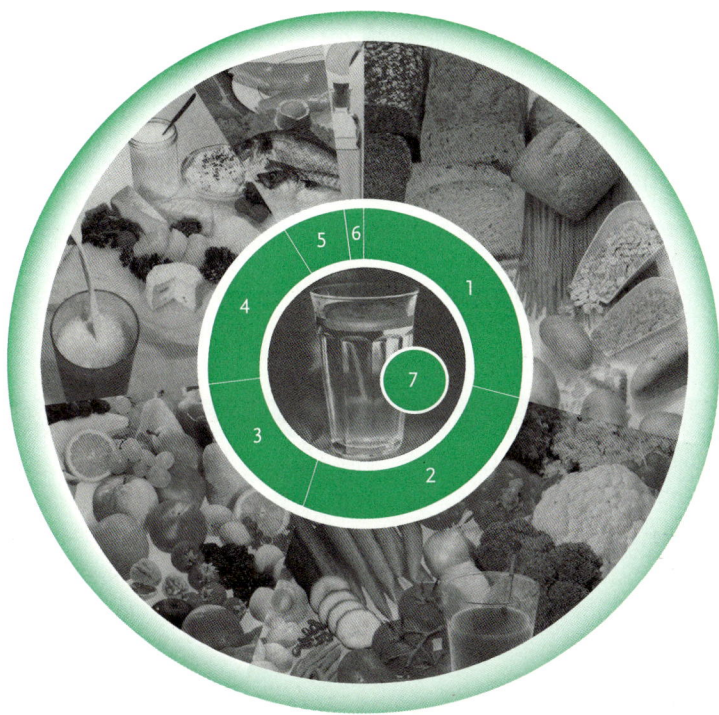

Finden Sie anhand des Ernährungskreises die wesentlichen Fettlieferanten heraus und kennzeichnen Sie diese.

Fettlieferanten	
Tierische Fette	**Pflanzliche Fette**
Schmalz, Talg, Tran, Butter, Butterschmalz	Öle aus Samen, Keimen und Kernen (Sonnenblumenkern-, Maiskeim-, Oliven-, Kürbiskernöl ...), Margarine, Palmkernfett, Kokosfett
Versteckt in: Fleisch, Wurst, Käse, Milch, Ei, Mehlspeisen	Versteckt in: Getreide, Nüssen, Mehlspeisen, Schokolade

2.1 Einteilung der Fette

Chemische Elemente: C, H, O
Fette können nach drei Gesichtspunkten eingeteilt werden:
- nach der Herkunft,
- nach der Konsistenz,
- nach dem Aufbau der Fettsäuren.

Nach der Herkunft

Tierische Fette	Butter, Butterschmalz, Schmalz, Talg, Tran; auch in Fleisch, fetten Fischen, Milch, Wurst, Käse, Eidotter, Mehlspeisen in Form von versteckten Fetten ...
Pflanzliche Fette	Öle und Margarinen aus Samen, Keimen und Kernen, wie zB Sonnenblumenkernen, Maiskeimen, Oliven, Nüssen, Soja, Raps, Kürbiskernen

Nach der Konsistenz

Die Konsistenz hängt von der Zusammensetzung der Fette ab.
- **Flüssige Fette:** alle pflanzlichen und tierischen Öle (Tran).
- **Halbfeste Fette:** streichfähige Fette wie Margarine, Butter, Schmalz.
- **Feste Fette:** gehärtetes Pflanzenfett wie Kokosfett, Talg.

Nach dem Aufbau der Fettsäuren

Fett besteht aus dem dreiwertigen Alkohol Glycerin und drei Fettsäuren (FS). Die Fettsäuren haben unterschiedliche chemische Strukturen. Jede Fettsäure ist eine Kette aus C-Atomen, die einfach oder doppelt miteinander verknüpft sind.

2.2 Fettsäuren

Unterscheidung der Fettsäuren

Fettsäuren unterscheiden sich durch
- ihre Kettenlänge und
- die Anzahl der Doppelbindungen.

Kettenlänge

Fettsäuren	Anzahl der C-Atome	Beispiele
Kurzkettige Fettsäuren	4–6 C-Atome	Buttersäure (4 C-Atome), 3 % in Butter
Mittelkettige Fettsäuren (MCT)	8–12 C-Atome	Caprinsäure (10 C-Atome), 6 % in Kokosfett
Langkettige Fettsäuren	14–20 C-Atome	Stearinsäure (18 C-Atome), 14 % in Schmalz

Anzahl der Doppelbindungen/Sättigungsgrad

Nur bei den langkettigen Fettsäuren müssen nicht alle C-Atome mit H gesättigt sein.

- **Gesättigte Fettsäuren – keine Doppelbindung:** Alle C-Atome sind mit H-Atomen abgesättigt (Talg, Butter, Butterschmalz, Kokosfett, Palmkernöl, Schmalz).
- **Einfach ungesättigte Fettsäuren – eine Doppelbindung** (Erdnussöl, Olivenöl, Rapsöl).
- **Mehrfach ungesättigte Fettsäuren (MUF) – zwei oder mehr Doppelbindungen** (Maiskeimöl, Sonnenblumenöl, Distelöl, Kürbiskernöl, Leinöl, Sojaöl, fettreiche Meeresfische).

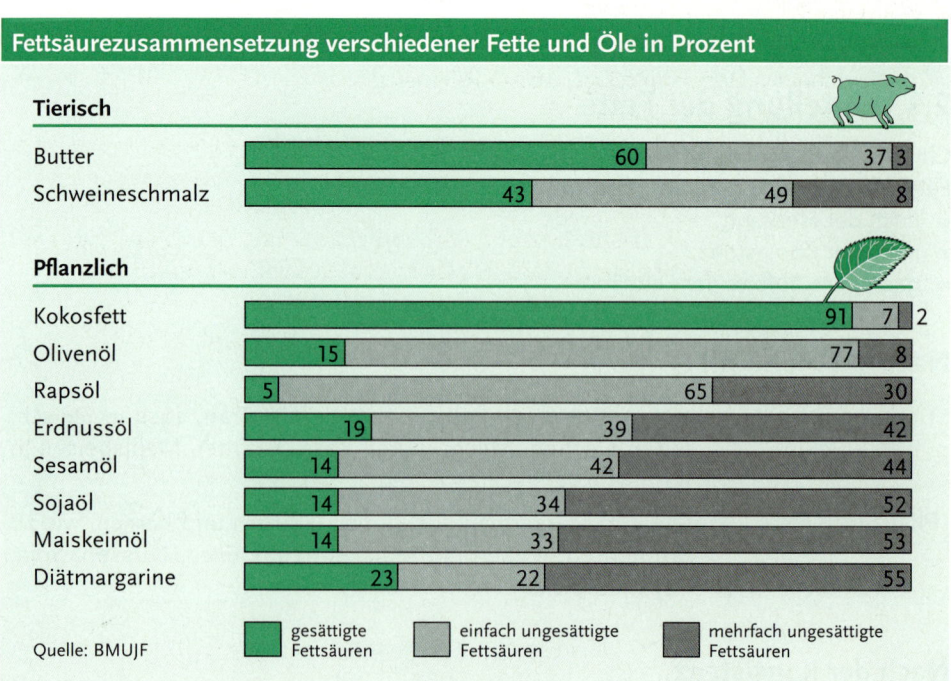

Fettsäurezusammensetzung verschiedener Fette und Öle in Prozent

Tierisch
- Butter: 60 | 37 | 3
- Schweineschmalz: 43 | 49 | 8

Pflanzlich
- Kokosfett: 91 | 7 | 2
- Olivenöl: 15 | 77 | 8
- Rapsöl: 5 | 65 | 30
- Erdnussöl: 19 | 39 | 42
- Sesamöl: 14 | 42 | 44
- Sojaöl: 14 | 34 | 52
- Maiskeimöl: 14 | 33 | 53
- Diätmargarine: 23 | 22 | 55

Quelle: BMUJF

gesättigte Fettsäuren / einfach ungesättigte Fettsäuren / mehrfach ungesättigte Fettsäuren

Aufgrund des chemischen Aufbaus werden Fette auch als **Triglyceride** bezeichnet.

Je nachdem, an welcher Stelle die erste Doppelbindung liegt, spricht man von **Omega-3-Fettsäuren** bzw. **Omega-6-Fettsäuren.** Einige dieser Fettsäuren sind essenziell.

Cholesterol ≤ 300 mg/Tag) (Leitlinie Fett kompakt 2010, DGE

Idealzufuhr an Fettsäuren

7 - 10%

< 10 %   der Gesamtenergie (< 1/3 gesättigte Fettsäuren = GFS)
10–15 %   der Gesamtenergie (> 1/3 einfach ungesättigte Fettsäuren = EUFS) *Rest*
7–10 %   der Gesamtenergie (< 1/3 mehrfach ungesättigte Fettsäuren = MUFS)

Verhältnis Linolsäure (n-6) zu

Transfettsäuren

α Linolensäure (n-3) ≤ 5:1 Raps- u. Walnussöl

Es handelt sich dabei um ungesättigte Fettsäuren, deren Eigenschaften sich nicht wesentlich von den gesättigten Fettsäuren unterscheiden.

Transfettsäuren können in Lebensmitteln auf drei Arten entstehen:

- Durch Bakterien im Pansen von Wiederkäuern (Kühen, Schafen). Daher findet man sie natürlicherweise auch in Fleisch, Fett und Milch dieser Tiere.
- Durch industrielle Härtung von Fetten zur Herstellung von Margarine und Backfetten.
- Durch Erhitzen von Fetten und Ölen bei zu hohen Temperaturen (auch im Privathaushalt).

MCT-Fette oder mittelkettige Triglyceride

Dies sind zwei Fettsäuren, Caprylsäure C 8 und Caprinsäure C 10, mit besonderen Eigenschaften.

- Sie werden ohne Gallensäure und Lipase über die Pfortader resorbiert (nicht über die Lymphe).
- MCT-Fette sind in der Diätetik bei Störungen der Fettverdauung und Fettresorption (Dünndarmresektion, Sondenernährung, gestörtem Lymphabfluss) von Bedeutung.

2.3 Aufgaben der Fette

- **Konzentrierter Energielieferant:**
  - Fette Speisen haben einen hohen Energiegehalt, ohne dabei Völlegefühl zu vermitteln. Sie verweilen auch länger im Magen.
  - Kein „Sättigungszentrum" für Fett im Gehirn ⇨ „Fett macht fett."
- **Vorratsstoff:**
  Fett ist unsere einzige große Energiereserve, aber dauernd zu viel an Fett vergrößert die Speicher im Unterhautfettgewebe ⇨ Adipositas.
- **Träger der essenziellen Fettsäuren:**
  Erwachsene benötigen täglich 7–10 g essenzielle Fettsäuren (hochwertige Pflanzenöle und Fischöle).
- **Träger der fettlöslichen Vitamine:**
  Fettlösliche Vitamine sind A, D, E, K und Carotin (Provitamin). Sie können nur aus dem Darm aufgenommen werden, wenn gleichzeitig Fett vorhanden ist.
- **Schutz:**
  - Für Organe (Nieren, Augen, Fußsohlen ...), bleibt dort auch bei extremen Hungerkuren erhalten.
  - Gegen Wärmeverlust nach außen (Kälteresistenz).
  - Gegen äußere Einflüsse auf Haut und Haar (Talgdrüsen).
- **Träger von Geschmacks- und Aromastoffen**

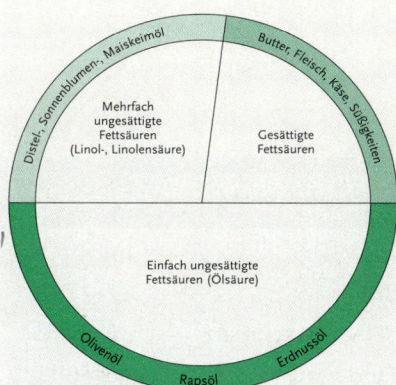

Optimale Fettsäurebedarfsdeckung

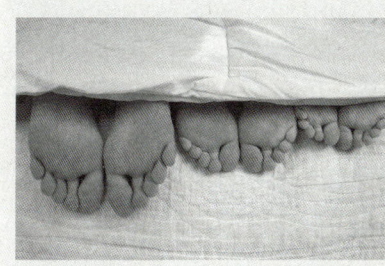

Selbst bei extremen Hungerkuren bleibt das Fett in den Fußsohlen erhalten.

Schmelzbereiche einiger Nahrungsfette	
Öle	unter 5 °C
Butter	32–37 °C
Schweineschmalz	36–40 °C
Rindertalg	40–50 °C

Emulsion = feinste Verteilung eines unlöslichen Stoffes in einer Flüssigkeit, zB Milchfett, Dotter.

Zersetzungstemperatur einiger Fette	
Pflanzenfette	210 °C
Pflanzenöl	190 °C
Butter	150 °C

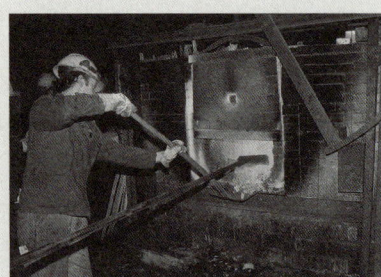

Körperlich schwer arbeitende Menschen benötigen mehr Energie.

2.4 Eigenschaften der Fette

- Fett ist in Wasser nicht löslich, aber in Alkohol, Benzin und Äther. Alkohol zu fettreichen Speisen wirkt daher verdauungsfördernd.
- Fett ist leichter als Wasser – es schwimmt und kann von Suppen und Soßen leicht abgeschöpft werden.
- Brennendes Fett kann nicht mit Wasser gelöscht werden, da es auf dem Wasser schwimmend weiterbrennt. Der Brand kann durch Sauerstoffentzug erstickt werden.
- Fette haben einen höheren Siedepunkt als Wasser (200–300 °C), daher werden in Fett zubereitete Speisen schneller gar.
- Die Art der Fettsäuren bestimmt den Schmelzpunkt (die Konsistenz) und die Verdaulichkeit. Weiche und flüssige Fette sind leichter verdaulich. Flüssige Fette bestehen überwiegend aus einfach und mehrfach ungesättigten Fettsäuren. Ausnahme ist die Butter, die überwiegend gesättigte Fettsäuren hat. Durch die kurzkettige Buttersäure besitzt sie jedoch eine weiche Konsistenz. Feste Fette bestehen vorwiegend aus langkettigen, gesättigten Fettsäuren. Sie haben einen hohen Schmelzpunkt und sind schwer verdaulich.
- Fette, die als Emulsion vorliegen, sind bekömmlicher.

Zersetzung der Fette

- Fette verderben relativ rasch durch Mikroorganismen, Sauerstoff, Licht und Metall.
- Fette kühl und dunkel lagern (UV-Licht-undurchlässige Verpackung).
- Je weniger Wasser im Fett, umso länger hält es (Butter ⇨ Butterschmalz).
- Fette mit einem hohen Anteil an mehrfach ungesättigten Fettsäuren und kaltgepresste Öle verderben leichter, gleichzeitig sind sie jedoch durch Vitamin E (Antioxidans) geschützt.
- Werden Fette zu hoch erhitzt, zersetzen sie sich und es entstehen stechend riechende, gesundheitsschädliche Dämpfe (Acrolein).
- Fette mit mehrfach ungesättigten Fettsäuren sollten, wenn möglich, kein zweites Mal erhitzt werden. Fette mit vorwiegend gesättigten Fettsäuren können nach entsprechender Reinigung zwei- bis dreimal erhitzt werden.

2.5 Fettbedarf

Erwachsene: bis 30 % des Gesamtenergiebedarfs oder ca. 0,7–1 g/kg Körpergewicht. Der durchschnittliche Fettbedarf liegt zwischen 60 und 80 g Fett pro Tag.

Einen erhöhten Bedarf haben:
- Säuglinge: 40–50 %
- Kinder und Jugendliche (1.–18. Lebensjahr): 30–35 %

Der Bedarf richtet sich nach dem Energieverbrauch. Körperlich schwer arbeitende Menschen benötigen mehr Energie – also auch mehr Fett. Täglich soll ein Erwachsener mindestens 40 g Fett, davon ca. 15–20 g hochwertiges Fett, konsumieren. Tatsächlich liegt der durchschnittliche Gesamtfettverzehr bei 150 g pro Tag.

2.6 Regeln für den Fettverzehr

Fettquellen bewusst wahrnehmen!

Streichfett: 15–20 g/Tag
Kochfett: 15–20 g = 1–2 Esslöffel Öl/Tag
Verstecktes Fett in der Nahrung: 20–30 g

Als Streichfett Butter oder hochwertige Pflanzenmargarine verwenden.

Aber nur bis zu 20 g/Tag oder 1/4 kg für zwei Wochen.

Hochwertige Pflanzenöle zum Kochen verwenden.

- 20 g oder 2 Esslöffel Öl zum Kochen und für Salate.
- Selten schwimmend in Fett backen, fettarme Gartechniken bevorzugen.
- Fettmenge mit einem Löffel messen, um den Verbrauch zu kontrollieren.

Nahrungsmittel mit hohem Anteil an versteckten Fetten einschränken.

Versteckte Fette beeinflussen den Energiegehalt der Lebensmittel.

Lebensmittel	Fettanteil	Energiegehalt
100 g Leberkäse	30,0 g Fett	320 kcal
100 g Schinken ohne Fettrand	2,9 g Fett	150 kcal
100 g Emmentaler	30,0 g Fett	384 kcal
100 g Bierkäse	8,0 g Fett	180 kcal
100 g Jogurt 3,6 %	3,6 g Fett	71 kcal
100 g Jogurt 1 %	1,0 g Fett	40 kcal
100 g Schokolade	32,0 g Fett	537 kcal
100 g Walnüsse	63,0 g Fett	669 kcal
100 g Chips	40,0 g Fett	539 kcal
100 g Schlagobers	36,0 g Fett	346 kcal
100 g Crème fraîche	40,0 g Fett	378 kcal
100 g Sauerrahm	15,0 g Fett	150 kcal

- Fettgehalt von Käse und Milchprodukten beachten (bevorzugt bis 35 % F. i. Tr.).
- Seltener und kleinere Fleisch- und Wurstportionen essen.
- Fettgehalt von Knabberartikeln, Nüssen und Süßwaren beachten.

2.7 Verdauung der Fette

Bevor Enzyme wirken können, muss Fett durch die Gallenflüssigkeit emulgiert werden.

Die Fette werden im Verdauungstrakt durch Lipasen zu Glycerin und Fettsäuren gespalten, da nur Glycerin und Fettsäuren durch die Darmwand diffundieren können. Noch in der Darmwand werden die meisten Fette wieder aufgebaut.

Organe der Fettverdauung	
Magen	Lipase spaltet bereits emulgierte Nahrungsfette (Dotter, Butter, Rahm ...) unter Wasseranlagerung in Glycerin und Fettsäuren.
Dünndarm	Im Duodenum wirkt der Gallensaft mit den Gallensäuren als Emulgator, er ist jedoch kein Enzym. Der Bauchspeichel enthält Lipasen, die auch im unteren Teil des Dünndarms noch weiterwirken ⇨ vollständige Aufspaltung.

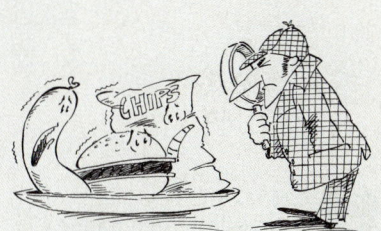

Den versteckten Fetten auf der Spur

Diffundieren = eindringen.

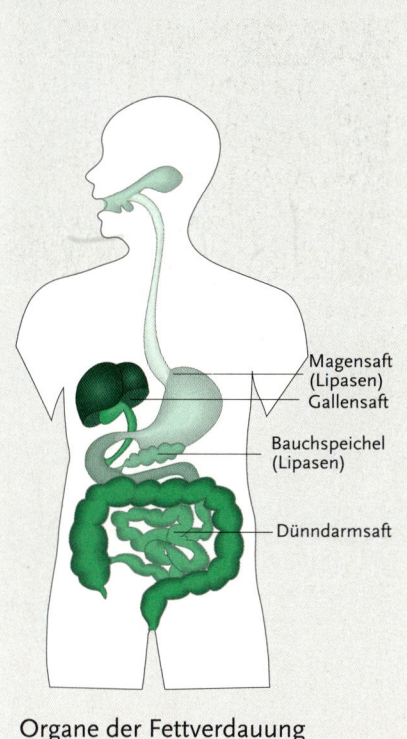

Magensaft (Lipasen)
Gallensaft
Bauchspeichel (Lipasen)
Dünndarmsaft

Organe der Fettverdauung

2.8 Resorption und Stoffwechsel der Fette

Resorption

Langkettige Fettsäuren sind nicht wasserlöslich. Diese Fettsäuren werden in der Darmwand mit Glycerin wieder verestert. Das so entstandene Triglycerid oder Neutralfett wird von einer Hülle umgeben und als Chylomikron (besteht aus Eiweiß, Fett, Phosphatiden und Cholesterin) in die Lymphbahn aufgenommen, um von dort in den großen Blutkreislauf zu gelangen. Es erfolgt ein Anstieg der Triglyceride im Blut. Im Fettgewebe werden die Fettsäuren abgespalten, um Depotfett aufzubauen.

> Fette mit überwiegendem Anteil an **kurz-** und **mittelkettigen Fettsäuren** werden ohne Einfluss der Gallensäure und Pankreaslipasen ins Pfortaderblut resorbiert und zur Leber transportiert.

Energiegewinnung

Glycerin und Fettsäuren werden in den Zellen gespalten und getrennt verarbeitet. Glycerin wird in der Leber zu Glukose umgebaut (also in den Stoffwechsel der Kohlenhydrate eingeschleust) und zu CO_2 und H_2O abgebaut. Die Fettsäuren werden zu den Zellen transportiert und als Energie verwertet (Herz, Muskeln und Niere).

Fettsynthese

Bei einem Mangel an Fett baut die Leber dieses aus Glukose und nicht essenziellen Aminosäuren auf. Umgekehrt kann Glukose aus Glycerin gebildet werden und ebenso können Fettsäuren Bausteine für Aminosäuren sein.

Die Bildung von Fett aus überschüssiger Energie: Kohlenhydrate oder Alkohol, im Übermaß zugeführt, werden in der Leber zu Fett umgebaut.

Langfristige Speicherung

Überschüssige Energie aus Essen und Trinken wird als Fett im Fettgewebe (Adipozyten) gespeichert. Unterhautfettgewebe und Bauchfett werden als Depotfett bezeichnet.

> Durchschnittlich haben Männer 15 % und Frauen 25 % Depotfett.

(?) Arbeitsaufgaben

1. Nach welchen Kriterien können Fette eingeteilt werden?
2. Welche Fettlieferanten gibt es?
3. Aus welchen Bausteinen bestehen Fette?
4. Wodurch unterscheiden sich Fettsäuren voneinander?
5. Welche Fette enthalten überwiegend gesättigte Fettsäuren, welche einfach ungesättigte Fettsäuren und welche mehrfach ungesättigte Fettsäuren?
6. Wie sieht die Idealzufuhr an Fettsäuren aus?
7. Was wird unter Transfettsäuren verstanden?
8. Warum haben MCT-Fette einen besonderen Stellenwert in der Diätetik?
9. Welche Aufgaben haben Fette im menschlichen Körper?
10. Welche Empfehlungen geben Sie für den Fettverzehr?
11. Erklären Sie die Verdauung und den Stoffwechsel von Fetten.

(?) Arbeitsaufgaben

Versteckte Fette beeinflussen den Energiegehalt von Lebensmitteln. Eine Möglichkeit eines optischen Vergleichs sind die Fettwürfel. Ein Würfel stellt 10 g Fett dar. Der durchschnittliche Bedarf liegt zwischen 60–80 g = ■ ■ ■ ■ ■ ■ (+ ■ ■).

Berechnen Sie in der folgenden Tabelle den Kalorien- und Fettgehalt pro Portion. Wie viele Fettwürfel entsprechen dieser Menge? Es gelten auch halbe Würfel.

g Fett pro 100 g	kcal pro 100 g	100 g Lebensmittel	Übliche Portion	g Fett pro Portion	Fettwürfel pro Portion	kcal pro Portion
30	320	Leberkäse	150 g	45	■ ■ ■ ■ ■	480
12	193	Schinken	80 g			
30	384	Emmentaler	80 g			
8	180	Bierkäse	80 g			
3,6	71	Jogurt 3,6 %	1/4 l	10	■	
1	40	Jogurt 1 %	1/4 l	2,5		
36	346	Schlagobers	50 g (5 El)			
36	378	Crème fraîche	150 g			
15	150	Sauerrahm	1/8 l			
15	159	Cremefine zum Kochen	1/8 l			
15	169	QimiQ	1/8 l			
32	537	Schokolade	1/2 Tafel			
40	539	Chips	200 g			
63	669	Walnüsse	30 g (2 El)			

3 Fettähnliche Stoffe (Lipoide)

Lipoide sind für unseren Organismus lebenswichtige Stoffe, die der Körper teilweise selber bildet. Sie wirken als Lösungsvermittler zwischen fett- und wasserlöslichen Stoffen (Emulgatoren). Durch diese Eigenschaften sind sie Bausteine für die Zellmembranen sowie für Gehirn- und Nervenzellen.

Lipoide unterscheiden sich zwar in ihrem chemischen Aufbau von den Fetten, haben aber ähnliche Lösungseigenschaften.

3.1 Phosphatide

Sie bestehen aus Glycerin und zwei Fettsäuren, die dritte Fettsäure wird durch einen Phosphorsäurerest mit organischer Base ersetzt.
- **Lecithin:** wird im Körper ausreichend gebildet, kommt zB im Eidotter und im Hirn vor.
- **Kephalin:** im Nervensystem enthalten.

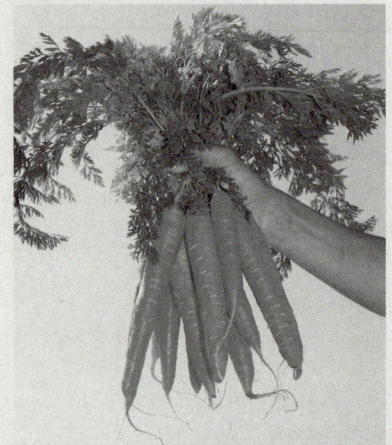

Lecithin ist im Eidotter vorhanden.

3.2 Glykolipide

Sind Verbindungen von Fetten und Kohlenhydraten.

Cerebroside: in der weißen Gehirnsubstanz enthalten.

3.3 Carotinoide

Werden nur von Pflanzen synthetisiert.

- **Carotinoide:** Das bekannteste Carotinoid ist Carotin. Aus Carotin wird im Körper Vitamin A aufgebaut (deshalb auch Provitamin A genannt). Carotin ist enthalten in Karotten, Tomaten und grünem Gemüse.
- **Lutein:** Farbstoff des Eidotters.

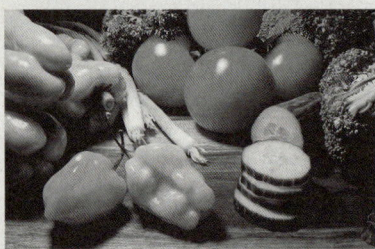

Carotin findet sich sowohl in Karotten ...

... als auch in Tomaten und grünem Gemüse.

3.4 Steroide oder Sterine

Dazu zählen Cholesterin, Provitamin D_3, die Ergosterine und die Steroidhormone.

Cholesterin

Aufgaben
- **Aufbau der Zellmembranen:** Tierische und menschliche Zellen benötigen Cholesterin als Strukturbestandteil der Zellen und Mitochondrien. Zellreiche Lebensmittel (Innereien) liefern viel Cholesterin. Der menschliche Körper enthält 130–150 g Cholesterin.
- **Bildung von Gallensäuren:** Cholesterin wirkt bei der Produktion der Gallensäuren mit. Ist der Gallensaft jedoch mit Cholesterin übersättigt, können Gallensteine (Cholesterinsteine) entstehen.
- **Bildung von Hormonen:** Cholesterin ist Ausgangsstoff für Hormone der Nebenniere (Cortisol) und der Keimdrüsen (Testosteron, Östradiol).
- **Bildung von Vitamin D_3 – Cholecalciferol:** Durch Dehydrierung in der Darmschleimhaut wird das Provitamin D_3 gebildet und in der Haut gespeichert. Durch UV-Strahlung entsteht aktives Vitamin D_3.

Vorkommen

Der größte Teil des im Blut vorkommenden Cholesterins wird vom Körper (vor allem von der Leber) gebildet. Diese Cholesterinproduktion wird vom Fettsäuremuster im Essen beeinflusst. Ein geringerer Teil wird über tierische Lebensmittel zugeführt.

Empfehlung für die tägliche Cholesterinaufnahme: ca. 300 mg (2.100 mg pro Woche).

Cholesteringehalt			
Innereien	Bries	250 mg	pro 100 g
	Hirn	2.000 mg	pro 100 g
	Leber	360 mg	pro 100 g
	Niere	380 mg	pro 100 g
Fleisch	Rindfleisch, mager	60–70 mg	pro 100 g
	Schweinefleisch, mager	60–70 mg	pro 100 g
	Kalbfleisch	ca. 70 mg	pro 100 g
	Putenfleisch	60–75 mg	pro 100 g
Ei	1 Eidotter (ca. 30 g)	300 mg	pro Stück
Schalen- und Krustentiere	Hummer	135 mg	pro 100 g
	Krebs	160 mg	pro 100 g
Fette	Butter	240 mg	pro 100 g
	Schweineschmalz	85 mg	pro 100 g
Milch	Vollmilch	12 mg	pro 100 g

Stoffwechsel

Cholesterin wird im Blutkreislauf durch verschiedene Lipoproteine transportiert. Das Blut kann nur eine begrenzte Menge an Cholesterin aufnehmen. Überschüssiges Cholesterin lagert sich an den Gefäßwänden ab (siehe Arteriosklerose, S. 107 f.).

Cholesterin wird über den Darm ausgeschieden (⇨ nicht resorbiertes Nahrungscholesterin ⇨ Ausscheidung von Gallensäuren). Ballaststoffe unterstützen die Ausscheidung.

Ergosterin

Kommt in Pflanzen vor.
Ergosterin (auch Provitamin D_2) ist die Vorstufe von Vitamin D. Es wird vom Organismus durch Einwirkung von UV-Strahlen in Vitamin D_2 umgewandelt.

? Arbeitsaufgaben

1. Was sind Lipoide? Wie werden sie eingeteilt?
2. Welche Nahrungsmittel liefern Cholesterin?
3. Beschreiben Sie die Aufgaben von Cholesterin.
4. Wodurch wird der Cholesterinspiegel im Blut beeinflusst?
5. Wie wird Cholesterin ausgeschieden?
6. Wie viel Cholesterin sollte man durchschnittlich zuführen?

4 Eiweißstoffe (Proteine)

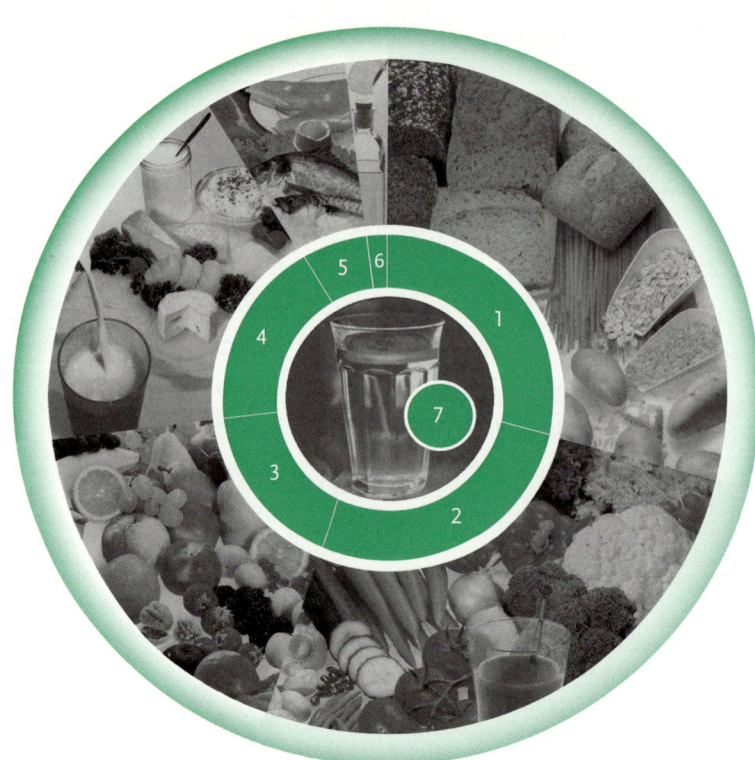

Finden Sie anhand des Ernährungskreises die wesentlichen Eiweißlieferanten heraus und kennzeichnen Sie diese.

Eiweiß ist neben Wasser der wesentlichste Baustein des Körpers. Es ist die Grundsubstanz aller Zellen und Flüssigkeiten. Jede Tierart und jede Pflanze besitzt artspezifische Eiweißstoffe.

Eiweißlieferanten	
Tierisches Eiweiß	**Pflanzliches Eiweiß**
Fleisch, Fleischprodukte, Geflügel, Fisch, Innereien, Ei, Milch, Milchprodukte	Hülsenfrüchte, Getreide und Getreideprodukte, Nüsse, Kartoffeln, Samen
Tierische Eiweißlieferanten enthalten auch tierische Fette, Cholesterin, Purine, Mineralstoffe und Vitamine.	Pflanzliche Eiweißträger enthalten auch pflanzliche Fette (meist in Spuren), Ballaststoffe, Vitamine und Mineralstoffe.

4.1 Einteilung der Eiweißstoffe nach ihrem Aufbau

Chemische Elemente: C, H, O, N, teilweise auch P, S.

Die **Aminosäuren (AS)** sind die Bausteine des Eiweißmoleküls. Eiweiß ist der einzige Nährstoff, der Stickstoff enthält.

Pflanzen und einige Mikroorganismen bauen Aminosäuren auf und versorgen den Menschen direkt oder indirekt (über tierische Nahrungsmittel) mit Eiweiß.

20 verschiedene Aminosäuren sind bekannt. Eiweißstoffe bestehen aus 100 bis mehreren tausend Aminosäuren, die in immer anderer Reihenfolge verknüpft sind. Es ergeben sich fast unbegrenzte Möglichkeiten des Kombinierens. Aus den Aminosäuren wird Körpereiweiß aufgebaut. Der Körper kann auch Aminosäuren synthetisieren, mit Ausnahme der **neun essenziellen Aminosäuren.**

Die neun essenziellen Aminosäuren sind:

Valin, Leucin, Isoleucin, Threonin, Methionin, Lysin, Phenylalanin, Tryptophan und Histidin.

Die **Peptidbindung** bildet die Brücke zwischen der Aminogruppe einer Aminosäure und der Carboxylgruppe einer anderen Aminosäure unter Abspaltung von Wasser.

Dipeptid	=	Verbindung von zwei Aminosäuren.
Oligopeptid	=	Verbindung von bis zu zehn Aminosäuren.
Polypeptid	=	Verbindung von vielen Aminosäuren.

Proteine

Einfache Eiweißstoffe bestehen nur aus Aminosäuren.
Sie werden durch ihre räumliche Struktur unterteilt in globuläre und fibrilläre Eiweißstoffe.

Globuläre Eiweißstoffe

Albumine (Laktalbumin, Serumalbumin), Globuline (zB Serumglobulin), Gluten (Klebereiweiß im Getreide).

Fibrilläre Eiweißstoffe

Myosin, Aktin (Hauptbestandteil der Muskulatur), Kollagene (in Sehnen, Bindegewebe, Knorpeln sowie in Gelatine, die aus den vorher genannten Stoffen gewonnen wird), Keratine (Horn, Haare, Federn), Elastine (Bindegewebe, Sehnen), Fibrinogen (wichtiger Faktor für die Blutgerinnung).

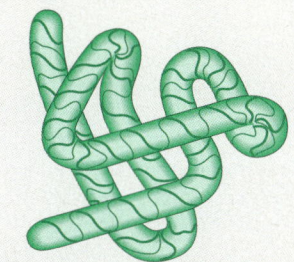

Globulärer Eiweißstoff

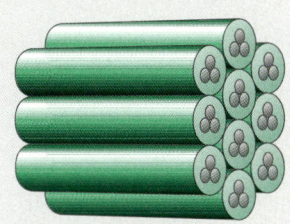

Fibrillärer Eiweißstoff

Proteide

Sind zusammengesetzte Eiweißstoffe aus Aminosäuren und einem nicht eiweißhältigen Teil (= prostetische Gruppe).

Proteide	Zusammensetzung	Vorkommen/Funktionen
Phosphoproteide	Protein + Phosphorsäure	Kasein (Milch), Vitellin (Eidotter)
Chromoproteide	Protein + Farbstoff	Hämoglobin, Myoglobin, Chlorophyll
Glykoproteide	Protein + Kohlenhydrat	Schleimstoffe, Speichel, Gelenksflüssigkeit
Lipoproteide	Protein + Fett	Transporter für Fett und fettähnliche Stoffe; Aufbau von Zellmembranen
Nukleoproteide	Protein + Nukleinsäure	Zellkerne, Innereien, Hülsenfrüchte

💡 Beim Abbau von Nukleoproteiden entsteht Harnsäure, die Gicht auslösen kann.

4.2 Aufgaben der Eiweißstoffe

- Aufbau von körpereigenem Eiweiß in den Zellen.
- Aufbau von Enzymen, Hormonen und Antikörpern (Immunglobulinen), an vielen Stoffwechselvorgängen im Organismus beteiligt.
- Reproduktion der Zellsubstanz, die einem ständigen Verschleiß unterliegt.
- Stütz- und Schutzfunktion als Grundsubstanz von Knorpeln, Bindegewebe, Schleimstoffen, Gelenksflüssigkeiten und Speichel.
- Wasserbindung und Wassertransport durch seinen kolloidalen Charakter.
- Nährstofftransport durch sein Wasserbindevermögen (Lipoproteine).
- Weitere Transportaufgaben:
  – Hämoglobin transportiert O_2 zu den roten Blutkörperchen.
  – Myoglobin ist für den O_2-Transport im Muskel zuständig.
- Überschüssiges Eiweiß wird im Körper zur Energiegewinnung verwendet.

Kolloidal = feinst zerteilt.

4.3 Biologische Wertigkeit

Körpereiweiß kann nur aufgebaut werden, wenn alle dazu benötigten essenziellen Aminosäuren im richtigen Verhältnis vorhanden sind. Körpereiweiß und Nahrungseiweiß unterscheiden sich in ihrer Zusammensetzung.

Die biologische Wertigkeit gibt an, wie viel Nahrungseiweiß in Körpereiweiß umgebaut werden kann.

Ohne essenzielle Aminosäuren kann kein Körpereiweiß gebildet werden. Die essenzielle Aminosäure, welche am geringsten vorkommt, bezeichnet man als **limitierende Aminosäure**. Wenn die limitierende Aminosäure in einem Nahrungsmittel in sehr geringer Menge vorhanden ist, hat es eine niedrige biologische Wertigkeit. Fehlt eine essenzielle Aminosäure überhaupt, so ist die biologische Wertigkeit gleich null. Tierische Eiweißquellen haben eine höhere biologische Wertigkeit als pflanzliche.

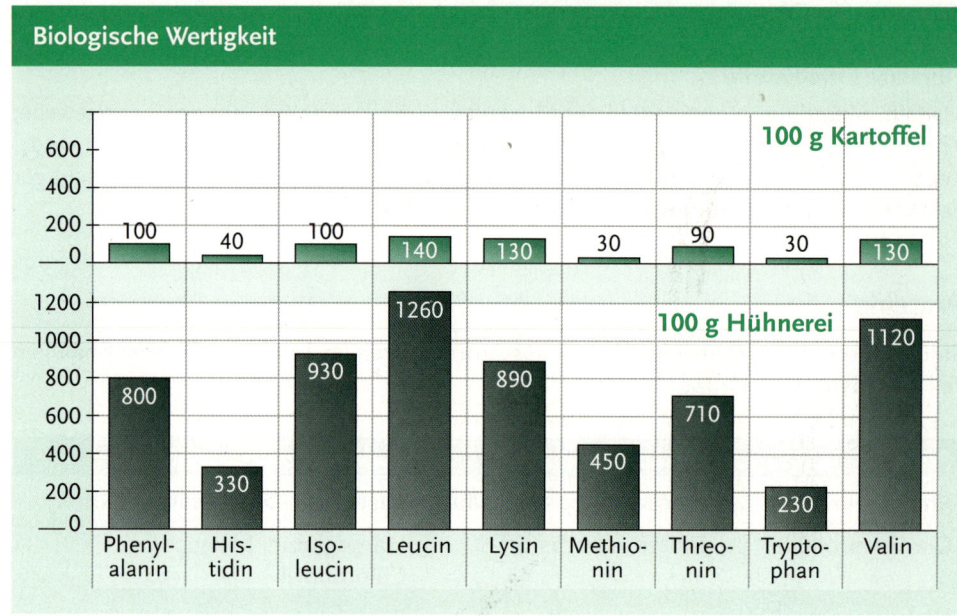

Biologische Wertigkeit von Kartoffeln und Hühnerei

4.4 Ergänzungswirkung

In einer gemischten Kost mit tierischen und pflanzlichen Nahrungsmitteln können sich die Eiweiße in Bezug auf ihre Aminosäurenzusammensetzung ergänzen. Der Ergänzungseffekt tritt nur dann auf, wenn alle essenziellen Aminosäuren **zu einer Mahlzeit** angeboten werden.

Gute Ergänzungswirkung haben	Keine Ergänzungswirkung haben
Getreide + Milch, Fleisch, Fisch, Ei, Hefe Kartoffeln + Milch, Fleisch, Fisch, Ei Hülsenfrüchte + Milch, Fleisch, Fisch, Ei, Getreide	Getreide + Kartoffeln, Gemüse, Soja Hülsenfrüchte + Kartoffeln, Gemüse

Praktisches:
300 g Kartoffeln + 30 g Ei
⇨ Kartoffelteig
30 g Weizengrieß + 300 g Milch
⇨ Grießbrei
100 g Teigwaren, gekocht + 1 Ei
⇨ Eierfleckerl

Vorteile dieser Ergänzungswirkung

Je höher die biologische Wertigkeit beziehungsweise die Ergänzungswirkung ist, umso kleiner können die Eiweißmengen zur Versorgung des Menschen sein.

- Die biologische Wertigkeit der pflanzlichen Eiweiße steigt (Vegetarier).
- Vollwertige Ernährung durch preislich günstige Nahrungsgemische (Entwicklungsländer).
- Bei Erkrankungen mit Eiweißrestriktion (Niereninsuffizienz, dekompensierte Leberzirrhose) ist hochwertiges Eiweiß notwendig; das ist möglich durch Kombinieren der Eiweißlieferanten.

4.5 Eiweißbedarf

Personen, die Eiweiß nur zur Erneuerung von Körpereiweiß benötigen: 0,8 g pro kg Körpergewicht/Tag = 10–15 % der Gesamtenergie

Schwangere und Stillende: 1–1,2 g pro kg Körpergewicht/Tag
Alte Menschen und Rekonvaleszente: 1–1,2 g pro kg Körpergewicht/Tag

Die Mindestzufuhr beträgt 0,35 g pro kg Körpergewicht/Tag bei optimaler biologischer Wertigkeit und unter Berücksichtigung des Ergänzungswertes.

Eiweißmangel

Der Körper baut eigenes Eiweiß ab, zuerst Muskel-, dann Blut- und zuletzt Organeiweiß. Die Folgen sind

- Leistungsabfall,
- erhöhte Infektanfälligkeit,
- Dekubitus, schlechte Wundheilung,
- Hungerödeme,
- erhöhte Morbidität und erhöhte Mortalität.

4.6 Regeln für den Eiweißverzehr

Beispiele für den Eiweißgehalt in Lebensmitteln und deren Beitrag zur Deckung

Person: 60 kg Normalgewicht, Bedarf: ca. 48 g Eiweiß pro Tag

Menge	Lebensmittel	Eiweißgehalt	kcal
1/2 l	Milch	17 g	325
150 g	mageres Fleisch	30 g	250
200 g	Landfrischkäse	24 g	200
100 g	Kornspitz = 2 Stück	7 g	200
200 g	Kartoffeln	4 g	140
200 g	Reis, gekocht	4 g	210
150 g	Eierteigwaren, gekocht	6 g	170
50 g	Haferflocken	6 g	180

Eiweißbedarf pro kg Körpergewicht	Kinder und Jugendliche in verschiedenen Altersstufen
2,7 g	Neugeborene, 1. Monat
1,1 g	Säuglinge, 6–12 Monate
1,0 g	Kinder, 1–4 Jahre
0,9 g	Kinder, 4–15 Jahre
0,9 g	männliche Jugendliche, 15–19 Jahre
0,8 g	weibliche Jugendliche, 15–19 Jahre

Dekubitus = Druckbrand, Wundliegen, das „Sichdurchliegen" des Kranken bei mangelhafter Gewebsernährung.

Morbidität = Häufigkeit der Erkrankungen innerhalb einer Bevölkerungsgruppe.

Mortalität = Sterblichkeit, Sterblichkeitsziffer; Verhältnis der Todesfälle bei einer bestimmten Krankheit zur Gesamtzahl der berücksichtigten Personen.

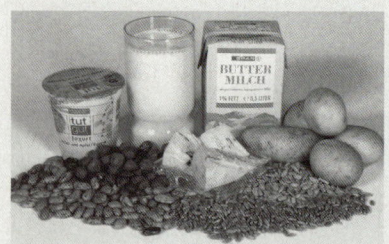

Genießen Sie viele dieser Produkte.

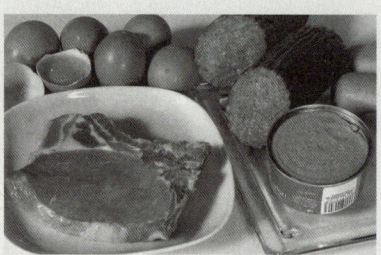

Diese Produkte sollten in Maßen genossen werden.

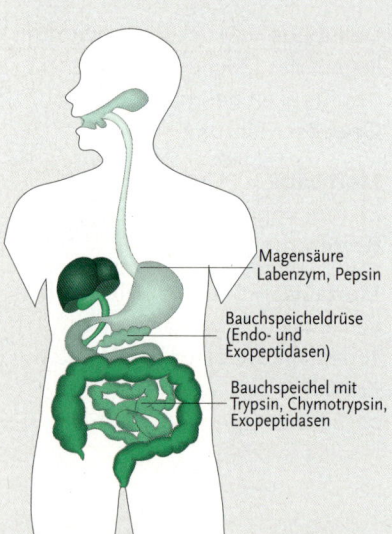

Organe der Eiweißverdauung

Pro Woche

- Zwei- bis dreimal eine kleine Portion Fleisch (100–150 g) und etwas Wurst (50 g) reichen.
- Ein- bis zweimal Seefisch (Kabeljau, Schellfisch, Lachs, Makrele, Hering, Rotbarsch, Scholle).
- 3–4 Eier.

Täglich

- Mindestens 1/4 l fettarmes Milchprodukt und 50 g Schnittkäse.
- Mindestens fünf Stück Brot.
- Viel mehr Beilagen (Kartoffeln, Teigwaren, Naturreis).

Häufiger

Hülsenfrüchte (Salate, Suppen, Beilagen, Eintopfgerichte).

Kombinieren

Tierische und pflanzliche Lebensmittel (pflanzliches Eiweiß ist so wichtig wie tierisches) ⇨ Ergänzungswert, vgl. S. 36 f.).

Optimale Eiweißzufuhr laut ernährungsmedizinischer Empfehlung

1/3 tierisches und 2/3 pflanzliches Eiweiß.
Diese Empfehlung ist in der Praxis kaum realisierbar. Es sollte jedoch zumindest ein Verhältnis von 1:1 erreicht werden.

4.7 Verdauung der Eiweißstoffe

Magensalzsäure denaturiert Eiweiß, die räumliche Eiweißstruktur wird durch die Gerinnung fast völlig zerstört. Damit wird die Oberfläche vergrößert und die Verdauungsenzyme können leichter angreifen. Für die Proteinspaltung sind folgende Enzyme verantwortlich:

- **Endopeptidasen** teilen die Eiweißstoffe in der Mitte der Aminosäurenketten unter Wasseranlagerung zu Polypeptiden.
- **Exopeptidasen** spalten Aminosäuren vom Ende der Peptidkette ab (wiederum unter H_2O-Anlagerung).

Organe der Eiweißverdauung	
Magen	Magensalzsäure denaturiert Eiweiß, Endopeptidasen (Labenzym, Pepsin) spalten es. Das Pepsin wird in den so genannten Hauptzellen der Magenschleimhaut als Pepsinogen (unwirksame Substanz) gebildet und durch die Salzsäure zu Pepsin aktiviert.
Dünndarm	Der Bauchspeichel enthält die beiden Endopeptidasen Trypsin und Chymotrypsin sowie Exopeptidasen.

4.8 Resorption und Stoffwechsel der Eiweißstoffe

Resorption

Die Aminosäuren werden durch den Darm ins Blut resorbiert und über den Pfortaderkreislauf zur Leber transportiert.

Baustoff

Die Leber baut aus den Aminosäuren Plasmaeiweiß auf. Mit diesem werden die Aminosäuren zu den Körperzellen transportiert. In den Zellen findet eine ständige Erneuerung von Körpereiweiß statt (Auf- und Abbau von Struktureiweiß, Enzymen, Hormonen). Die Aminosäuren, die durch den Abbau freigesetzt werden, gelangen wieder zur Leber und werden erneut zum Aufbau von Körpereiweiß benutzt – überschüssige Aminosäuren werden zur Energiegewinnung verwendet.

Bei Kindern, Jugendlichen, Schwangeren und Stillenden werden zusätzlich Eiweißstoffe aufgebaut.

Energiegewinnung

Aminosäuren, die nicht zum Aufbau von Eiweißstoffen verwendet werden, baut die Leber zu CO_2, H_2O, NH_3 (Ammoniak) und Energie ab. Ammoniak ist für die Zelle schädlich, wird zu Harnstoff umgebaut und über die Niere ausgeschieden.

Umwandlung zu Kohlenhydraten und Fetten

Aus dem nicht stickstoffhältigen Teil der Aminosäuren können sowohl Fette als auch Kohlenhydrate aufgebaut werden. Umgekehrt können aus Fetten und Kohlenhydraten auch Aminosäuren synthetisiert werden; dies gilt jedoch nicht für die essenziellen Aminosäuren.

Erneuerungszeit für Eiweißstoffe:

- Leber, Pankreas, Blut ca. alle zehn Tage.
- Haut und Muskulatur ca. alle 100 Tage.

(?) Arbeitsaufgaben

1. Nennen Sie die wichtigsten tierischen und pflanzlichen Eiweißlieferanten.
2. Was sind Proteine? Welche Arten kennen Sie und worin kommen sie vor?
3. Zählen Sie die Proteide und ihre Vorkommen auf.
4. Welche Aufgaben haben Eiweißstoffe im Körper?
5. Erklären Sie die biologische Wertigkeit und die Ergänzungswirkung.
6. Kreuzen Sie die Beispiele mit guter Ergänzungswirkung an:
   - ☐ Kartoffeln mit Ei
   - ☐ Hülsenfrüchte mit Kartoffeln
   - ☐ Linsen mit Mais
   - ☐ Fleisch mit Kartoffeln
   - ☐ Milch mit Grieß
   - ☐ Nudeln mit Ei
   - ☐ Spagetti mit Käse
   - ☐ Kartoffeln mit Getreide
7. Nennen Sie Vorteile der Ergänzungswirkung.
8. Wann ist der Eiweißbedarf erhöht und was passiert bei einem Mangel an Eiweiß?
9. Welche Empfehlungen geben Sie für den Eiweißverzehr?
10. Erklären Sie die Verdauung und den Stoffwechsel von Eiweiß.

5 Vitamine

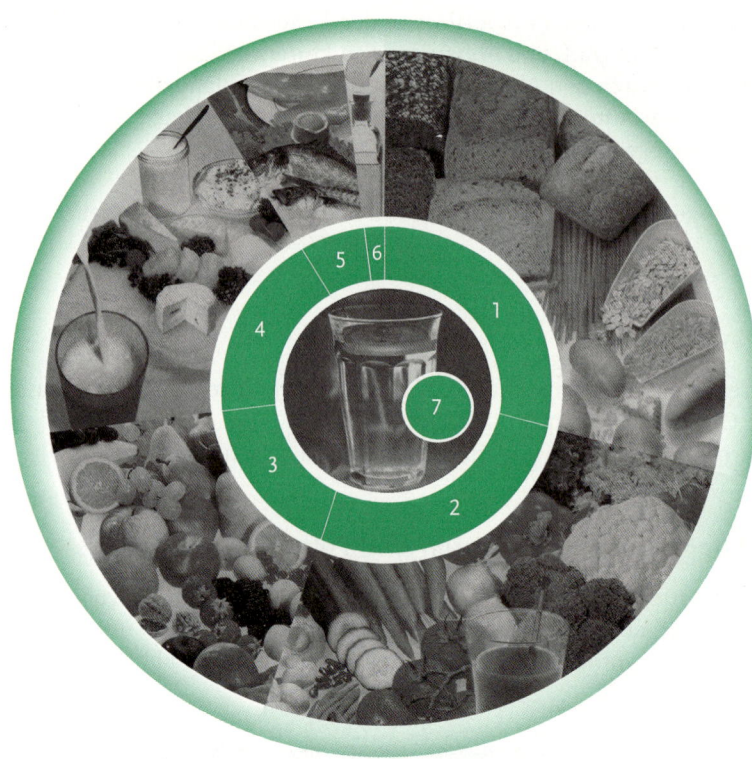

✎ Finden Sie anhand des Ernährungskreises die wesentlichen Vitaminlieferanten heraus und kennzeichnen Sie diese.

Vita = Leben.
Amin = stickstoffhältige Verbindung.

Vitamine sind lebensnotwendige organische Verbindungen, die in kleinen Mengen benötigt werden. Der Körper kann sie nicht oder nur in unzureichender Menge bilden, sie müssen daher zugeführt werden. Vitamine gehören in die Gruppe der Wirkstoffe. Sie liefern keine Energie.

5.1 Einteilung der Vitamine nach der Löslichkeit

Vitamine	
Fettlösliche Vitamine	**Wasserlösliche Vitamine**
A, D, E, K	C, B_1, B_2, B_6, B_{12}, Niacin, Folsäure, Pantothensäure, Biotin
Nur mit Fett verwertbar	Leicht auslaugbar

5.2 Aufgaben der Vitamine

Vitamine als Enzymbestandteile

Einige Enzyme können nur bei ausreichendem Vorhandensein der Vitamine aufgebaut werden. Die Enzyme werden für den Zellstoffwechsel der Kohlenhydrate, Fette und Eiweiße benötigt. Bei Vitaminmangel ist also der Abbau beziehungsweise der Aufbau von Stoffen in den Zellen gestört.

Zu dieser Gruppe gehören folgende Vitamine: B_1, B_2-Komplex, B_6, B_{12}, Biotin und K.

Vitamine mit spezifischen Aufgaben

Diese Vitamine sind nur im Blut oder in ganz bestimmten Zellen vorhanden. Zu dieser Gruppe gehören folgende Vitamine: A, C, D und E.

5.3 Hypervitaminosen (Überversorgung)

Sind nur bei Vitamin A und D (fettlöslich) bekannt, überschüssige wasserlösliche Vitamine werden mit dem Harn ausgeschieden.

5.4 Hypovitaminosen, Avitaminosen (Unterversorgung)

Das Angebot an Lebensmitteln war noch nie so groß wie heute. Trotzdem besteht bei vielen Menschen eine Unterversorgung mit Vitaminen.

Als **Avitaminosen** bezeichnet man das völlige Fehlen von Vitaminen. Avitaminosen können schwere Störungen hervorrufen, die zum Tod führen können (in Entwicklungsländern großes Problem, bei uns selten).

Ursachen für Hypovitaminosen

Ungünstige Speisenzusammenstellung
- Einseitiges Essen (häufig alte Menschen und Jugendliche).
- Sehr kleine Essensmengen (teilweise junge Mädchen).
- Schlankheitsdiäten.
- Vitamine gehen verloren durch falsche Lagerung, Zubereitung, Verarbeitung (Weißmehl).

Erhöhter Bedarf
Schwangere und Stillende, Säuglinge, Rekonvaleszente, Leistungssportler, Raucher, Alkoholiker ...

Krankheitsbedingte Störungen
- Gestörte Resorption.
- Chronischer Durchfall, Abführmittel.
- Gestörte Gallenfunktion (fettlösliche Vitamine).
- Vitamin-B_{12}-Mangel nach Magenresektion.

Gestörte Vitaminsynthese
Die Darmbakterien bauen Niacin, Biotin und Calciferol auf. Ist die Darmflora verändert, so ist auch die Eigensynthese beeinträchtigt.

Längere Einnahme von Medikamenten
- Antibiotika, Sulfonamide, Pille, Analgetikaabusus.
- Vitamine werden aus ihrer Verbindung gedrängt und damit wird das Enzym unwirksam. Ihre Funktion im Stoffwechsel ist blockiert.

Besondere Belastungen
Stress, Rekonvaleszenz, Krankheit.

Meist treten keine gravierenden Mangelerscheinungen auf, sondern allgemeine Symptome wie Müdigkeit, Abgeschlagenheit, Konzentrationsschwäche, Leistungsabfall, Wachstumsstörungen, verminderte Krankheitsresistenz, verändertes Blutbild (B_{12}). Auch die Haut reagiert sehr empfindlich, wenn bestimmte Vitamine fehlen.

 Wussten Sie, dass ...
Hypervitaminosen ausschließlich bei zu hoher Verabreichung von Vitaminpräparaten auftreten?

Vor allem die Versorgung mit Folsäure ist in der Bevölkerung nicht zufriedenstellend:
- Frauen im gebärfähigen Alter wird eine zusätzliche Zufuhr von 0,4 mg pro Tag empfohlen. Dadurch verringert sich das Risiko von Fehlbildungen im Rückenmarksbereich (Neuralrohrdefekt) des Feten und von Aborten.
- Vermutung: geringe Folsäurezufuhr wirkt erhöhend auf den Homocysteinspiegel ⇨ vermehrtes Arterioskleroserisiko.

Resektion = operative Entfernung krankhafter oder defekter Teile eines Organs oder Körperteils.

Abusus = Missbrauch.

Analgetika = schmerzstillende Mittel.

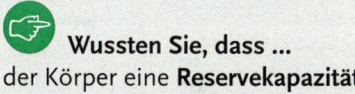 **Wussten Sie, dass ...**
der Körper eine **Reservekapazität** für verschiedene Vitamine hat?

Nährstoff	Reservezeit
Vitamin B_{12}	3–5 Jahre
Vitamin A	1 Jahr
Folsäure	3–4 Monate
Vitamin C	2–6 Wochen
Vitamin B_6	2–6 Wochen
Niacin	2–6 Wochen
Riboflavin	2–6 Wochen
Vitamin B_1	1–2 Wochen

Quelle: Elmadfa/Leitzmann, „Ernährung des Menschen"

5.5 Übersicht über die Vitamine

Fettlösliche Vitamine

Vitamine	Vorkommen	Bedarf	Wirkung	Hypovitaminose	Hypervitaminose
Vitamin A **Retinol** Provitamin A **Carotinoide**	Lebertran Leber Eidotter Milch Karotten Spinat	1 mg	Bestandteil des Sehpurpurs, wichtig für Haut und Schleimhäute, Antioxidans	Nachtblindheit, verhornte Haut, stumpfe Haare	Erbrechen, Durchfall, Kopfschmerz
Vitamin D **Calciferole**	Leber Fetter Fisch Milch Eidotter Viel Bewegung in der Sonne	0,005 mg	Regelt die Aufnahme von Kalzium und Phosphor, fördert die Kalziumeinlagerung im Knochen	Rachitis, Osteomalazie (Knochenerweichung)	Kalziumablagerung in den Gefäßen
Vitamin E **Tocopherole**	Keimöl Vollkorn Grüne Gemüse Nüsse Weizenkeime	13 mg	Antioxidans, Schutz vor Umweltgiften, steigert die Resistenz der roten Blutkörperchen gegen Hämolyse	Unbekannt	Unbekannt
Vitamin K **Phyllochinon**	Leber Grüne Gemüse Tomaten Wird im Darm gebildet	Wahrscheinlich reicht die Eigenproduktion	Für die Blutgerinnung	Verzögerte Blutgerinnung	Unbekannt

Wasserlösliche Vitamine

Vitamine	Vorkommen	Bedarf	Wirkung	Hypovitaminose
Vitamin B_1 **Thiamin**	Vollkorn Hefe Leber Schweinefleisch	1,1–1,2 mg	Koenzym im Kohlenhydratstoffwechsel	Beriberi: Nervenstörung, Muskelschwäche, Müdigkeit
Vitamin-B_2-Komplex **Riboflavin (B_2)**	Milch Fleisch Vollkorn	1,2–1,4 mg	Koenzym in der Atmungskette	Veränderungen der Haut
Niacin	Fisch Fleisch Vollkorn	Ca. 15 mg	Koenzym	Pellagra: Hautveränderung, Nervenstörung, Durchfälle
Folsäure	Grüne Gemüse Vollkorn Fleisch Wird auch von Darmbakterien gebildet	0,4 mg	Koenzym, Zellteilung	Störung der Blutzellenbildung (makrozytäre Anämie), Schwangerschaftskomplikationen und Missbildungen des Kindes
Pantothensäure	In allen Lebensmitteln	6 mg	Koenzym im Fettstoffwechsel	Keine
Vitamin B_6 **Pyridoxin**	In allen Lebensmitteln	1,2–1,5 mg	Koenzym im Eiweißstoffwechsel	

Vitamin B$_{12}$ **Cobalamin**	Nur in tierischen Lebensmitteln	0,003 mg	Koenzym für Zellkernaufbau	Perniziöse Anämie
Vitamin H **Biotin**	Soja Vollkorn	0,03–0,06 mg	Koenzym	Hautveränderung
Vitamin C **Ascorbinsäure**	Obst und Gemüse Kartoffeln Frische Kräuter	100 mg	Eisenstoffwechsel, Aufbau von Bindegewebe, hemmt die Radikalenbildung	Infektanfälligkeit, Skorbut

5.6 Regeln für die Vitaminerhaltung in Nahrungsmitteln

Frisch geerntete Ware bevorzugen und Nährstoffe schonen!

Lagerung

Blattgemüse (Spinat, Häuptelsalat ...) sind besonders empfindlich. Bereits nach zwei Tagen im Kühlschrank verlieren sie ein Drittel ihres Vitamingehaltes. Noch schlechter ist die Lagerung bei Zimmertemperatur.

- Welken beschleunigt den Vitaminabbau.
- Gemüse vor dem Austrocknen schützen (auch im Kühlschrank).
- Kühl, dunkel und luftig aufbewahren (nicht länger als nötig).
- Tiefkühlprodukte sind oft vitaminreicher als lange gelagerte Nahrungsmittel.

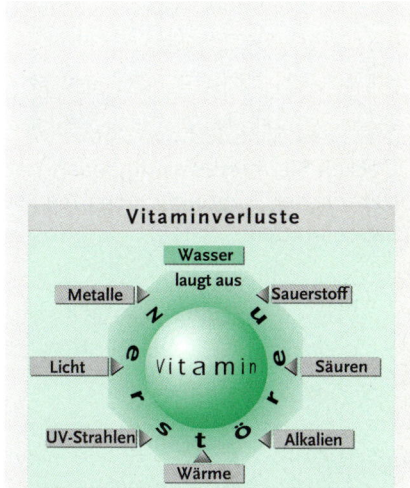

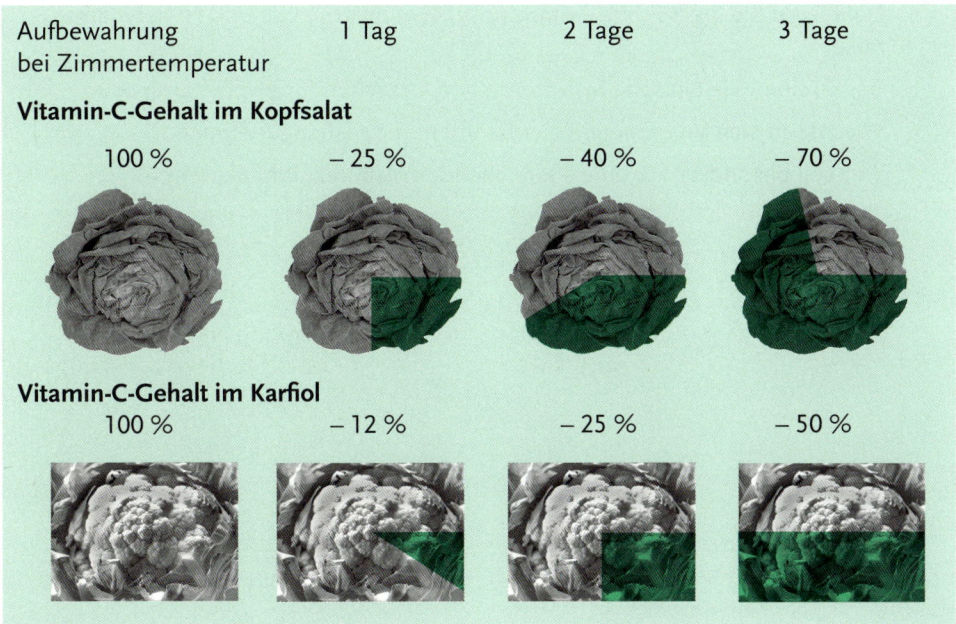

Aufbewahrung bei Zimmertemperatur	1 Tag	2 Tage	3 Tage
Vitamin-C-Gehalt im Kopfsalat			
100 %	– 25 %	– 40 %	– 70 %
Vitamin-C-Gehalt im Karfiol			
100 %	– 12 %	– 25 %	– 50 %

Vitaminverluste am Beispiel Vitamin C

Wässern

Vitamine „fließen" davon, wenn die Nahrungsmittel zu früh geschält, geputzt, zerkleinert und eingewässert werden. Deshalb sollte darauf verzichtet werden, Salat in kaltes Wasser zu legen, um ihn wieder knackig zu machen oder um die Bitterstoffe auszuschwemmen.

- Nahrungsmittel erst kurz vor der Zubereitung in kaltem Wasser mit der Schale waschen.
- Nahrungsmittel erst vor der Verwendung zerkleinern.
- Nahrungsmittel nicht im Wasser liegen lassen.

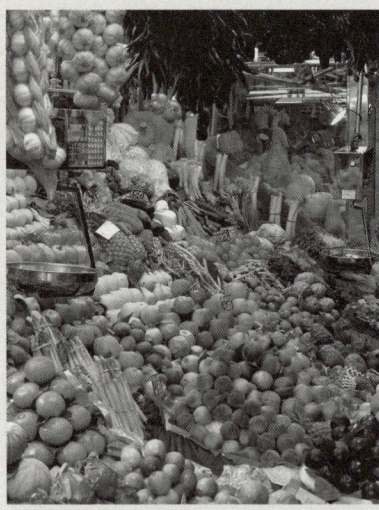

Decken Sie Ihren Vitaminbedarf mit frischen, schonend gegarten Lebensmitteln.

Verarbeitung

- In kochendes Wasser geben.
- So kurz wie möglich kochen.
- Mit wenig Flüssigkeit garen (Dämpfen bevorzugen).
- Die Kochflüssigkeit weiterverwenden (Ausnahme: Spinat, Kohl, Kraut).
- Nicht warm halten! Besser rasch abkühlen und bei Bedarf wieder erwärmen.
- Mehrmaliges Aufwärmen vermeiden.
- Mit Frischkost ergänzen (zB frischen Kräutern).
- Obst, wenn möglich, ungeschält verzehren.
- Essig (zB in Salatmarinade) verzögert den Vitaminabbau.

Vitaminreich sind Lebensmittel, wenn eine Portion 10–20 % der täglich empfohlenen Zufuhr liefert.

Eine gemischte Kost ist ausreichend, um die Vitaminzufuhr zu sichern!

(?) Arbeitsaufgaben

1. Was sind Vitamine?
2. Nennen Sie alle fettlöslichen und wasserlöslichen Vitamine. Was bedeuten die Ausdrücke „fettlöslich" und „wasserlöslich" in diesem Zusammenhang?
3. Welche Aufgaben haben Vitamine im Körper?
4. Definieren Sie die Begriffe Avitaminose, Hypovitaminose und Hypervitaminose.
5. Beschreiben Sie typische Symptome und Ursachen für Hypovitaminosen.
6. Wie lassen sich Vitamine in Lebensmitteln möglichst gut erhalten?
7. Wer soll besonders auf eine ausreichende Folsäurezufuhr achten?

6 Mineralstoffe

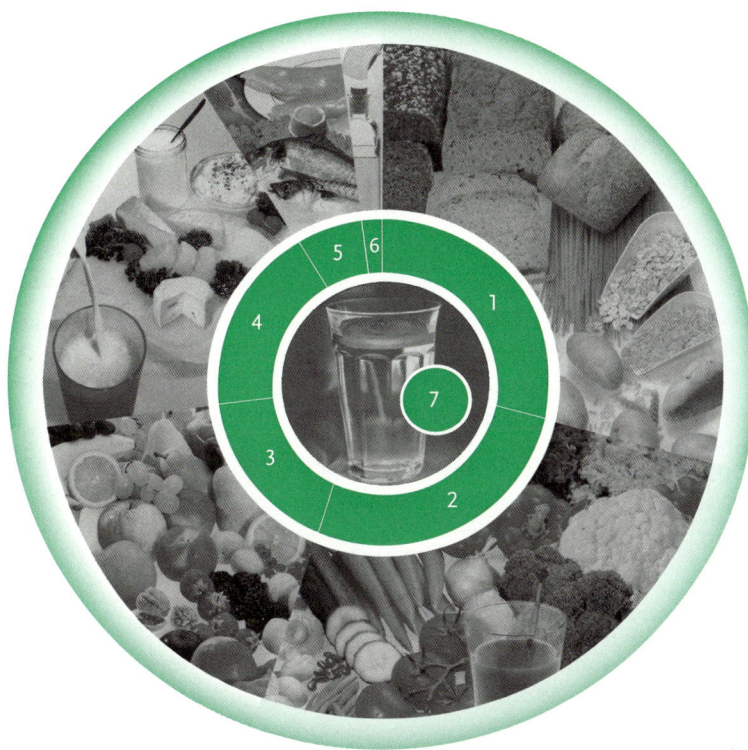

Mineralstoffe sind anorganische Nahrungsbestandteile, die für einen reibungslosen Ablauf der Lebensvorgänge im Organismus unerlässlich sind. Sie müssen regelmäßig mit der Nahrung aufgenommen werden und wirken schon in kleinen Mengen. Mineralstoffe liefern keine Energie. Sie gehören in die Gruppe der Wirk- und Baustoffe.

Mineralstoffe	
Mengenelemente	**Wichtigste Spurenelemente**
Natrium, Chlor, Kalium, Kalzium, Phosphor, Magnesium	Eisen, Jod, Fluor, Kupfer, Kobalt, Molybdän, Mangan, Zink, Chrom, Selen, Nickel

6.1 Aufgaben der Mineralstoffe

Reglerstoffe

Mineralstoffe beeinflussen in gelöster Form (Elektrolyte) die lebensnotwendigen physikalischen und biochemischen Zustände der Körperflüssigkeiten, wie zB den osmotischen Druck (Regulierung des Wasserhaushalts durch Natrium und Kalium) und den pH-Wert (Säure-Basen-Haushalt).

Baustoffe

Für die Bildung von Gerüst- und Stützsubstanzen des Skeletts und der Zähne.

Bestandteil von Enzymen

zB Magnesium, Eisen, Zink, Mangan.

Bestandteil von Hormonen

zB Jod: Schilddrüsenhormon Thyroxin.

Bestandteil von Vitaminen

zB Kobalt: Vitamin B_{12}.

Finden Sie anhand des Ernährungskreises die wesentlichen Mineralstofflieferanten und kennzeichnen Sie diese.

Körpereigene Puffersysteme (Niere, Lunge und Leber) können beim gesunden Menschen extreme Nahrungseinflüsse (zB einseitige Lebensmittelauswahl) ausgleichen. Somit wird eine Übersäuerung verhindert.

Wussten Sie, dass ...
das menschliche Skelett zu 90 % aus Kalziumphosphat besteht?

6.2 Übersicht über wichtige Mineralstoffe

Mineralstoffe	Aufgaben	Vorkommen
Natrium	▪ Reguliert Wasserhaushalt und osmotischen Druck ▪ Für den Säure-Basen-Haushalt ▪ Für die Reizleitung	Speisesalz (NaCl), Brot, Wurst, Käse, Fertigprodukte, Ketschup, Senf ...
Chlor	▪ Reguliert den osmotischen Druck ▪ Zur Bildung von Salzsäure ▪ Aktiviert Pepsin	Ist in sehr vielen Nahrungsmitteln enthalten; wird meist als Kochsalz (NaCl) aufgenommen.
Kalium	▪ Reguliert Wasserhaushalt und osmotischen Druck ▪ Für die Reizleitung ▪ Aktiviert Enzyme	Obst, Säfte, Gemüse, Hülsenfrüchte, Kartoffeln – Kalium ist leicht auslaugbar!
Kalzium	▪ Für den Aufbau von Knochen und Zähnen ▪ Für die Blutgerinnung ▪ Für die Muskelerregung ▪ Aktiviert Enzyme	Milch und Milchprodukte, Blatt- und Kohlgemüse, Hülsenfrüchte, Sesam
Phosphor	▪ Für den Aufbau von Knochen und Zähnen ▪ Bestandteil von Gehirn- und Nervenzellen ▪ Für die Energieübertragung	Fleischerzeugnisse, Innereien, Fisch, Schmelzkäse, Hülsenfrüchte, Lebensmittelzusatzstoffe
Magnesium	▪ Aktiviert Enzyme ▪ Für die Erregungsleitung	Vollkorn, Hülsenfrüchte, Gemüse, Nüsse, Kakao
Eisen	▪ Bestandteil von Hämoglobin ▪ Enzymbestandteil	Innereien, Fleisch, Spinat, Schwarzwurzeln
Jod	▪ Bestandteil des Schilddrüsenhormons	Seefisch, Meeresfrüchte, Kiwi, jodiertes Speisesalz
Selen	▪ Schützt vor Sauerstoffradikalen	Fleisch, Fisch, Getreide

6.3 Mengenelemente

Natrium (Na)

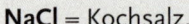

NaCl = Kochsalz.

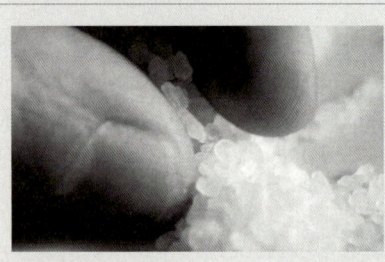

Natrium wird vorwiegend in Verbindung mit Chlor als Natriumchlorid (NaCl) aufgenommen. Es ist in fast allen Nahrungsmitteln enthalten.

Natriumlieferanten

Speisesalz, Brot, Wurst, Käse, Fertigprodukte, Fleischextrakte, Suppenwürze, Bratensauce etc. (vgl. Natriumtabelle, S. 47).

Funktionen

▪ Regulierung des Wasserhaushalts und osmotischen Drucks (Durchlässigkeit der Zellmembran).

▪ Aufrechterhaltung des Säure-Basen-Haushalts.

▪ Normale Erregbarkeit der Muskeln und Nerven.

▪ Resorption der Glukose.

▪ Natrium bindet im Körper Wasser. Es befindet sich vor allem außerhalb der Zelle in den Körperflüssigkeiten (9 g Natrium binden im Körper 1 Liter Wasser = physiologische Kochsalzlösung). Eine erhöhte Aufnahme von Natrium mit der Nahrung verlangt eine höhere Wasserzufuhr, denn das Natrium-Wasser-Verhältnis im Blut muss konstant bleiben – salzige Speisen rufen daher Durstgefühl hervor.

Bedarf

550 mg (geschätzter Mindestbedarf) werden durch unsere Kost reichlich gedeckt. Der Verbrauch ist allgemein zu hoch (ungefähr 15 g NaCl/Tag).
Zu viel Kochsalz kann bei Disposition Bluthochdruck und Flüssigkeitsansammlungen im Körper fördern.

Eine Natriumeinschränkung (3–5 g NaCl = 1,5–2,5 g Na) wird empfohlen bei

- Hypertonie,
- Ausscheidungsstörungen der Niere,
- Ödemen und Aszites,
- Herzinsuffizienz,
- Säuglingen und Kleinkindern bis zum ersten Lebensjahr.

Mangelerscheinungen

Kopfschmerzen, Übelkeit, Kreislaufbeschwerden, allgemeine Schwäche – treten nur bei sehr starkem Schwitzen, länger anhaltendem Durchfall und starkem Erbrechen oder bei Einnahme von Entwässerungsmedikamenten auf.

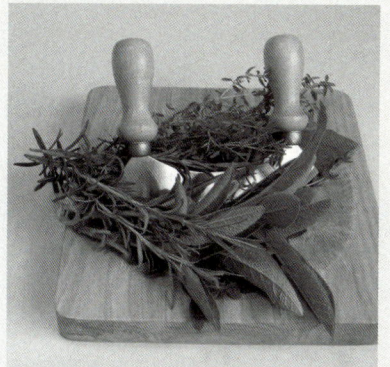 Anstelle von Salz sollte vermehrt mit Kräutern, Zitronensaft oder Essig gewürzt werden.

Hypertonie = Bluthochdruck.

Aszites = „Bauchwasser", Ansammlung von Flüssigkeit in der freien Bauchhöhle zwischen den Organen.

Natriumtabelle – so kommt das Salz ins Essen

Diese Nahrungsmittel liefern ungefähr 100 mg Natrium.

Fleisch	160 g Schweinefleisch, roh	10 g 10 g 8 g 14 g	Pökelfleisch Schinken Salami Frankfurter
	135 g Steak, roh	1	Bissen Hamburger
Fisch	100 g Scholle	5 g	Fischstäbchen
	90 g Hering, frisch	10 g 2 g	Bismarckhering Salzhering
Milchprodukte	200 g Milch	250 g 45 g 22 g 15 g 11 g 8 g 8 g	Topfen Hüttenkäse Emmentaler Parmesan Camembert Schmelzkäse Briekäse
Streichfett	2 kg Butter	100 g	Margarine
Getreide	2 kg Haferflocken	10 g	Cornflakes
	5 kg Roggenmehl, Type 1800	20 g 30 g 6 g	Roggenbrot (1/2 Scheibe) Butterkeks (5 Stück) Soletti (6 Stück)
Kartoffeln	2 kg Kartoffeln, roh	20 g	Kartoffelchips
Gemüse	5 kg Gemüse, frisch	35 g	Gemüsekonserve
	2,5 kg Spargel, frisch	30 g	Dosenspargel
	1 kg Gurken	10 g	Salzgurken
	1,5 kg Tomaten	8 g	Ketchup
Verschiedenes		8 g	Senf
		20 g	Majonäse
Obst	3 kg Äpfel		

Chlor (Cl)

Ist wie Natrium in sehr vielen Nahrungsmitteln enthalten und wird meist mit diesem als NaCl aufgenommen.

Funktionen

- Regulierung des osmotischen Drucks.
- Bildung von Salzsäure im Magen.
- Aktiviert das Eiweiß spaltende Enzym Pepsin.

Bedarf

3–5 g/Tag sind durch eine gemischte Kost reichlich gedeckt. **Mangelerscheinungen sind daher praktisch nicht bekannt.**

Magnesium (Mg)

Magnesiumlieferanten

Vollkornprodukte, Hülsenfrüchte, Gemüse – vor allem grüne Sorten (Magnesium ist Bestandteil des Chlorophylls), Nüsse, Sonnenblumenkerne, Kakao, in geringeren Mengen auch Obst, Milch, Milcherzeugnisse, Fleisch und Fisch.

Funktionen

- Aktivieren von Enzymen.
- Bestandteil von Knochen und Zähnen.
- Für die Erregbarkeit von Muskeln und Nerven.

Bedarf

300–400 mg/Tag.
Bei Jugendlichen, Schwangeren und älteren Menschen ist die Versorgung nicht immer ausreichend.

Mangelerscheinungen: Muskelkrämpfe und -zucken werden durch einseitige Ernährung, chronischen Alkoholkonsum (hemmt Resorption) und Abführmittelmissbrauch gefördert.

Kalium (K)

Kaliumlieferanten

Obst (besonders Bananen, Marillen, Trauben, Trockenobst), Frucht- und Kompottsäfte, Gemüse, Hülsenfrüchte, Kartoffeln, Nüsse, Schokolade, Kakao, Fleisch und Fisch (vgl. Kaliumtabelle, S. 49).

Kaliumfrei sind: Zucker, Stärke und Fette.

Funktionen

- Kalium befindet sich innerhalb der Zellen, um dort den osmotischen Druck stabil zu halten.
- Für die Erregbarkeit der Zellen verantwortlich (normale Muskelfunktion).
- Einfluss auf die Herztätigkeit.
- Aktivierung zahlreicher Enzymsysteme.

Bedarf

2.000 mg/Tag (geschätzter Mindestbedarf) werden bei gemischter Kost ausreichend gedeckt.

Mangelerscheinungen

Schwächezustände, Muskelschwäche, Störungen der Herztätigkeit, werden verursacht durch Erbrechen, Durchfall und Einnahme von Diuretika.

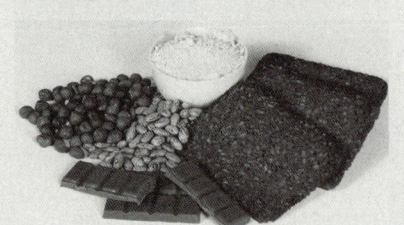

Magnesiumlieferanten

💡 Bei Muskelkrämpfen können magnesiumreiche Lebensmittel bzw. Magnesiumsubstitutionen helfen.

💡 Kalium wird durch Wasser sehr leicht ausgelaugt – eine entsprechende Zubereitung, wie zB Dünsten in wenig Wasser, ist also angesagt.

Diuretika = Substanzen, die die Harnausscheidung steigern.

Kaliumtabelle

Kaliumreich	Kaliumgehalt in 100 g	Kaliumarm	Kaliumgehalt in 100 g
Obst und Gemüse		**Obstkonserven**	50–70 % des
Bananen	395 mg	(ohne Saft!)	Frischgehalts
Marillen	280 mg	**Gemüsekonserven**	104–230 mg
Trockenobst	650–1.300 mg		
Hülsenfrüchte	900–1.800 mg	**Manche Obst- und**	
Spinat	635 mg	**Gemüsesorten**	
Brokkoli, Grünkohl, Kohlsprossen, Fenchel Rettich, Karfiol, Kohlrabi, Schwarz-	400–500 mg	Heidelbeeren, Preiselbeeren	70 mg
wurzeln, Sellerie, grüne Erbsen, Rote		Sauerkirschen, Birne, Apfel, Erdbeeren, Zitrone	110–150 mg
Rüben	300–400 mg	Wassermelone, Orange	150–200 mg
Kartoffeln	440 mg	Ananas, Himbeeren, Brombeeren, Mango	150–200 mg
Tomatenmark	1.160 mg	Gurke, Chicorée, Spargel, Zwiebel	141–192 mg
Nüsse und Samen	400–1.020 mg	**Brot und**	
		Getreideprodukte	
Vollkornprodukte		Weißbrot, Semmel, Roggenbrot, Graham-	
Vollkornbrot	200–300 mg	brot	110–209 mg
Knäckebrot	440 mg	Weizenmehl, Type 480	108 mg
Weizenkleie	1.390 mg	Reis, poliert	103 mg
Weizenkeime	835 mg	Eierteigwaren	164 mg
Haferflocken	335 mg	**Wurstwaren,** die meisten Sorten	150–250 mg
Schokolade	400–475 mg		
		Fleisch, die meisten Sorten	280–350 mg
Kakao	1.920 mg	**Fisch,** die meisten Sorten	290–350 mg
Kaffeebohnen	1.730 mg		
1 Tasse Bohnenkaffee	78 mg	**Milch und Milchprodukte**	
Instantkaffee	4.380 mg	Käse, die meisten Sorten	75–125 mg
Schwarzer Tee, Teeblätter	1.790 mg	Milch, Jogurt	157 mg
1 Tasse Tee	18 mg		
Kochsalzersatzpräparate	410–480 mg/g!	**1 Ei** (ca. 60 g)	75 mg

Kalzium (Ca)

Kommt im Körper als Kalziumphosphat in Knochen und Zähnen und zu einem kleinen Anteil im Blut vor.

Kalziumlieferanten

In erster Linie Milch und Milchprodukte, Blatt- und Kohlgemüse (Kraut), Kräuter wie Petersilie, Kresse, Schnittlauch, Nüsse, Sesam, Beerenobst.

250 mg Kalzium liefern:

200 ml Milch, Jogurt, Buttermilch	Mineralwässer und angereicherte Getränke
250 g Topfen, Landfrischkäse	1 3/4 l Römerquelle
60 g Camembert, Brie etc.	3/4 l Waldquelle (viel Salz!)
30 g Gouda, Tilsiter, Edamer, 45 % F. i. Tr.	1 l Astoria, Alpquell, Long Life
250 g Brokkoli, Mangold, Fenchel, Lauch	200 ml Punica plus Kalzium
100 g Wirsingkohl	600 ml Hohes C plus Kalzium
150 g Löwenzahn	
20 g Sesam	

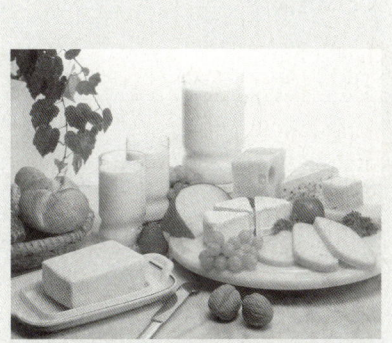

In Milch und Milchprodukten ist viel Kalzium enthalten.

✎ Wie können Sie Ihren täglichen Kalziumbedarf von 1.000–1.200 mg decken?

Wussten Sie, dass …

der Versorgungszustand mit Kalzium nicht zufriedenstellend ist?

Tetanie = Zustand neuromuskulärer Übererregbarkeit, hervorgerufen durch Störungen im Ionengleichgewichtszustand, vor allem des Kalziums.

Arrhythmie = Unregelmäßigkeit der Herztätigkeit.

Osteomalazie = Knochenerweichung bei Erwachsenen.

Osteoporose = Knochenbrüchigkeit.

Malabsorption = mangelhafte Aufnahme von Substraten aus dem bereits vorverdauten Speisebrei.

Maldigestion = unzureichende Aufspaltung der Nahrungsbestandteile.

Resorption

Gefördert wird die Resorption von Kalzium durch

- Vitamin D,
- Laktose,
- bestimmte Aminosäuren,
- Zitronensäure,
- Apfelsäure.

Hemmend wirken Oxalsäure (in Spinat, Kakao), Phytate (Vollkornprodukte), Genussmittel (Koffein, Nikotin, Alkohol) und hohe Phosphatzufuhr (schlechtes Kalzium-Phosphat-Verhältnis).

Funktionen

- Bewirkt die Festigkeit der Zähne und Knochen.
- Wichtiger Faktor für die Blutgerinnung.
- Aktivierung von Enzymen.
- Regelt die Umsetzung von Nervenimpulsen in Muskeltätigkeit.
- Beeinflusst die Durchlässigkeit der Zellmembran.

Bedarf

1.000–1.200 mg/Tag. Der Bedarf ist in der Schwangerschaft und Stillzeit, bei Kindern und Jugendlichen und häufig im Alter (schlechtere Resorption) erhöht.

Mangelerscheinungen

Tetanie, Arrhythmie und Schäden an der Knochensubstanz wie Rachitis (Kinder und Säuglinge), Osteomalazie und Osteoporose werden begünstigt durch geringe Kalziumaufnahme, niedrige Vitamin-D-Zufuhr, Malabsorption und Maldigestion.

Phosphor (P)

Phosphorlieferanten

Fleisch, besonders Fleischerzeugnisse (Räucherwaren) und Innereien, Fisch, Eier, Milch und Milchprodukte (Schmelzkäse), Hülsenfrüchte und Vollkornprodukte.
Phosphor wird von der Lebensmittelindustrie häufig als Zusatzstoff (zB in Pökelsalz, zur Farberhaltung, in Cola) verwendet.

Funktionen

- Als Phosphat, verbunden mit Kalzium, für den Aufbau von Knochen und Zähnen.
- Bestandteil der Gehirn- und Nervenzellen.
- Am Aufbau der Zellkernsubstanz beteiligt.
- Hat eine wichtige Rolle bei Energiegewinnung und Energieübertragung.

Bedarf

0,8–1 g/Tag werden bei normaler Mischkost problemlos gedeckt.
Es besteht eher eine Tendenz zur Überversorgung (hoher Fleischverzehr) – zu viel Phosphor stört aber den Kalziumstoffwechsel.
Mangelerscheinungen sind nicht bekannt.

6.4 Die wichtigsten Spurenelemente

Spurenelemente sind Mineralstoffe, die in sehr geringen Mengen in tierischen und pflanzlichen Organismen vorkommen.

Spurenelemente	
Essenzielle Spurenelemente	**Toxische Spurenelemente**
Fe, J, F, Cu, Co, Mo, Mn, Zn, Cr, Se	Dazu gehören vor allem Schwermetalle wie Blei, Cadmium, Quecksilber etc.
Mangel verursacht bestimmte Stoffwechselstörungen und charakteristische Symptome (zB Anämie).	Aufgrund ihrer weiten Verbreitung in der Luft, im Boden und im Trinkwasser nehmen wir sie regelmäßig auf. Langfristig können dadurch schwere Vergiftungen hervorgerufen werden.

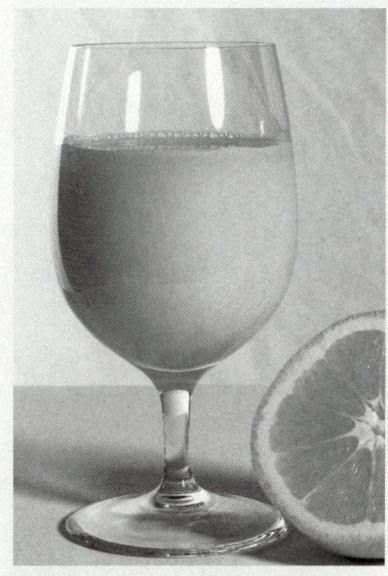

Toxische Spurenelemente sind keine normalen Bestandteile des Organismus und gelangen durch Umweltverschmutzung in unseren Körper.

Mit Vitamin C, wie zB in Orangensaft, kann wesentlich mehr Eisen aus der Nahrung resorbiert werden.

Eisen (Fe)

Eisenlieferanten

Innereien (Leber), Fleisch und Fleischwaren, Gemüse (Spinat und Schwarzwurzeln), Kräuter, Hülsenfrüchte und Vollkornerzeugnisse (sehr geringe Resorption).

Resorption

Eisen wird aus tierischen Produkten besser resorbiert als aus Pflanzen.
Vitamin C fördert die Eisenresorption (durch ein Glas Orangensaft zum Essen wird die Resorption um das Vierfache erhöht).
Gehemmt wird die Resorption durch Phytate (Vollkornprodukte), Kalzium und Tannin (schwarzer Tee).

Funktionen

- Aufbau des roten Blutfarbstoffes (Hämoglobin) und des Muskelfarbstoffes (Myoglobin).
- Als Bestandteil des Hämoglobins ist Eisen für den Transport von Sauerstoff im Blut zuständig.
- Bestandteil von Enzymen.

Bedarf

- Männer 10 mg/Tag.
- Frauen 15 mg/Tag.
- Erhöht bei Schwangeren und Stillenden (bis zu 25 mg), Säuglingen, Kindern, Jugendlichen und älteren Menschen.

Mangelerscheinungen

Verringerte Bildung des roten Blutfarbstoffes (Anämie), tritt bei Schwangeren, Stillenden oder bei Frauen während der Menstruation auf.

Jod (J)

Jodlieferanten

Seefisch und Seefischerzeugnisse, Krusten- und Schalentiere, jodiertes Speisesalz.

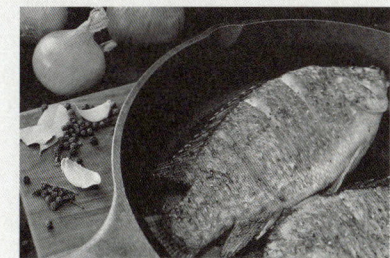

Seefische liefern reichlich Jod.

Funktion

Für den Aufbau des Schilddrüsenhormons.

Bedarf

0,18–0,2 mg/Tag.
Bei uns ist die Versorgung aufgrund von jodiertem Kochsalz zufriedenstellend.

Mangelerscheinung

Vergrößerung der Schilddrüse, die schließlich zu Kropfbildung führt, vorwiegend in Gebirgsgegenden und küstenfernen Gebieten (Himalaja).

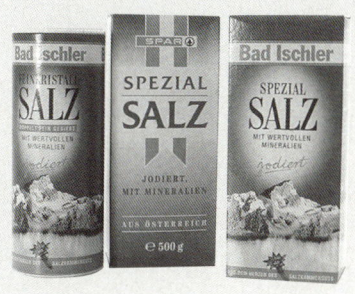

Jodiertes Kochsalz

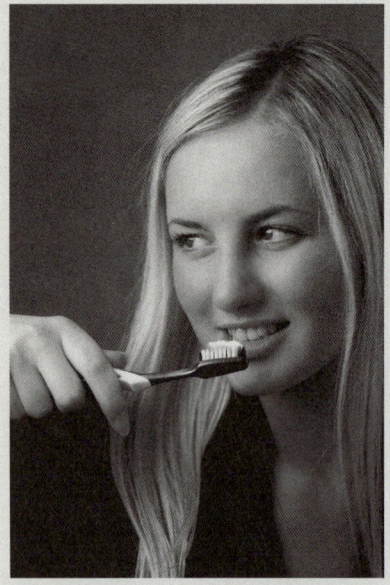

Mit einer fluorhältigen Zahnpaste kann die Bildung von zahnschmelzzerstörenden Säuren gehemmt werden.

Fluor (F)

Fluorlieferanten
Schwarzer Tee, fluorhältiges Trinkwasser.

Bedarf
3–4 mg/Tag.
Prophylaxe: Zahnpaste mit Fluor.

Funktionen
- Bestandteil von Knochen und Zähnen (Härtung des Zahnschmelzes).
- Hemmt die Bildung von zahnschmelzzerstörenden Säuren (Karies).

Kupfer (Cu)

Kupferlieferanten
Innereien, Fisch, Nüsse, Sonnenblumenkerne, Kakao, einige grüne Gemüsesorten.

Bedarf
1–1,5 mg/Tag.

Funktionen
- Aufbau von Hämoglobin.
- Bestandteil von Enzymen.

Mangelerscheinungen
Anämie, herabgesetzte Hautpigmentierung.

Kobalt (Co)

Kobaltlieferanten
Leber, Vollkornerzeugnisse, grüne Gemüse.

Bedarf
Geschätzt 0,005 mg/Tag.

Funktionen
- Aktivieren verschiedener Enzyme.
- Bestandteil von Vitamin B_{12}.

Molybdän (Mo)

Molybdänlieferanten
Leber, Getreide, Fleisch, Milch und Milchprodukte, Hülsenfrüchte.

Bedarf
- Genauer Bedarf nicht bekannt.
- Mangelerscheinungen waren beim Menschen bisher nicht sicher zu definieren.

Funktion
Bestandteil von Enzymen.

Mangan (Mn)

Manganlieferanten
Getreideerzeugnisse, Hülsenfrüchte, Nüsse und schwarzer Tee.

☞ Wussten Sie, dass ...
der Molybdängehalt in Lebensmitteln vom Ackerboden und vom Viehfutter abhängig ist?

Bedarf

2,5–5 mg/Tag.
Mangelerscheinungen wurden in seltenen Fällen beschrieben.

Funktion

Bestandteil und Aktivator von Enzymen.

Zink (Zn)

Zinklieferanten

Fleisch und Fleischwaren (besonders Innereien), Käse, Eier, Getreide, Hülsenfrüchte.

Bedarf

7–10 mg/Tag.

Funktionen

- Bestandteil und Aktivator von Enzymen.
- Wichtig für die Insulinsynthese und -speicherung sowie für das Immunsystem.

Mangelerscheinungen

Bei geringem Konsum von Fleisch und Molkereiprodukten (Vegetarier): Wachstumsstörung, Haarausfall, schlechte Wundheilung.

Chrom (Cr)

Chromlieferanten

Vollkornprodukte, Kartoffeln, Käse, Trockenfrüchte, Fleisch.

Bedarf

0,03–0,1 mg/Tag.

Funktion

Aufgabe im Kohlenhydratstoffwechsel.

Mangelerscheinungen

Sind bei gemischter Kost nicht zu erwarten.

Selen (Se)

Selenlieferanten

Fleisch, Fisch, Getreideerzeugnisse.

Bedarf

0,03–0,07 mg/Tag.

Funktionen

- Bestandteil von Enzymen.
- Wirkung als wasserlösliches Antioxidans.

Mangelerscheinungen

Sind nicht bekannt. Eventuell Prophylaxe gegen Krebserkrankungen (wirkt als Antioxidans gegen freie Radikale).

 Wussten Sie, dass ...
der Selengehalt in Lebensmitteln vom Boden und vom Grundwasser abhängig ist?

(?) Arbeitsaufgaben

1. Was sind Mineralstoffe?
2. Beschreiben Sie die Einteilung und Aufgaben der Mineralstoffe.
3. Welche Aufgaben haben die folgenden Mineralstoffe und in welchen Lebensmitteln kommen sie vor: Natrium, Kalium, Kalzium, Phosphor, Magnesium, Eisen?
4. Was fördert bzw. hemmt die Resorption von Kalzium?
5. Was fördert die Eisenresorption?

7 Wasser

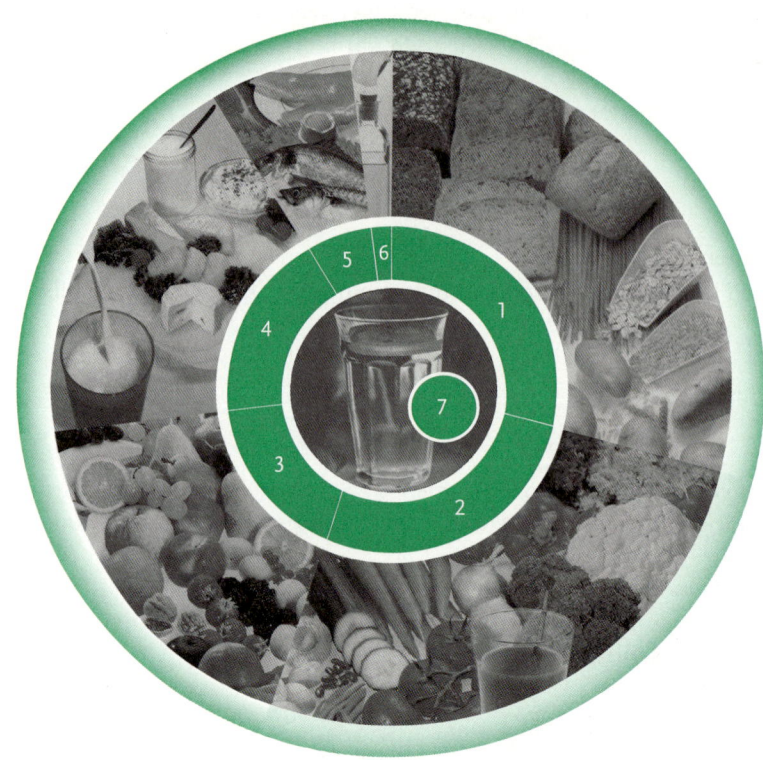

Finden Sie anhand des Ernährungskreises die wesentlichen Wasserlieferanten und kennzeichnen Sie diese.

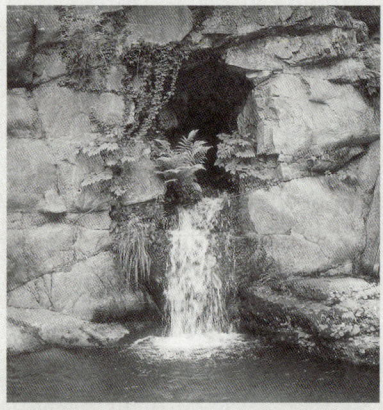

Ohne Wasser gibt es kein Leben.

Im lebenden Organismus ist Wasser der größte und wichtigste Bestandteil, obwohl es oftmals nicht als Nährstoff angesehen wird. Es gehört zu den energiefreien Nährstoffen.

7.1 Verteilung des Wassers im Körper

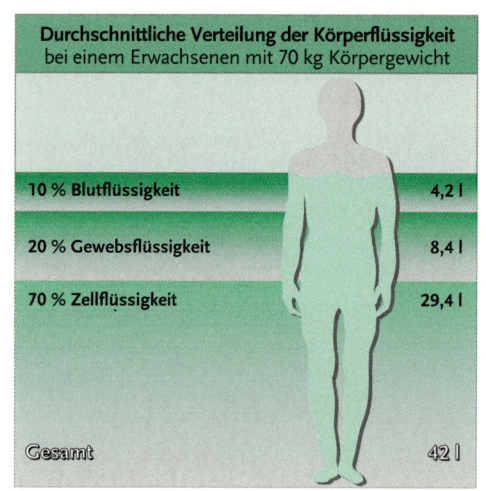

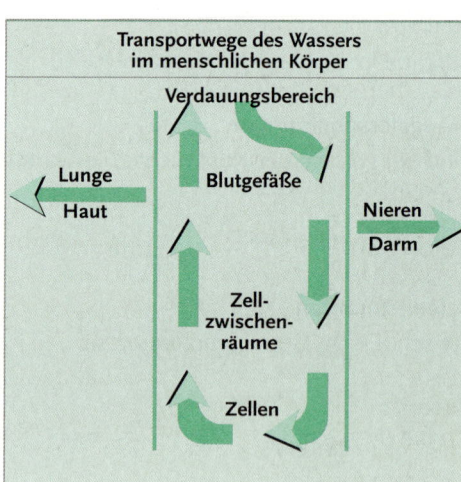

7.2 Aufgaben von Wasser

Baustoff

Erwachsene bestehen zu 55–70 %, Säuglinge zu 80 % aus Wasser. Der Wasseranteil hängt vom Anteil des Fettgewebes ab.

Lösungsmittel

Als Folge der Verdauung liegen die verwertbaren Nahrungsbestandteile gelöst vor. Nur so können sie durch die Darmwand ins Blut aufgenommen werden. Täglich werden ca. 10 l Verdauungssäfte in den Verdauungstrakt abgegeben und wieder ins Blut aufgenommen.

Transportmittel

Mit den Körperflüssigkeiten werden die Nähr- und Wirkstoffe sowie Sauerstoff zu den Zellen transportiert. Umgekehrt werden Stoffwechselendprodukte, Kohlenstoffdioxid und Harnstoff zu den Ausscheidungsorganen gebracht.

Wärmeregulator

Durch Verdunstung von Wasser wird Wärme verbraucht. Auf diese Weise wird die Körpertemperatur geregelt.

7.3 Wasserausscheidung

Mit dem Harn durch die Nieren

Eine Mindestharnmenge von 0,5 l/Tag ist notwendig, um die Stoffwechselendprodukte und überschüssige Mineralstoffe (besonders Natrium) auszuscheiden. Die Harnmenge ist abhängig von der Flüssigkeitszufuhr.

Mit dem Kot durch den Darm

Im Normalfall gering, bei Durchfall ist die Wassermenge im Stuhl jedoch stark erhöht.

Mit Ausdunstung und Schweiß durch die Haut

Abhängig von Temperatur und Luftfeuchtigkeit, steigt bei stärkerer Muskelarbeit an.

Mit der Atemluft als Wasserdampf durch die Lunge

Die Wassermenge steigt mit der Körpertemperatur (Fieber) und dem Atemvolumen und sinkt mit zunehmender Feuchtigkeit der eingeatmeten Luft.

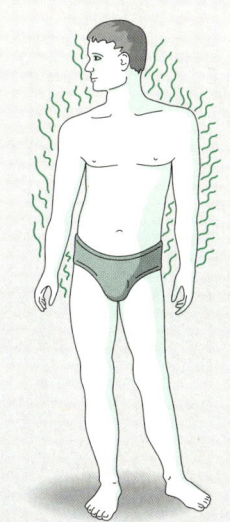

Verdunstung über die Haut (Schweiß) – das Kühlsystem unseres Körpers

7.4 Wasserbedarf

Hängt von der Wasserausscheidung des Körpers ab. Der gesunde Erwachsene sollte 2,5 l Wasser/Tag aufnehmen. Säuglinge haben einen höheren Bedarf aufgrund des gesteigerten Stoffwechsels und der geringeren Harnkonzentrationsfähigkeit der Niere.

Wasserzufuhr pro kg Körpergewicht	
Säuglinge	180–120 ml
1- bis 3-jährige Kinder	125–115 ml
4- bis 6-jährige Kinder	110–100 ml
7- bis 9-jährige Kinder	100–90 ml
10- bis 12-jährige Kinder	85–70 ml
13- bis 14-jährige Jugendliche	60–50 ml
15- bis 18-jährige Jugendliche	50–40 ml
Erwachsene	45–20 ml

Ein gesteigerter Flüssigkeitsbedarf ist bei starkem Schwitzen (bis zu 10 l pro Tag), hohem Salzgehalt der Nahrung, Durchfall und starkem Erbrechen, Fieber sowie in der Stillzeit gegeben.

Wassermangel

Auf Wassermangel reagiert der Körper bedeutend empfindlicher und schneller als auf Hungern. Unter Umständen kann man wochenlang ohne Nahrung, aber nur wenige Tage ohne Wasser auskommen.

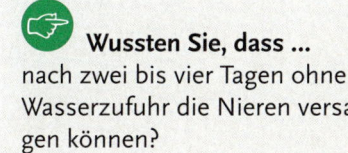

Wussten Sie, dass ... nach zwei bis vier Tagen ohne Wasserzufuhr die Nieren versagen können?

Wasserbilanz

Wasserbilanz eines Erwachsenen (Körpergewicht 70 kg) in 24 Stunden			
Einfuhr		Ausfuhr	
Getränke	ca. 1,5 l	Harn	ca. 1,7 l
Speisen	ca. 1,0 l	Haut	ca. 0,5 l
Oxidationswasser	ca. 0,3 l	Lunge	ca. 0,5 l
		Kot	ca. 0,1 l
Insgesamt	ca. 2,8 l	Insgesamt	ca. 2,8 l

7.5 Wassergehalt in Nahrungsmitteln

Wasser ist Bestandteil fast aller Lebensmittel.

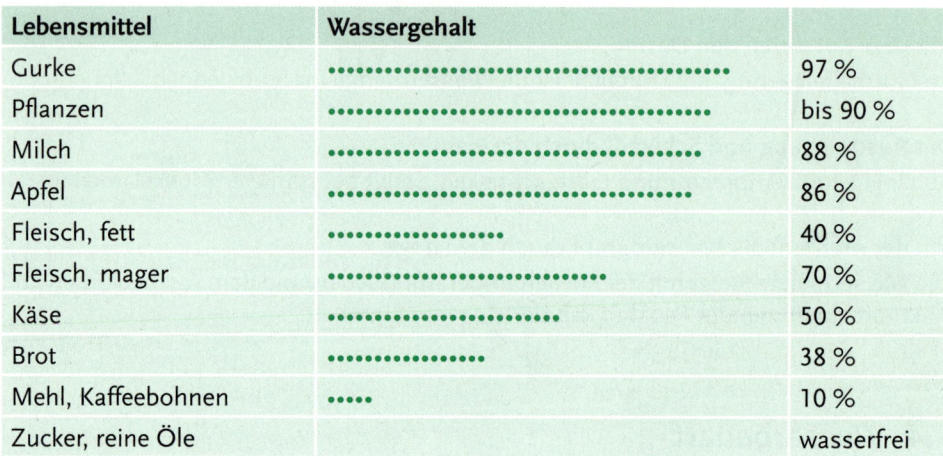

Lebensmittel	Wassergehalt	
Gurke	●●●●●●●●●●●●●●●●●●●●●●●●●●●●●●●●●●●	97 %
Pflanzen	●●●●●●●●●●●●●●●●●●●●●●●●●●●●●●●	bis 90 %
Milch	●●●●●●●●●●●●●●●●●●●●●●●●●●●●	88 %
Apfel	●●●●●●●●●●●●●●●●●●●●●●●●●●	86 %
Fleisch, fett	●●●●●●●●●●●●●	40 %
Fleisch, mager	●●●●●●●●●●●●●●●●●●●●	70 %
Käse	●●●●●●●●●●●●●●●●	50 %
Brot	●●●●●●●●●●●	38 %
Mehl, Kaffeebohnen	●●●●●	10 %
Zucker, reine Öle		wasserfrei

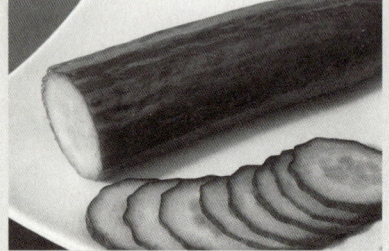

Gurken bestehen zum größten Teil aus Wasser.

Mindestens 1 1/2 l Trinkmenge – aber was?

- Trinkwasser
- Reichlich Mineralwasser oder schwach gesüßte Tees
- Verdünnte Obst- und Gemüsesäfte
- Kaffee und schwarzer Tee in Maßen
- Wenig Limonaden, Fruchtsaftgetränke, Fruchtnektare, Sirupe
- Alkohol ist ein Genussmittel – daher nur mäßiger Genuss!

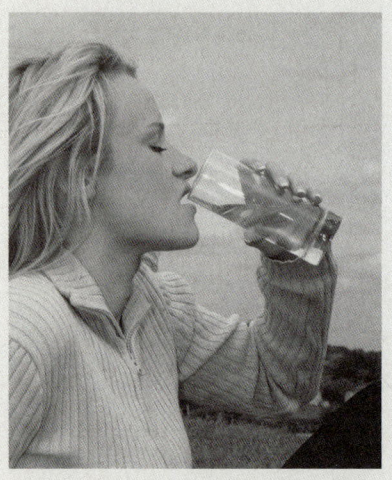

Wasser ist der beste Durstlöscher.

? Arbeitsaufgaben

1. Welche Aufgaben erfüllt Wasser im Körper?
2. Durch welche Organe scheiden wir Wasser aus?
3. Wovon hängt der Wasserbedarf ab und wann ist er erhöht?
4. Wie hoch ist der tägliche durchschnittliche Bedarf an Getränken und wie sollte dieser gedeckt werden?

Kostformen und Diätetik

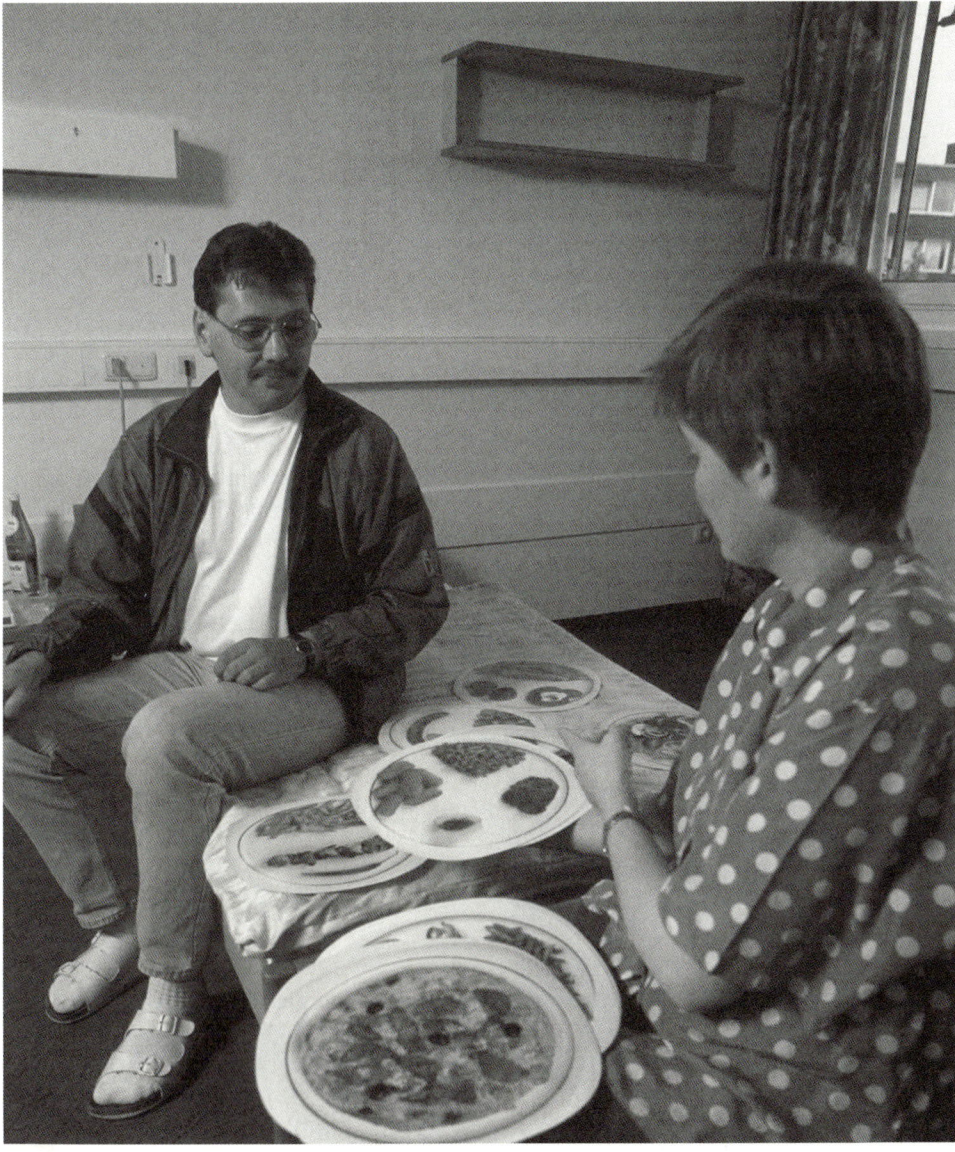

Diätetik ist die Lehre von der therapeutisch zweckmäßigen Ernährung.

Das **Rationalisierungsschema 2004** wurde vom Bundesverband Deutscher Ernährungs-mediziner e.V. und anderen wissenschaftlichen Ernährungsinstitutionen erstellt. Es dient allen im ernährungsmedizinischen Bereich tätigen Personen als Orientierungsgrundlage für die Anwendung der Vollkost, der Leichten Vollkost und für Kostformen zur Therapie diverser Erkrankungen. Ausgehend von diesem Schema soll ein Diätkatalog an die Be-dürfnisse der jeweiligen Institution angepasst werden.

 Das Wort Diät stammt vom griechischen „Diaita" und bedeutet Ordnung, Lebensweise. Gemeint ist damit die Ordnung in der gesamten Lebensführung, im Speziellen die richtige Ernäh-rung.

⊙ Unsere Ziele

Nach Bearbeitung dieses Kapitels werden Sie

- die einzelnen Kostformen nennen und kurz beschreiben können;
- die Richtlinien zur Beurteilung des Ernährungszustandes eines Patienten ken-nen;
- wissen, welche Arten der enteralen Ernährungstherapie es gibt, und ihre Ein-satzmöglichkeiten kennen.

1 Vollkost

DGE = Deutsche Gesellschaft für Ernährung.

Definition laut DGE: „Eine Vollkost ist eine Kost, die
1. den Bedarf an essenziellen Nährstoffen deckt,
2. in ihrem Energiegehalt den Energiebedarf berücksichtigt,
3. präventiv medizinische Erkenntnisse der Ernährungsforschung berücksichtigt,
4. in ihrer Zusammensetzung den üblichen Ernährungsgewohnheiten angepasst ist, soweit die Punkte 1 bis 3 tangiert werden."

Die Vollkost sollte sich an den DGE-Empfehlungen orientieren:
■ Maximal zwei- bis dreimal pro Woche eine Fleisch- oder Wurstmahlzeit.
■ Ein- bis zweimal pro Woche eine Seefischmahlzeit zur Erhöhung der Omega-3-Fettsäuren (siehe S. 27).
■ Ansonsten vegetarische Kost bevorzugen.
■ Auch die Regel „Nimm fünf am Tag" (siehe „Die zehn Regeln der Deutschen Gesellschaft für Ernährung, S. 17) sollte gewährleistet sein.

Bei der Definition der Vollkost wurde neben der präventiven Ausrichtung auch ein therapeutischer Aspekt mitberücksichtigt. Bei Einhaltung dieser Richtlinien ist es nicht mehr notwendig, eine eigene Kostform für die Ernährungstherapie bei Diabetes, arterieller Hypertonie, Ödemen, Dyslipoproteinämien und Hyperurikämie aufzustellen.

Hypertonie = Bluthochdruck.

Dyslipoproteinämien = gestörtes Verhältnis der Lipoproteinfraktionen im Blutserum, besonders das Missverhältnis von HDL zu LDL.

Hyperurikämie = Harnsäureerhöhung.

1.1 Energie-Nährstoff-Empfehlungen

Energie: 2.000 kcal.

Eiweiß: 15 Energie-%.

Kohlenhydrate: 55 Energie-%.
■ Ballaststoffgehalt > 30 g/Tag.
■ Komplexe Kohlenhydrate bevorzugen.

> ≥ 50% KH
> 30-
> < 35% fett
> Rest Eiweiß

Fett: 30 Energie-%.
■ Die Fettmenge sollte moderat sein (bis maximal 35 Energie-% bei regelmäßiger körperlicher Aktivität).
■ Das Verhältnis der Fettsäuren sollte folgendermaßen aussehen:
  – < 10 % gesättigte Fettsäuren,
  – 10–15 % einfach ungesättigte Fettsäuren,
  – 7–10 % mehrfach ungesättigte Fettsäuren.
■ Das optimale Verhältnis von Omega-6-Fettsäure zu Omega-3-Fettsäure beträgt 5 : 1.
■ Reichlicher Einsatz von Ölen mit Omega-3-Fettäure (Raps-, Lein-, Soja-, Walnussöl).
■ Ein- bis zweimal pro Woche Seefisch.
■ **Cholesterin:** < 300 mg pro Tag.

Mineralstoffe (Ca, Mg) und **Vitamine** ausreichend.

1.2 Alkohol

■ Regelmäßiger Alkoholkonsum bedeutet ein Risiko für die Gesundheit, insbesondere für die Leber und weitere Organe.
■ Die gesundheitlich verträgliche Menge, bei der die möglichen positiven Effekte die negativen noch überwiegen, lässt sich mit 20 g/Tag für einen gesunden Mann und mit 10 g/Tag für eine gesunde Frau angeben.
■ Alkohol wirkt protektiv durch einen Anstieg des HDL-Cholesterins im Blut, durch verminderte Blutplättchenaggregation, eine Senkung des Fibrinogens und eine gesteigerte Fibrinolyse.
■ Dennoch gilt Alkohol in der Krankenhausernährung als kontraindiziert.

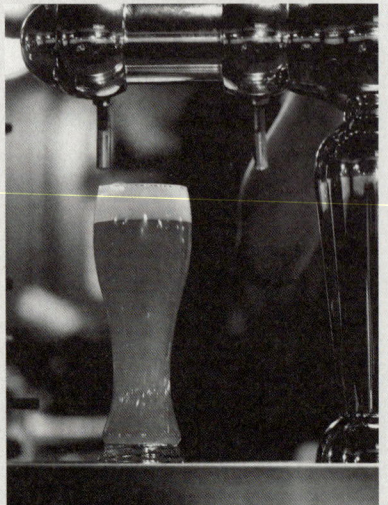

2 Leichte Vollkost (LVK)

Die Leichte Vollkost entspricht in ihrer Nährstoffrelation und Zusammensetzung der Vollkost. Es handelt sich um eine allgemeine Schonkost oder gastroenterologische Basisdiät. Sie ist eine vollwertige, fettarme, leicht verdauliche, blähungsarme, mild gewürzte Kost. Die Leichte Vollkost unterscheidet sich von der Vollkost nur durch Nichtverwendung von Lebensmitteln und Speisen sowie Zubereitungsarten, die bei mehr als fünf Prozent der Patienten Unverträglichkeiten auslösen.

Gastroenterologie = Wissenschaft von den Krankheiten des Magens und Darms.

2.1 Häufigkeit von Nahrungsmittelintoleranzen

Nahrungsmittelintoleranzen					
1	Hülsenfrüchte	30,1 %	15	Bohnenkaffee	12,5 %
2	Gurkensalat	28,6 %	16	Majonäse	11,8 %
3	Frittierte Speisen	22,4 %	17	Kartoffelsalat	11,4 %
4	Weißkraut, Rotkraut	20,2 %	18	Geräuchertes	10,7 %
5			19	Speisen, heiß, kalt, sauer, scharf, salzig	7,7 %
6			20	Süßigkeiten	7,7 %
7			21	Weißwein	7,6 %
8			22	Steinobst, roh	7,3 %
9			23	Nüsse	7,1 %
10			24	Schlagobers	6,8 %
11	Wirsing (Kohl)		25	Pilze (außer Champignons)	6,1 %
12	Pommes frites	15,3 %	26	Lauch	5,9 %
13	Eier, hart gekocht	14,7 %	27	Birnen	5,6 %
14	Brot, frisch	13,6 %	28	Vollkornbrot	4,8 %

[handschriftliche Notiz: Woher kommt das?]

2.2 Anforderungen an die Leichte Vollkost

- Die zehn Regeln der DGE (siehe S. 17) beachten.
- Leicht verdauliche und nicht blähende Speisen bevorzugen.
- Vollwertig, bezogen auf Nährstoffe, Wirkstoffe und Energie.
- Fette mit hohem Anteil an ungesättigten Fettsäuren und leicht verdauliche Fette (Butter) verwenden.
- Schmackhaft, aber mild würzen und Kräuter (Geschmack und Optik) verwenden.
- Entsprechende Zubereitung.
- Speisen und Getränke sollen nicht zu heiß und nicht zu kalt sein.
- Langsam essen und gut kauen, damit der Bissen eingespeichelt und angewärmt wird.
- Leichter Kaffee, wenig oder kein Alkohol und Getränke mit wenig Kohlensäure.
- Individuelle Unverträglichkeiten berücksichtigen.

Hinweise zur Zubereitung von Speisen
- Speisen frisch und fettarm herstellen.
- Fettarme Kochtechniken: Dünsten, Kochen, Dämpfen, Garen in Folie und im Römertopf.
- Fette nicht stark erhitzen (keine starken Röstprodukte).
- Speisen müssen durchgegart sein.

2.3 Indikation

Die vielen Schonkostformen für den Magen-Darm-Trakt sind in der Leichten Vollkost zusammengefasst.

Anwendung der Leichten Vollkost (bei Bedarf mit Änderungen)	
Magen	Ulcus ventriculi und duodeni, chronische Gastritis, Magenresektion
Leber	Akute und chronische Hepatitis, Leberzirrhose
Galle	Erkrankungen der Gallenwege
Bauchspeicheldrüse	Chronische Pankreatitis
Darm	Chronische Darmerkrankungen (nicht in der Akutphase)
Postoperativ	Im Magen-Darm-Trakt im Anschluss an den Kostaufbau
Empfehlenswert	Bei lang andauernden fieberhaften Erkrankungen, bei langer Liegedauer und bei unspezifischer Nahrungsmittelintoleranz

Ulcus ventriculi = Magengeschwür.

Ulcus duodeni = Zwölffingerdarmgeschwür.

Resektion = operative Entfernung krankhafter oder defekter Teile eines Organs oder Körperteils.

Pankreatitis = Entzündung der Bauchspeicheldrüse.

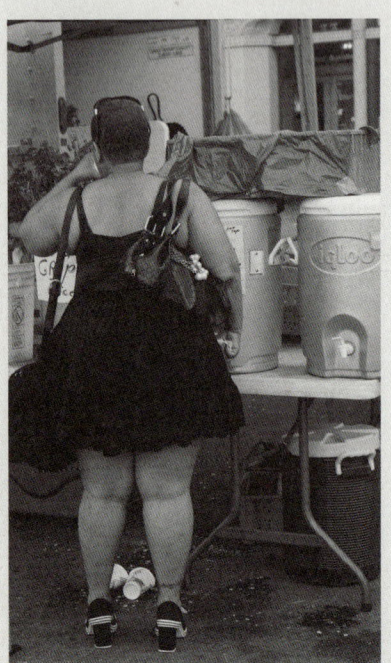

Nephropathie = allgemeiner Ausdruck für Nierenerkrankungen.

3 Energiedefinierte Kostformen

Energie: Reduzierung auf 1.200–1.500 kcal/Tag (Achtung: bei weniger als 1.000 kcal keine ausreichende Deckung des Bedarfs an bestimmten Nährstoffen).

Eiweiß: 15–20 Energie-%; davon > 50 g biologisch hochwertiges Eiweiß.

Kohlenhydrate: 50–55 Energie-%; bevorzugt ballaststoff- und wasserreiche Lebensmittel.

Fett: 25–30 Energie-%; davon 4,5 g Linolsäure.

Lebensmittel mit hoher Energiedichte einschränken.

Energiefreie Flüssigkeit: mindestens zwei Liter, besser drei Liter pro Tag.

Diese Kostform kann nur erfolgreich sein, wenn die betroffene Person bereit ist, langfristig den Lebensstil umzustellen, dh Verhaltensmodifikation + Veränderung der Ernährungsgewohnheiten + Steigerung der körperlichen Aktivität.

3.1 Besonderheiten in der Ernährung bei Diabetes mellitus

Die Basiskost unterscheidet sich in ihrer Zusammensetzung nicht von der Vollkost (siehe S. 58) und erfüllt die Bedingungen der Ernährungstherapie bei Diabetes mellitus Typ 2 (siehe S. 101).

Zusätzlich angezeigte Maßnahmen:
- Gewichtsreduktion bei Übergewicht; Ziel BMI < 25.
- Mäßiger Verzehr von Saccharose, aber in Form von festen Lebensmitteln („verpackte Form") und nicht in Getränken.
- Bei Nephropathie sollte die Eiweißzufuhr bei 0,6–0,8 g/kg Körpergewicht liegen.
- Alkohol nur zu einer Kohlenhydratmahlzeit (um eine Hypogefahr zu vermeiden).

Therapie nur mit Diät und Änderung des Lebensstils

Es reichen die Basisdiät und die vorher genannten zusätzlichen Maßnahmen.

Therapie mit Medikamenten

Bei Einnahme von hypoglykämisierenden Substanzen (Sulfonylharnstoffe, Insulin) sind die blutzuckersenkende Wirkung und die blutzuckererhöhenden Mahlzeiten zeitlich und mengenmäßig aufeinander abzustimmen.

Bei **konventioneller Insulintherapie** ist ein fixes Mahlzeitenschema dringend erforderlich, bei dem die Kohlenhydratmenge auf die Insulindosis abgestimmt ist.

Bei **intensivierter Insulintherapie** (ICT) kann der Betroffene die Lebensmittel und deren Menge frei wählen und ist auch zeitlich nicht gebunden. Die Energiezufuhr richtet sich nach dem individuellen Bedarf. Auch für diese Diabetiker ist die vorher definierte Vollkost die Basis.

Energiefreie Süßstoffe können in Getränken verwendet werden. Fruktose und andere kalorienhältige Zuckeraustauschstoffe haben gegenüber der Saccharose keine entscheidenden Vorteile.

Viele Lebensmittel, die als „geeignet für Diabetiker" deklariert sind, haben einen hohen Fettgehalt und damit verbunden einen hohen Energiegehalt und sind deshalb nicht zu empfehlen.

3.2 Besonderheiten in der Ernährung bei Dyslipoproteinämien

Die Basiskost unterscheidet sich in ihrer Zusammensetzung nicht von der Vollkost (siehe S. 58) und erfüllt die Bedingungen für die Ernährungstherapie bei Dyslipoproteinämien.

Für Personen mit Hypertriglyceridämie, bei denen in 60–80 % eine Glukoseintoleranz vorliegt, gelten zusätzlich folgende Empfehlungen:
- Gewichtsreduktion bei Übergewicht; Ziel BMI < 25.
- Rasch resorbierbare Mono- bzw. Disaccharide, insbesondere Fruktose meiden.
- Weitgehend Alkohol vermeiden.

3.3 Besonderheiten in der Ernährung bei Hyperurikämie

Die Basiskost unterscheidet sich in ihrer Zusammensetzung nicht von der Vollkost und erfüllt die Bedingungen der Ernährungstherapie bei Hyperurikämie und Gicht (siehe S. 109 f.).

Weitere empfehlenswerte Maßnahmen:
- Gewichtsreduktion bei Übergewicht; Ziel BMI < 25, jedoch keine Fastenkuren.
- Maßvolle Portionsgrößen von Fleisch oder Fleischwaren oder Fisch (ca. 150 g).
- Innereien und die Haut tierischer Lebensmittel meiden.
- Bestimmte Gemüse (zB Hülsenfrüchte) sind relativ purinreich – deshalb nur anstelle von Fleisch einsetzen.
- Purinarme bzw. purinfreie Eiweißquellen wie Milch, magere Milchprodukte und Eier (max. 3 Stück/Woche) bevorzugen.
- Kochen ist günstiger als braten.
- Mindestens 2 l Flüssigkeit pro Tag.
- Übermäßigen Alkoholkonsum vermeiden.
- Die beste Vorbeugung ist das Vermeiden von Exzessen, üppigen Festmahlen und extremen Fastenkuren.

3.4 Besonderheiten in der Ernährung bei Bluthochdruck und Ödemen

Die Basiskost unterscheidet sich in ihrer Zusammensetzung nicht von der Vollkost (siehe S. 58) und erfüllt die Bedingungen der Ernährungstherapie bei arterieller Hypertonie und Ödemen.

Weitere empfehlenswerte Maßnahmen:
- Gewichtsreduktion bei Übergewicht; Ziel BMI < 25.
- Frische, wenig verarbeitete Lebensmittel bevorzugen – diese sind natriumarm.
- Kein Nachsalzen bei Tisch; salzhältige Fertiggerichte, gepökelte Fleischwaren und Räucherwaren meiden.
- Bei normaler Kaliumzufuhr (2.000–4.000 mg/Tag) und ohne Hinweis auf einen Mangel (Thiazidbehandlung) ist keine zusätzliche Supplementation erforderlich.
- Weitestgehend Alkohol vermeiden.

Zwischenmahlzeiten sind nur bei Sulfonylharnstoffen und konventioneller Insulintherapie notwendig.

Alkohol hemmt die Harnsäureausscheidung und steigert die hepatische Harnsäurebildung. Ausschlaggebend ist der Alkoholgehalt. Bier, insbesondere Weizenbier und alkoholfreies Bier, enthält zusätzlich Purine. Maximale Menge: ein alkoholisches Getränk zu einer Mahlzeit.

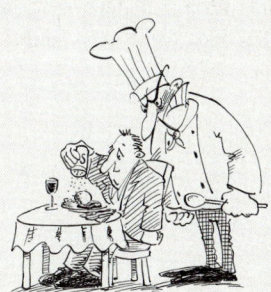

Eine Schmähung für den Koch einerseits, eine schlechte Angewohnheit andererseits: der Griff zum Salzstreuer, bevor man noch gekostet hat.

4 Proteindefinierte Kostformen

Die Ziele dieser Kostformen sind die Prävention oder die Therapie urämischer Symptome, das Verzögern des Fortschreitens akuter oder chronischer Niereninsuffizienzen sowie die Therapie chronischer Lebererkrankungen.

Bei diesen Kostformen sind mehrere Energiestufen, die Anpassung an Diabeteskost und die Kombination mit kaliumarmer Kost möglich.

4.1 Niere

Die Eiweißzufuhr hängt vom jeweiligen Grad der Nierenfunktionsstörung ab.

Wichtig:
- Ausreichender Gehalt an essenziellen Aminosäuren.
- Ausreichende Energiebedarfsdeckung.
- Sicherstellen der Versorgung mit wasserlöslichen Vitaminen, Kalzium, Eisen und anderen Mikronährstoffen durch gezielte Substitution.

Personen, die zwei- bis dreimal pro Woche hämodialysiert werden:
- **Eiweiß:** 1–1,2 g/kg Körpergewicht.
- **Natrium:** eine der Vollkost entsprechende Zufuhr (siehe S. 58) – in Ausnahmefällen Reduktion auf 1,2 g Na/Tag.
- **Phosphat:** < 800 mg.
- **Kalium:** 1,6 g/Tag.
- **Trinkmenge:** Restdiurese + 500 ml/Tag (Flüssigkeitsgehalt von Obst und Gemüse ist anzurechnen).
- Sicherstellen der Versorgung mit **wasserlöslichen Vitaminen** und anderen **Mikronährstoffen** durch gezielte Substitution.

Bei chronischer Peritonealdialyse:
- **Eiweißzufuhr:** 1,2–1,5 g/Tag.
- **Phosphat:** < 800 mg.
- **Flüssigkeit:** Restharn + 800 ml.
- Sicherstellen der Versorgung mit **wasserlöslichen Vitaminen** und anderen **Mikronährstoffen** durch gezielte Substitution.

4.2 Leber

Kennzeichen einer fortgeschrittenen chronischen Lebererkrankung sind
- ein unökonomischer Stoffwechsel mit erhöhtem Energieverbrauch,
- ein gesteigerter Eiweißstoffwechsel und
- eine vermehrte Fettverbrennung bei eingeschränkter hepatischer Glukoseproduktion und reduziertem peripherem Glukoseverbrauch (Insulinresistenz).

Ziele der Ernährungstherapie

- Prophylaxe und Behandlung der Protein-Kalorien-Malnutrition durch ausreichende Versorgung mit Energie und Eiweiß.
- Bei proteinintoleranten Patienten Eiweißreduktion für maximal zwei Tage auf 0,5 g/kg Körpergewicht, Supplementierung mit verzweigtkettigen Aminosäuren (VKAS).
- Keine Kohlenhydrat- und Fetteinschränkung (außer Cholestase).
- Normale Nährwertrelation (wie bei Vollkost, siehe S. 58).
- Häufige Nahrungsaufnahme und kohlenhydratreiche Spätmahlzeit.
- Stuhlregulation durch wasserlösliche Ballaststoffe und Laktulose (PSE-Prophylaxe).
- Bei Aszites Na-Restriktion (1.200 mg/Tag) und nur bei Vorliegen einer Verdünnungshyponatriämie eine zusätzliche Flüssigkeitsrestriktion (750–1.000 ml/Tag).

Urämie = Harnvergiftung des Organismus, wenn die mit dem Harn auszuscheidenden Stoffwechselschlacken, wie zB bei Nierenversagen, zurückgehalten werden.

Der Phosphatgehalt korreliert immer eng mit der Proteinzufuhr. Ist eine Beschränkung notwendig, müssen phosphatarme Lebensmittel verwendet werden. Eine weitere Möglichkeit ist der Einsatz von Phosphatbindern; dabei ist es wichtig, dass diese einerseits zusammen mit der phosphathältigen Mahlzeit und andererseits weitere Medikamente nicht zur gleichen Zeit eingenommen werden.

PSE = Portosystemische Enzephalopathie; meist reversible Komplikation der Leberzirrhose infolge einer Retention beispielsweise von Ammoniak im Blut.

Bei der eiweißreduzierten Kost ist der Bedarf an einigen Nährstoffen nicht gedeckt, besonders Kalzium, Eisen und wasserlösliche Vitamine müssen substituiert werden. Bei Leberpatienten mit Komplikationen (Aszites, Mangelernährung, Enzephalopathie) wird die Supplementierung von Vitaminen und Spurenelementen empfohlen.
Grundsätzlich ist die orale Versorgung der parenteralen vorzuziehen (parenterale Ernährung nur, wenn eine enterale nicht möglich oder praktikabel ist).

Enzephalopathie = Überbegriff für hirnorganische Schädigungen. Darunter fallen sowohl toxisch bedingte als auch gefäßbedingte sowie alle anderen organischen Schädigungen.

Rationalisierungsschema für eiweißdefinierte Kostformen		
Indikation	**Kcal/kg KG/Tag**	**Eiweiß/kg Körpergewicht/ Tag**
Niereninsuffizienz	25–35	0,6–0,8 g
Nephrotisches Syndrom	25–35	0,8–1 g
Hämodialyse	25–35	1,0–1,2 g
Peritonealdialyse	25–35	1,2–1,5 g
Fettleber	25	1,2 g
Alkoholhepatitis	30–40	1,2–1,5 g
Kompensierte Zirrhose	25–35	1,0–1,2 g
Komplikationen Malnutrition	35	1,5 g
Enzephalopathie I–II	25–35	1,2 g
Enzephalopathie III–IV	25–35	initial 0,5 g, dann 1,0–1,2 g

Nephrotisches Syndrom = Sammelbegriff für mehrere Symptome, die bei verschiedenen Erkrankungen des Glomerulus (Nierenkörperchens) auftreten. Es ist gekennzeichnet durch Proteinurie mit einem Proteinverlust von über 3,5 g am Tag, Ödeme, Hypalbuminämie und Hyperlipoproteinämie.

5 Sonderdiäten

Unter den Sonderdiäten sind gastroenterologische Diäten, Diäten bei speziellen Systemerkrankungen, seltene Diäten und diagnostische Diäten zusammengefasst.

5.1 Gastroenterologische Diäten

Die früher verordneten unterschiedlichen Varianten der Schonkost sind heute überholt. Bei der Mehrzahl der gastroenterologischen Erkrankungen wird heute mit Leichter Vollkost ernährt. In spezifischen Fällen können keine allgemein gültigen Richtlinien formuliert werden. Hier muss aufgrund der teilweise komplexen Umstellung eine qualifizierte Ernährungsberatung stattfinden.

Malassimilation = gestörte Verdauung und/oder Aufnahme.

Exokrine Pankreasinsuffizienz = ungenügende Ausscheidung von Verdauungsenzymen durch die Bauchspeicheldrüse.

Definition/Maßnahme	Indikationsbeispiele
Diät bei Malassimilation	Exokrine Pankreasinsuffizienz, Gastrektomie, Kurzdarmsyndrom (siehe S. 82 f.), chologene Diarrhö
Kostaufbau bei gastroenterologischen Erkrankungen	Akute Pankreatitis, Post-OP …
Glutenfrei	Gluteninduzierte Enteropathie (Dauerbehandlung)
Ballaststoffreich	Obstipation, Kolondivertikulose
Ballaststoffreduziert	Stenosen im Intestinaltrakt
Zuckerreduziert, mehrere kleine Mahlzeiten	Dumping-Syndrom
Laktosefrei bzw. laktosereduziert	Milchzuckerunverträglichkeit

Gastrektomie = operative Entfernung des ganzen Magens.

Gluteninduzierte Enteropathie (Zöliakie) = Erkrankung der Dünndarmschleimhaut aufgrund einer Unverträglichkeit des in vielen Getreidearten vorkommenden Kleberproteins Gluten; siehe auch S. 79 f.

Kolondivertikulose = sackförmige Ausstülpungen der Dickdarmwand.

Definition/Maßnahme	Indikationsbeispiele
Weitgehender Ersatz von LCT durch MCT	Intestinales Eiweißverlustsyndrom, Lymphabflussstörungen
Nährstoffdefinierte Formeldiäten	Chronisch entzündliche Darmerkrankungen
Konsistenzdefinierte Kostformen	Kau- und Schluckstörungen, zum Teil bei Chemo- und Strahlentherapie, bei Gebissproblemen

5.2 Diäten bei speziellen Systemerkrankungen

Dieses Unterkapitel enthält wichtige Erkenntnisse für die Behandlung von Gelenksrheuma, multipler Sklerose und Epilepsie.

5.3 Seltene Diätformen

Diese Diätformen haben zB einen definierten Gehalt an Aminosäuren (PKU, Homozysteinurie ...) oder sind galaktosefrei, fruktosereduziert, sorbitfrei, keimreduziert, eisenarm, kupferarm, kalziumarm, histaminarm etc.

5.4 Diagnostische Diätformen

Beispiele dafür sind Allergensuchdiäten, eine kalziumarme Diät zur Kalziumbilanzanalyse oder eine kollagenfreie Diät.

6 Ergänzungen zu den Sonderdiäten

6.1 Prä-/Peri-/Postoperative Ernährung

Präoperative Ernährung

Patienten sollten nur operiert werden, wenn sie in einem guten Ernährungszustand sind. Ist dies nicht der Fall, sind Mängel vorher durch eine kalorien- und eiweißreiche Kost auszugleichen.

Ursachen für einen schlechten präoperativen Ernährungszustand:
- Verminderte Nahrungsaufnahme wegen Inappetenz.
- Schmerzen oder Passagehindernisse im Intestinaltrakt.
- Unzureichende Nährstoffausnutzung (Morbus Crohn, chronische Pankreatitis ...).
- Vermehrter intestinaler Protein- und Elektrolytverlust bei Colitis ulcerosa oder zerfallenden Karzinomen.
- Häufige Nüchternphasen zur Diagnosestellung.

Ziele der präoperativen Ernährung:
- Aufrechterhaltung eines guten Ernährungszustandes.
- Vermeidung von Hungerstoffwechsel/Insulinresistenz.
- Verbesserung einer Malnutrition.
- Verbesserung der Immunkompetenz des Patienten.
- Steigerung der Lebensqualität.

Postoperative Komplikationen wie Anastomoseninsuffizienz und verzögerte Wundheilung sind umso höher, je ungenügender die Deckung des Proteinbedarfs ist. Die Dosierung von Nährstoffen nach Traumen und operativen Eingriffen hängt von der Stoffwechsellage des Patienten ab (kurzfristig hypokalorische Ernährung besser als hyperkalorische ⇨ verhindert Refeeding-Syndrom).

Colitis ulcerosa = chronische Dickdarmentzündung.

Refeeding-Syndrom = lebensbedrohlicher Zustand, der bei mangelernährten Patienten nach Wiederbeginn einer adäquaten Nährstoffzufuhr entstehen kann. Das Refeeding-Syndrom wird dabei sowohl durch einen oralen Kostaufbau als auch durch eine enterale oder parenterale Nährstoffzufuhr ausgelöst.

Muskelverlust führt zur Schwächung der Skelett-, Interkostal- und Zwerchfellmuskulatur und erschwert die Atemfunktion und Mobilisierung des Patienten.

Fehlende Nahrungszufuhr muss durch enterale Trink- und Sondennahrung bzw. parenterale Ernährung ausgeglichen werden.

Immunonutrition
Ernährung mit immunmodulierenden Substraten (enteral/parenteral):
- Aminosäuren (Glutamin, Arginin)
- Omega-3-Fettsäuren
- Ribonukleotide
- Spurenelemente (Zink, Selen)

Richtlinien zur Beurteilung des Ernährungszustandes	
Gut ernährt	**Hochgradig mangelernährt**
Kein Abbau von Muskulatur	Verlust von Muskelmasse
Kein oder nur ein minimaler Verlust von subkutanem Fettgewebe	Hochgradiger Verlust von subkutanem Fettgewebe
Nahrungsaufnahme ausreichend	Unzureichende Nahrungsaufnahme länger als fünf Wochen
Ungewollte Gewichtsabnahme unter 2 % in den letzten drei Monaten	Ungewollter Gewichtsverlust von mehr als 10 % in den letzten drei Monaten

Erhebung des Ernährungsstatus des Patienten

AKE-Screening für Mangelernährungsrisiko (AKE = Arbeitsgemeinschaft für klinische Ernährung)

A

IA   Ungewollter Gewichtsverlust während der letzten 3 Monate?   Gewicht vor 3 Monaten: .... kg
0 = keiner   Aktuelles Gewicht: siehe oben
1 = Patient weiß es nicht
2 = Verlust von 5 bis 10 % des Ausgangsgewichts oder größerer Gewichtsverlust liegt länger als 3 Monate oder bis zu 1 Jahr zurück
3 = mehr als 10 % des Ausgangsgewichts   Punkte

IIA   Body-Mass-Index (BMI; in kg/m^2)
Für Patienten unter 75 Jahren: Für Patienten ab 75 Jahren:
0 = BMI < 20   0 = BMI < 22
1 = BMI 18–20   1 = BMI 20–22
3 = BMI >18   3 = BMI > 20   Punkte

IIIA   Kam es in den letzten Monaten aufgrund von Appetitverlust, Kau-/Schluckbeschwerden oder Übelkeit zu einem Rückgang der Nahrungsaufnahme?
0 = kein Rückgang der Nahrungsaufnahme
1 = mäßiger Rückgang der Nahrungsaufnahme
2 = erheblicher Rückgang der Nahrungsaufnahme   Punkte
                                                                        Summe A

Ergebnis A: 0–2: normal, zurzeit kein Risiko   > 2: mögliche Mangelernährung → weitere Abklärung notwendig ↓ B

B

IB   Grunderkrankung bzw. voraussichtliche Nahrungskarenz (Energiezufuhr von weniger als 500 kcal/Tag)
0 = nicht akute, chronische Erkrankungen ohne Beteiligung des Gastrointestinaltraktes und der inneren Organe
1 = entzündliche Darmerkrankungen, andere gastrointestinale Erkrankungen, stabile maligne Erkrankungen, COPD, Schlaganfall, Nierenversagen, Herzinsuffizienz bzw. Nahrungskarenz von bis zu 3 Tagen
2 = progressive maligne Erkrankungen, schwere Dyphagie oder Pankreatitis bzw. Nahrungskarenz von über 4 oder mehr Tagen
                                                                        Punkte

IIB   Zusätzliche Stressfaktoren?
0 = infektionsfrei, keine Dekubitalulcera, leichter chirurgischer Eingriff
1 = Chemo-/Radiotherapie, mittelgradige oder leichte Infektion, Wundheilungsstörung, Dekubitalulcera (Stadium 1–3), mittelschwerer chirurgischer Eingriff
2 = schwere Infektion/Sepsis, ausgeprägte Dekubitalulcera (Stadium 4), schwerer chirurgischer Eingriff
                                                                        Punkte
                                                                        Summe B

Ergebnis Summe A + B: 3–5: mögliche Mangelernährung, Kontrolle des Ernährungszustandes in 1 Woche
                          ≥ 6: Mangelernährung → Indikation zu einer adäquaten Ernährungstherapie

Präoperative Nahrungskarenz

Wegen der Aspirationsgefahr waren bis vor kurzem Nüchternphasen von vier bis sechs Stunden üblich. Mittlerweile sind bei elektiven Eingriffen ein leichtes Frühstück (Weißbrot + Gelee + Tee) sechs Stunden vor dem Eingriff und definierte klare Flüssigkeiten bis zwei Stunden vor der Operation nach Absprache mit dem Operateur und der Anästhesie möglich.

Vorteile: verringertes Durstgefühl, weniger Mundtrockenheit, weniger Hunger, die Kohlenhydratspeicher werden geschont, präoperative Angstgefühle werden vermindert.

Postoperative Ernährung

Oraler Kostaufbau je nach Anordnung des Arztes – lange Karenzzeiten nach Operationen werden diskutiert.

Aspiration = Eindringen von Flüssigkeiten und festen Stoffen in die Luftröhre oder Lunge.

Klare Flüssigkeiten = Tee mit Zucker, Kaffee ohne Milch/Obers, Mineralwasser, Apfelsaft (eventuell fruchtfleischloser Orangensaft), kohlenhydratreiche Trinknahrung.

6.2 Allgemeiner Kostaufbau – Kurzfassung

- Tee.
- Fettarme Suppe.
- Gastroenterologische Breikost.
- Leichte Vollkost.

6.3 Fast Track Surgery (multimodale Rehabilitation)

Im Rahmen der Fast Track Surgery wird versucht, so rasch wie möglich die gewohnten Lebensumstände des Patienten wiederherzustellen. Dabei werden traditionelle Maßnahmen überdacht und zunehmend in Frage gestellt. Untersuchungen haben gezeigt, dass pathophysiologische Veränderungen im Rahmen des operativen Traumas (postoperative Insulinresistenz, körperliche Abgeschlagenheit und Müdigkeit sowie Erschlaffung des Darmes) durch Maßnahmen im Rahmen der Fast Track Chirurgie positiv beeinflusst werden können.

Ileus = Darmverschluss.

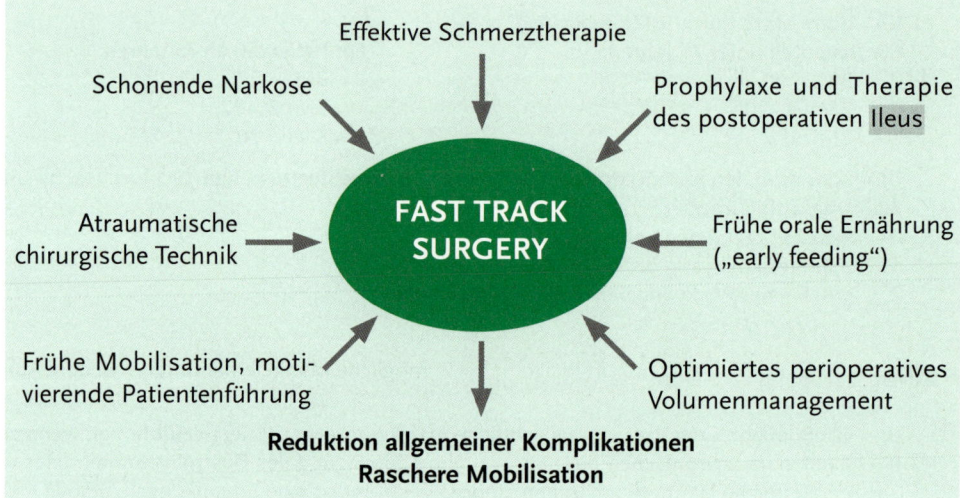

6.4 Early Feeding

Early-Feeding-Schema an der chirurgischen Abteilung des Landeskrankenhauses St. Pölten			
	Parenteral	**Enteral**	**Flussrate**
OP-Tag	Flüssigkeit + Elektrolyte 1.000 ml 5 % Glukose	ab 18 Uhr 60 ml NDD	10 ml/Std.
OP 1	Flüssigkeit + Elektrolyte 1.000 ml 5 % Glukose 500 ml 10 % As	250 ml NDD	20 ml/Std.
OP 2	Flüssigkeit + Elektrolyte 1.000 ml 5 % Glukose	500 ml NDD	40 ml/Std.
OP 3	Flüssigkeit + Elektrolyte 1.000 ml 5 % Glukose	750 ml NDD	60 ml/Std.
OP 4		1.000 ml NDD	80 ml/Std.
OP 5		Chirurgischer Aufbau I 400 ml Supplement	
OP 6		Chirurgischer Aufbau II	
OP 9		Jeweilige Kost	

6.5 Beispiele für prä- und postoperative Ernährung

Totale Gastrektomie mit Ersatzmagen

Präoperativ

■ Bei Kachexie zusätzlich über mehrere Tage immunstimulierende oder hochkalorische Zusatznahrung (Ziel ist ein guter Ernährungszustand).

■ Abends nur mehr Tee, bis zwei Stunden vor der Operation kohlenhydrathältige klare Flüssigkeiten (zB gezuckerter Tee, Obstsaft ohne Fruchtfleisch, Kohlenhydrat-Zusatznahrung).

Kachexie = Auszehrung, Kräfteverfall, schlechter Ernährungszustand, vor allem bei Krebs.

Postoperativ

Anfangs: Parenterale und enterale Ernährung (siehe Early Feeding).

1.–7. Tag: Nahrungskarenz, bis Magensonde entfernt wird – individuelle Lockerung nach Anordnung des Arztes.

7. Tag: Orale Gastrografin-Passage, wenn ohne Befund, abends Tee.

8. Tag: Tee, Suppe.

9. Tag: Kostaufbau, mindestens acht kleine Mahlzeiten.

12. Tag: Leichte Vollkost – viele kleine Mahlzeiten müssen beibehalten werden.

Gastrografin-Passage = Kontrastmitteluntersuchung auf Anastomoseninsuffizienz.

Mögliche Funktionsstörungen:

■ Dumping-Syndrom: keine oder nur sehr kleine Mengen an Süßspeisen.

■ Laktoseintoleranz: keine laktosereichen Lebensmittel (siehe auch S. 80).

Dünndarm- oder Dickdarmteilresektion – konventionelle Ernährungstherapie

Präoperativ

Bei Kachexie zusätzlich über mehrere Tage immunstimulierende oder hochkalorische ballaststofffreie Zusatznahrung (Ziel ist ein guter Ernährungszustand).

Abends nur mehr Tee, bis zwei Stunden vor der Operation kohlenhydrathältige klare Flüssigkeiten (zB gezuckerter Tee, Obstsaft ohne Fruchtfleisch, Kohlenhydrat-Zusatznahrung).

■ Bei akuten Operationen, wie zB bei mechanischem Ileus, Perforation, Stenose, ist es günstiger, wenn der zu operierende Darmabschnitt vorbereitet, also gereinigt werden kann ⇨ komplikationsfreier postoperativer Verlauf.

■ Präoperative Möglichkeiten der Vorbereitung sind:
   – hochmolekulare ballaststofffreie Formeldiät und Tee,
   – Phosphatlösung (Abführmittel),
   – Einlauf.

Postoperativ

Parenteral und 12–18 Stunden nach der Operation Early Feeding.

Oral: Eventuell Tee neben Magensonde (Gastrostomie).

2. Tag: Eventuell weiter schluckweise Tee.

3. Tag: Wenn Stuhlgang – Magensonde entfernen (unter 300 ml Förderung über 24 Stunden), Gastrostomie eventuell klemmen, Tee, löffelweise fettarme, klare Suppe.

4. Tag: Wenn Magensonde entfernt, Gastrostomie geklemmt – Aufbaukost (Püree, passiertes, ballaststoffarmes Gemüse).

5. Tag: Breikost mit Haschee.

8. Tag: Leichte Vollkost.

Energie- und eiweißreiche Zusatznahrungen bei Bedarf ab dem vierten postoperativen Tag.

Kolonchirurgie mit Fast Track Surgery – Konzept Charité Berlin 2003

OP-Tag: Ab zwei Stunden nach der Operation Tee.
    Zwei Portionen Jogurt.
    Trinkmenge > 1.500 ml.

1. Tag: Leichte Vollkost.
    Trinkmenge > 1.500 ml.

7   Konsistenzdefinierte Kostformen

Flüssige Kost und Breikost sind keine speziellen Diäten, sondern Ernährungsformen, die Symptomen angepasst sind und meist nur vorübergehend verordnet werden.

Nachteile:

- Wegfall mechanischer Reinigung von Zähnen und Mundhöhle.
- Ballaststoffarm, häufig Obstipation.
- Hemmt den Appetit.
- Energie- und Nährstoffgehalt wird kaum gedeckt.
- Zusätzlich Trink- oder Zusatznahrung, enterale, evtl. parenterale Ernährung notwendig.

Indikationen	Kostformen
Geriatrischer Patient: ■ mit Schluckschwierigkeiten ■ mit Zahnfleischerkrankungen ■ ohne bzw. mit schlechtem Zahnersatz ■ mit Kaustörungen	**Langzeitbreikost** (LB) ■ Weiche bis breiige Speisen – ohne Rücksicht auf eine Diät ■ Alles, was gemixt werden kann
Kieferverletzung durch Unfall oder Kieferoperation	Anfangs **strohhalmfähige Langzeitbreikost,** solange der Patient Nahrung mit Trinkhalm aufnehmen muss, anschließend Langzeitbreikost
Schlaganfallpatient mit Dysphagie	Kost bei **Schluckstörung** (PÜ) ■ Alle Speisen fein püriert, teilweise passiert und eingedickt ■ Breiig-cremige, homogene Konsistenz
Nach Operationen bei Zungen-, Speiseröhren- oder Kehlkopfkarzinomen (nach Bestrahlungen)	■ Keine klebrigen Speisen ■ Häufig individuelle/intensivierte Ernährungstherapie notwendig
Akute Erkrankungen im Mund- und Rachenraum (Operationen, Entzündungen, Reizungen)	**Breiige bis weiche Kost** (evtl. Kleinkinderkost) ■ Säurearm: ohne Zitrusfrüchte, Bananen, Kiwis, Fruchtsäfte, Tomaten, Früchtetee, Essig etc. ■ Mild gewürzt, wenig Salz ■ Keine bröseligen oder groben Speisen
■ Zur Vorbereitung auf Darmuntersuchungen ■ Paralytischer Ileus ■ Stumpfe Bauchtraumata ■ Wirbelkörperfrakturen	**Flüssige Kost** ■ Ballaststoffarm ■ Blähungsarm

Dysphagie = Schluckbeschwerden.

8 Enterale Ernährung

Unter enteraler Ernährung versteht man Nahrung in flüssiger Form, die getrunken werden kann oder mit Hilfe einer Sonde verabreicht wird. Diese wird in der Medizin verwendet, wenn der Patient nicht essen kann, darf oder will.

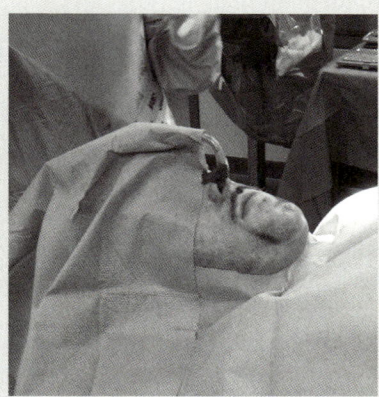

Magensonde

Hochmolekulare oder nährstoff-definierte Formeldiäten (NDD)	Niedermolekulare oder chemisch definierte Formeldiäten (CDD)
Enthalten hochwertige Eiweißstoffe, Poly-, Oligo-, Disaccharide, essenzielle Fettsäuren, Vitamine, Mineralstoffe	Enthalten Aminosäuren, (Oligo-) Peptide, Saccharide, Fett (meist als MCT), Vitamine, Mineralstoffe
Können ballaststofffrei, ballaststoffarm oder ballaststoffreich sein	Sind immer ballaststofffrei
Neutrale Nahrungen über Sonde verabreichen, aromatisierte Nahrungen auch als Trinknahrung geeignet	Sind nicht zum Trinken geeignet, sehr unangenehmer Geschmack aufgrund der freien Aminosäuren, Verabreichung nur über Sonde!
Einsatz bei weitgehend erhaltener Verdauungsfunktion ■ Standard-NDD ■ 500 ml – 500 kcal – mit entsprechender Nährstoffrelation	**Einsatz bei eingeschränkter Verdauungsfunktion,** wie zB bei ■ Kurzdarmsyndrom, akuter Pankreatitis, Strahlenenteritis, Wipple-OP, nach langer Nahrungskarenz ■ 500 ml – 500 kcal
Zusätzlich gibt es eine Reihe von Spezial-Sondennahrungen: ■ Energiereich ■ Eiweißreich + energiereich ■ Für Diabetiker ■ Immunstimulierend ■ Bei Niereninsuffizienz und Leberinsuffizienz ■ Für Kinder ■ Bei Malassimilation	

Zusatznahrungen	Nahrungsergänzungen oder Module
Werden in Pulverform oder als Trinknahrung angeboten, um vermehrt einzelne oder alle Nährstoffe zuzuführen	
Energiereich: 200 ml = 300 kcal Eiweiß, Fett, Kohlenhydrate, Vitamine, Mineralstoffe	**Eiweißkonzentrate**
Eiweißreich: 200 ml = 200 kcal 20 g Eiweiß pro 200 ml und alle anderen Nährstoffe	**Reine Kohlenhydrate:** flüssig oder in Pulverform
Ballaststoffreich: um vermehrt Ballaststoffe zu verabreichen	**Fettemulsionen**
Fettfrei	**Lösliche/unlösliche Ballaststoffe:** in Pulverform
Pädiatrische Nahrungen	**Instant-Andickungsmittel**
Zusatznahrungen für Diabetiker	
Zusatznahrungen für Dialysepatienten	
Zusatznahrungen bei Dekubitus	
Onkologische Zusatznahrungen	

8.1 Indikation für enterale Ernährung

Sondennahrung	Trinknahrung	Normalkost und Zusatznahrung
Der Patient kann, will, darf nicht essen und trinken.	Der Patient kann, will oder darf nicht essen, aber trinken.	Der Patient kann essen und trinken, aber zu wenig.
■ Onkologie ■ Geriatrie ■ Chirurgie ■ HNO ■ Anorexie ■ Verbrennungen ■ Infektion ■ Morbus Crohn (akute Phase) ■ Colitis ulcerosa ■ Kau- und Schluckbeschwerden	■ Onkologie ■ Geriatrie ■ Kaustörungen ■ OP-Vorbereitungen ■ Chemo- und Strahlentherapie ■ Anorexie ■ Kachexie ■ Morbus Crohn ■ Colitis ulcerosa	■ Geriatrie ■ Rekonvaleszenz ■ Erhöhter Eiweißbedarf ■ Tumorkachexie ■ Infektion ■ Prä- und postoperativ ■ Onkologie

8.2 Beispiel eines raschen enteralen Kostaufbaus

Sondenlage: PEG oder nasogastral						
Verlauf	Sondennahrung	Gesamtmenge/Tag	Applikation		Kcal/Tag	100 ml Sondennahrung = 80 ml Flüssigkeit
			Pumpe ml/h	Bolusgabe		
Tag der Legung	–	150–250 ml Kamillentee	–	3–5 x 50 ml	–	–
1. Tag	Standardnahrung	300 ml	20 ml/h	5 x 60 ml	300 kcal	300 ml = 240 ml
2. Tag	Standardnahrung 2 Fl.	1.000 ml	60 ml/h	5 x 200 ml	1.000 kcal	1.000 ml = 800 ml
3. Tag	Standardnahrung 2 Fl. + Ballaststoffreich 1 Fl.	1.500 ml	90 ml/h	6 x 250 ml	1.500 kcal	1.500 ml = 1.200 ml
4. Tag	Ballaststoffreich 3 Fl.	1.500 ml 1.800 ml	120 ml/h 120 ml/h	6 x 250 ml 6 x 300 ml	1.500 kcal 1.800 kcal	1.500 ml = 1.200 ml 1.800 ml = 1.440 ml

Die Zufuhr am vierten Tag kann auch als Dauerernährung fortgeführt werden.
■ Spülen: 20–40 ml jeweils vor und nach Verabreichung mit frischem Leitungswasser oder stillem Mineralwasser.
■ Flüssigkeitsbedarf: 25–40 ml/kg Körpergewicht pro Tag (Flüssigkeitsanteil der Sondennahrung + Spülflüssigkeit beachten).
■ Energiebedarf: 25–30 kcal/kg Körpergewicht pro Tag unter Berücksichtigung der Stoffwechselsituation.

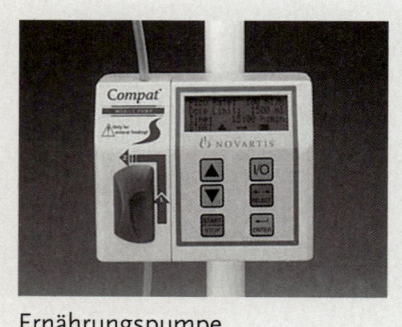

Ernährungspumpe

💡 Es bewährt sich meist ballaststofffreie Sondennahrung.

8.3 Verabreichung von Sondennahrung

Es ist dabei auf Folgendes zu achten:
■ Nicht zu kalt, ideal ist Körpertemperatur.
■ Langsam verabreichen, Bolusgaben oder kontinuierliche Zufuhr mit Schwerkraft-Überleitgerät oder Ernährungspumpe.
■ Sonde mit Leitungswasser spülen, nie mit Früchtetee.

Probleme bei der Verabreichung von Sondennahrung

Diarrhö
■ Zu große Portionen.
■ Zu rasch verabreicht.
■ Zu kalt verabreicht.
■ Verdorbene Nahrung.
■ Medikamente (Antibiotika).
■ Magensonde versehentlich in den Dünndarm abgewandert.

Reflux/Erbrechen

- Bolus langsamer verabreichen, Oberkörper hoch lagern.
- Bei starkem Erbrechen die Nahrungszufuhr sofort unterbrechen, Sonde spülen und den Arzt verständigen!

Obstipation

- Die Stuhlfrequenz kann sehr unterschiedlich sein. Zwei bis drei Tage ohne Stuhl sind zunächst kein bedrohliches Zeichen.
- Günstig sind ballaststoffreiche Nahrungen.
- Bei Bauchschmerzen und Erbrechen ist auch an eine andere Grunderkrankung zu denken.

Lagerung von Sondennahrung

- Geschlossen bei Zimmertemperatur bis zum Ablaufdatum.
- Geöffnet höchstens 24 Stunden im Kühlschrank; mit Name, Datum und Zeit beschriftet.

Die Verabreichung selbst hergestellter Sondennahrung ist abzulehnen!

Reflux = Rückfluss, Transport eines flüssigen oder breiigen Stoffs innerhalb eines Hohlorgans entgegen der normalen Fließrichtung; im Fall der Refluxösophagitis fließt der Speisebrei aus dem Magen über die Speiseröhre in die Mundhöhle zurück.

Nachteile selbst hergestellter Sondennahrung sind:

- Meist zu dickflüssig.
- Mangelnde Hygiene.
- Ungünstiges Nährstoffverhältnis.
- Geringer Energiegehalt.
- Mangelnde Vitaminversorgung.
- Geringe Haltbarkeit.

9 Der Kostformenkatalog

Der Kostformenkatalog ist ein Hilfsmittel zur Umsetzung des Rationalisierungsschemas im Krankenhaus. Er ist Informationsquelle und Nachschlagewerk für Küche und Stationspersonal (Ärzte, Pflegepersonal).

Beispiel eines Kostformenkataloges in einem Krankenhaus (Kurzübersicht)		
Kostform	**Erläuterungen**	**Indikation**
Wahlkost	3–4 verschiedene Menüs + eventuell Speisekarte für Sonderklasse-Patienten	Alle Patienten ohne Diät als Wahlmöglichkeit
Leichte Vollkost	Kann auch ein Teil der Wahlmenüs sein	<ul><li>Erkrankungen im Gastrointestinaltrakt</li><li>Unspezifische Nahrungsmittelintoleranzen</li><li>Lange Krankheitsdauer</li></ul>
Energiedefinierte Kostform	Zwei Menüs zur Auswahl anbieten, wenn organisatorisch möglich <ul><li>Stoffwechselgerecht</li><li>Kohlenhydratmodifiziert</li><li>Fettmodifiziert</li></ul>	<ul><li>Diabetes mellitus (auch BE)</li><li>Dyslipoproteinämie</li><li>Reduktionskost</li><li>Bei erhöhter Harnsäure</li><li>Bei Hypertonie</li><li>Ideal auch für ballaststoffreich</li></ul>
Proteindefinierte und elektrolytdefinierte Kostform	Die Eiweißmenge ist festgelegt K-, Na-, P-Zufuhr richtet sich nach Laborparametern	<ul><li>Niere</li><li>Leber</li><li>Ödeme</li><li>Herzinsuffizienz</li><li>Hypertonie</li></ul>

Kostform	Erläuterungen	Indikation
Sonderdiäten	**Gastroenterologische Diäten**	
	Bei Malassimilation	Exokrine Pankreasinsuffizienz, Gastrektomie, Kurzdarmsyndrom etc.
	Kostaufbau (mehrere Stufen)	Akute Pankreatitis, post OP etc.
	Ballaststoffreich	Obstipation, Divertikulose
	Glutenfrei	Gluteninduzierte Enteropathie
	Laktosereduziert	Milchzuckerunverträglichkeit
	Konsistenzdefinierte Diäten ■ Weich ■ Breikost ■ Fein gemixt	Richtet sich nach dem Kauvermögen eines Patienten
	Nährstoffdefinierte Formeldiäten	Ernährung über Sonde/ PEG, JEG
	Diät bei speziellen Systemerkrankungen	Rheuma, multiple Sklerose, Epilepsie
	Seltene Diätformen	
	Diagnostische Diätformen	

(?) Arbeitsaufgaben

1. Definieren Sie die Vollkost laut DGE.

2. Wodurch unterscheidet sich die Leichte Vollkost von der Vollkost und bei welchen Erkrankungen wird sie verwendet?

3. Welche Anforderungen werden an die Leichte Vollkost gestellt?

4. Welche Lebensmittel und Zubereitungsarten sind im Rahmen der Leichten Vollkost zu meiden bzw. erlaubt?

5. Definieren Sie Ziele der prä- und postoperativen Ernährung.

6. Wie kann der Ernährungszustand eines Patienten beurteilt werden?

7. Beschreiben Sie den allgemeinen Kostaufbau.

8. Was wird unter konsistenzdefinierten Kostformen verstanden und wann werden sie eingesetzt?

9. Welche vier Arten der enteralen Ernährungstherapie kennen Sie? Erklären Sie die Unterschiede und Einsatzmöglichkeiten.

10. Worauf ist bei der Verabreichung von Sondennahrung zu achten? Welche Maßnahmen sind bei Diarrhö, Reflux und Obstipation zu setzen?

Erkrankungen des Verdauungstraktes

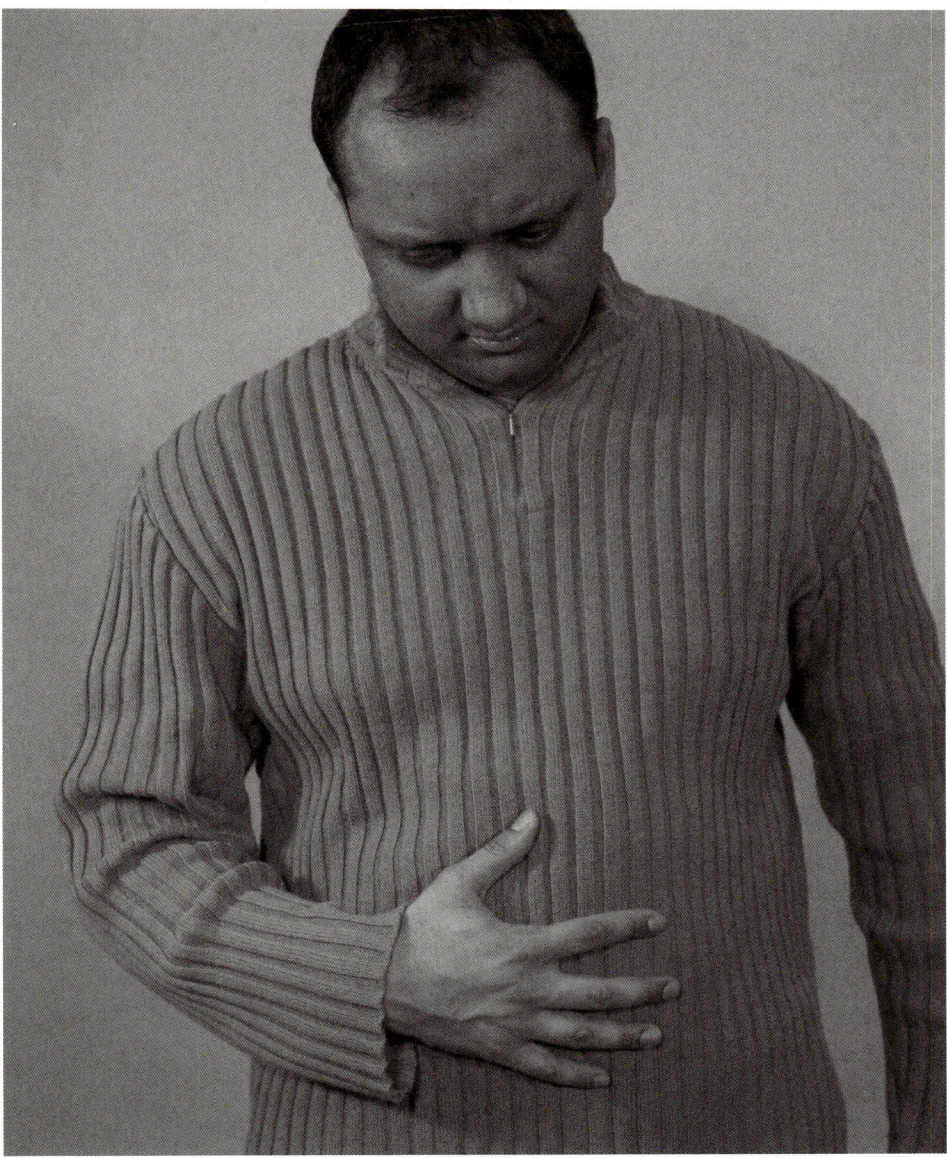

Zum Verdauungstrakt zählen die Mundhöhle, die Speiseröhre, der Magen, der Dünn- und Dickdarm sowie die Leber, die Gallenblase mit den Gallenwegen und die Bauchspeicheldrüse. Die Hauptaufgaben dieser Organe liegen im Transport, in der Verdauung und in der Aufnahme der Nahrung.

Beschwerden wie Übelkeit, Erbrechen, Verstopfung etc. weisen auf eine Störung des normalen Verdauungsablaufes hin. Diese Störungen bzw. Erkrankungen können sehr vielseitig sein. Meist sind dann ernährungstherapeutische Maßnahmen, mitunter aber auch chirurgische Eingriffe, notwendig.

◎ Unsere Ziele

Nach Bearbeitung dieses Kapitels werden Sie

- die häufigsten Erkrankungen des Verdauungstraktes kennen;
- die jeweiligen ernährungstherapeutischen Maßnahmen bei der Behandlung von Erkrankungen des Verdauungstraktes beschreiben können.

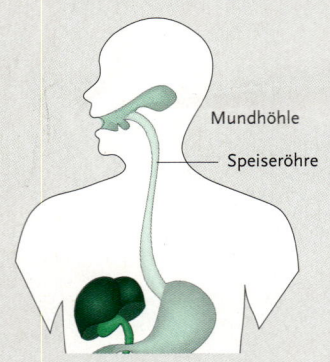

Ösophagus = Speiseröhre.

Mundhöhle

Speiseröhre

1 Mundhöhle und Speiseröhre

Bei Erkrankungen der Mundhöhle, des lymphatischen Rachenrings und des Ösophagus muss die Kost der jeweiligen Situation angepasst werden.

Besonders geachtet werden muss auf
- die Menge.
- die Zusammensetzung.
- die Konsistenz.
- die Temperatur.

Spezielle diätetische Behandlungsmöglichkeiten gibt es nicht.

Vorsicht bei
- säurehältigen Speisen und Getränken.
- salzigen Speisen.
- stark gewürzten Speisen.
- Alkohol.

Reflux = Rückfluss, Transport eines flüssigen oder breiigen Stoffs innerhalb eines Hohlorgans entgegen der normalen Fließrichtung; im Fall der Refluxösophagitis fließt der Speisebrei aus dem Magen über die Speiseröhre in die Mundhöhle zurück.

Hiatushernie = Zwerchfellbruch.

1.1 Refluxösophagitis

Ursachen
Unzureichender Tonus des unteren Ösophagus oder eine Hiatushernie. Der Mageninhalt fließt in die Speiseröhre zurück.

Symptom
Brennender Schmerz hinter dem Brustbein (Sodbrennen).

Folgen
Bei langer Dauer entstehen entzündliche und ulceröse Veränderungen des Ösophagus.

Therapie

Günstig	Ungünstig
- Gewicht normalisieren. - Nicht mit vollem Magen hinlegen. - Letzte Mahlzeit 3–4 Stunden vor dem Zubettgehen. - Mehrere kleine, eiweißreiche Mahlzeiten (Eiweiß steigert den Tonus im unteren Teil des Ösophagus).	- Horizontale Körperlage. - Übergewicht. - Alkohol und Fett. - Säurereiche Lebensmittel. - Schokolade, Kaffee (Röststoffe) und Rauchen.

 Wussten Sie, dass ...
Alkohol und Fett den Tonus des unteren Speiseröhrenabschnitts herabsetzen?

1.2 Ösophaguskarzinom (Speiseröhrenkrebs)

Schwerwiegendste Erkrankung der Speiseröhre.

Ursachen
Regelmäßiger Konsum von Alkohol und Rauchen begünstigen die Entstehung des Karzinoms.

Symptome
Beschwerden nach dem Schlucken fester Speisen mit dem Gefühl des Steckenbleibens, mit fortschreitender Stenose verschlechtern sich die Symptome.

Stenose = Verengung eines Körperkanals oder einer Kanalöffnung.

Diagnose

Durch Röntgen und Endoskopie.

Ernährung

Richtet sich nach dem Zustand (Vollkost bis Ernährung über PEG-Sonde).

PEG = perkutane endoskopische Gastrostomie.

2 Magen und Zwölffingerdarm

Wesentliche Aufgaben des Magens sind:
- Speicherung des Speisebreis.
- Dosierte Weitergabe des Speisebreis an den Dünndarm.
- Einleiten der Verdauung von Proteinen und emulgierten Fetten.
- Produktion des Intrinsic Factors (für die Vitamin-B_{12}-Resorption notwendig).

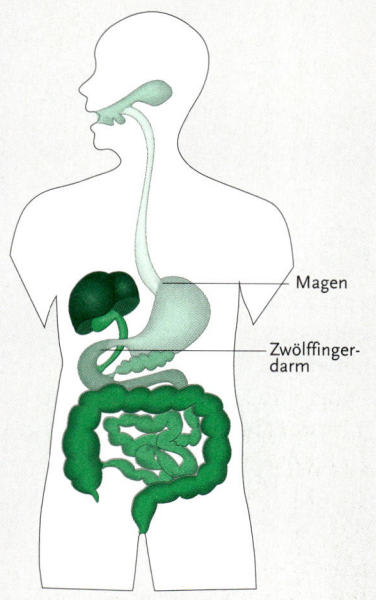

Magen

Zwölffinger-darm

2.1 Akute Gastritis (Magenverstimmung)

Ursachen

- Alkohol.
- Verdorbene oder zu kalte Speisen und Getränke.
- Medikamente.

Symptome

- Krampfartige Schmerzen und Druck im Oberbauch, besonders nach dem Essen.
- Übelkeit und Erbrechen.

Therapie

- Ursachen eliminieren.
- Tee (Kamille, Malve, Käsepappel, Pfefferminze).
- Schleimsuppe, Zwieback, trockenes Gebäck.
- Anschließend ein bis zwei Tage Leichte Vollkost.

Intrinsic Factor = Vitamin B_{12} kann vom Körper nicht selbst synthetisiert werden und muss daher mit der Nahrung aufgenommen werden. Da es erst im Dünndarm resorbiert wird, würde es im Magen von den Verdauungsenzymen Pepsin und Trypsin zersetzt und wäre damit für den Organismus wertlos. Der Intrinsic Factor verhindert diese Zersetzung.

2.2 Chronische Gastritis

Ursache

Helicobacter pylori (Bakterium).

Symptome

Manchmal ohne Beschwerden, sonst wie bei akuter Gastritis.

Diagnose

Durch Biopsie.

Therapie

Antibiotika bei Helicobacter-Infektion.

Günstig	Vorsicht bei
<ul><li>Körperliche Ruhe und ausgeglichene Lebensweise.</li><li>Leichte Vollkost bis hin zu individueller Kost.</li></ul>	<ul><li>Nikotin, Alkohol, starkem Bohnenkaffee.</li><li>Schokolade und sehr Süßem.</li><li>kohlensäurereichen Getränken.</li><li>scharfen Gewürzen.</li><li>Gepökeltem und Geräuchertem.</li><li>säurereichen Lebensmitteln.</li><li>Milch (fallweise).</li></ul>

2.3 Ulcus ventriculi und Ulcus duodeni (Geschwür im Magen und Zwölffingerdarm)

Ursachen

- Sehr häufig Helicobacter pylori.
- Psychische Belastung.
- Motilitätsstörungen.
- Medikamente.

Symptome

- Schmerzen im mittleren Oberbauch: Ulcus ventriculi (Schmerzen nach dem Essen), Ulcus duodeni (Nüchternschmerz).
- Gewichtsabnahme.
- Schwarzer Stuhl (bei Blutungen) und daraus resultierender Eisenmangel.
- Erhöhte Entzündungsparameter.

Therapie

- Antibiotika bei Helicobacter-Infektion.
- Mehrere kleine Mahlzeiten.
- Leichte Vollkost mit individuellen Erfahrungen (Vorsicht bei Säurelockern).
- Nicht rauchen.
- Kaffee einschränken.

Ein unbehandeltes Magen- oder Zwölffingerdarmgeschwür kann schwerwiegende Folgen haben (zB Blutung, Perforation, Penetration). Bei Nichtbehandlung der Geschwüre kann es auch zu Krebs kommen.

2.4 Magenblutung

Symptome

Teerstühle und Erbrechen von Blut (kaffeesatzartig).

Therapie

Geronnenes Blut wird aus dem Magen abgesaugt. Nach gestillter Blutung bzw. wenn kein Blut mehr erbrochen wird, kann mit der Ernährungstherapie begonnen werden.
- Schluckweise kalter, eventuell eisgekühlter Tee.
- Kalte Breikost.
- Leichte Vollkost – gut gekaut – lauwarm bis kalt.

Distal = in der Anatomie eine Lage- und Richtungsbezeichnung, bedeutet vom Körperstamm nach außen oder von der Körpermitte weg gerichtet.

2.5 Zustand nach Magenoperationen

Nach einer totalen Gastrektomie oder Entfernung des distalen Magenanteils können Funktionsstörungen auftreten:
- Dumping-Syndrom (siehe S. 77).
- Agastrische Dystrophie.
- Refluxgastritis.
- Laktasemangel.
- Der Intrinsic Factor kann nicht mehr produziert werden; dieser ist für die Vitamin-B_{12}-Resorption notwendig ⇨ lebenslange Vitamin-B_{12}-Substitution.
- Werden Nährstoffe nicht ausgenutzt, kommt es zu einer schlechteren Versorgung mit fettlöslichen Vitaminen ⇨ Vitamin D ersetzen, um Osteoporose vorzubeugen.

Dystrophie = Ernährungsstörung, mangelhafte Versorgung eines Organs mit Nährstoffen; bei der agastrischen Dystrophie kommt es zu Absorptionsstörungen von Vitamin B_{12} und Eisen.

Frühdumping-Syndrom

Ursachen

Jejunum = Leerdarm, gehört zum Dünndarm.

Sturzartige Leerung des Magens ⇨ das Jejunum wird überdehnt ⇨ Flüssigkeit strömt in das Darmlumen (durch osmotische Wirkung des Speisebreies), um den Darminhalt zu verdünnen.

Symptome

Tachykardie = Steigerung der Herzfrequenz.

Unmittelbar nach der Nahrungsaufnahme Völlegefühl, Bauchkrämpfe, Übelkeit, Erbrechen, Durchfall, Tachykardie, Hypotonie, Schweißausbruch, Schwäche, Kollaps.

Therapie

- Häufige kleine Mahlzeiten (6–10 Mahlzeiten pro Tag).
- Flüssigkeiten nicht mit einer Mahlzeit gemeinsam einnehmen.
- Mahlzeiten langsam und in Ruhe essen.
- Zucker meiden oder nur sehr kleine Mengen konsumieren (hohe Osmolarität).
- Milch und laktosehältige Produkte nur vorsichtig in die Kost einführen.
- Trockenes Brot, vor der Mahlzeit gegessen, wirkt positiv.
- Bei Komplikationen die Mahlzeiten liegend einnehmen bzw. nach dem Essen den Patienten flach lagern.

Spätdumping-Syndrom

Ursache

Reaktive Hypoglykämie (große Mengen rasch resorbierbarer Kohlenhydrate erhöhen den Blutzucker ⇨ es wird viel Insulin ausgeschüttet ⇨ mangelnder Kohlenhydratnachschub bewirkt eine Hypoglykämie).

Hypoglykämie = Unterzuckerung.

Symptome

Ein bis zwei Stunden nach einer Mahlzeit treten durch den zu rasch sinkenden Blutzucker Schwitzen, Zittern, Hunger, Übelkeit, Unruhe und Schwäche auf.

Therapie

- Viele kleine Mahlzeiten.
- Kein Zucker.
- Medikament (Acarbose).

Malassimilation (gestörte Verdauung und/oder Aufnahme)	
Maldigestion (Verdauungsinsuffizienz)	**Malabsorption** (Resorptionsinsuffizienz)
<ul><li>Bei Insuffizienz des exokrinen Pankreas.</li><li>Bei verminderter Gallensekretion.</li><li>Bei Disaccharidase-Mangel.</li><li>Nach Magenoperation.</li></ul>	<ul><li>Bei Enteritiden.</li><li>Bei Zöliakie (siehe S. 79 f.).</li><li>Nach Dünndarmoperation.</li></ul>

Enteritiden = Darminfektionen, zB Salmonelleninfektion.

3 Dünndarm und Dickdarm

Im Dünndarm wird das Essen in seine Bestandteile gespalten und die Nährstoffe werden resorbiert.

Akute Darmerkrankungen (Darmkatarr)

Akute Darmerkrankungen können sich vom Magen bis zum Dickdarm erstrecken. Je nach befallenem Abschnitt ist zu unterscheiden zwischen:
- Enteritis (Dünndarm).
- Gastroenteritis (Magen und Dünndarm).
- Enterokolitis (Dünndarm und Dickdarm).
- Gastroenterokolitis (vom Magen bis zum Dickdarm).

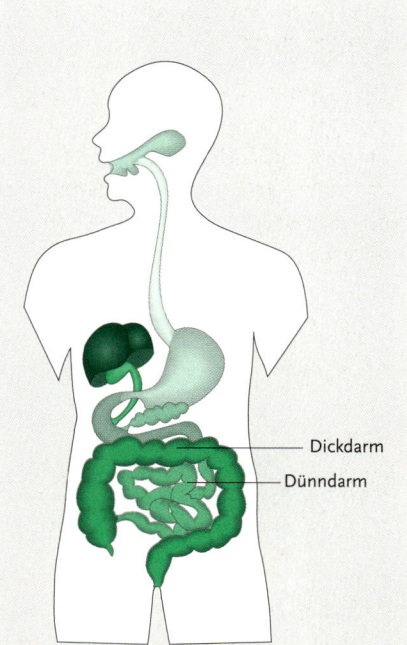

Dickdarm
Dünndarm

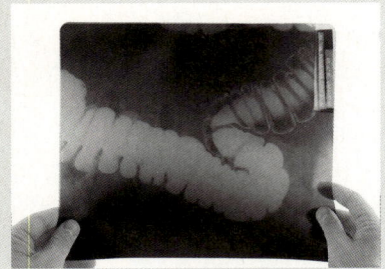

Röntgenaufnahme eines Dickdarmabschnitts

Abdominell = den Bauch, Unterleib betreffend.

Heidelbeertee

Indikation: Durchfallserkrankungen, auch für Sonde geeignet.

Rezept (laut Fr. Mag. Mandl, Apotheke LKH Salzburg): 3–4 Esslöffel getrocknete Heidelbeeren in 1/2 l kaltem Wasser zustellen, aufkochen und ca. 15 Minuten köcheln lassen, abseihen und auskühlen lassen.

Verabreichung: tassenweise, max. 1/2 l pro Tag.

Karottensuppe

0,5 kg Karotten mit 1 l Wasser kochen, passieren und 3 g Salz zusetzen.

Parenteral = unter Umgehung des Verdauungsweges.

Ursachen

- Gravierende Ernährungsfehler (zB große Mengen unreifer Früchte).
- Alkoholmissbrauch.
- Lebensmittelvergiftung durch pathogene Keime – toxische Stoffwechselprodukte schädigen die Darmwand, zB Salmonellen, Shigellen, Kolibakterien.
- Virale, parasitäre oder pilzbedingte Infektionen.
- Medikamente.
- Schwermetalle.

Symptome

- Diarrhö.
- Erbrechen.
- Fieber.
- Abdominelle Beschwerden.

Therapie

Maßgebend ist der Schweregrad der Entzündung.

Bei leichteren Formen

Wichtigste Maßnahme ist eine ausreichende orale Flüssigkeits- und Elektrolytzufuhr, maximal ein bis zwei Tage Teepause mit folgenden unterstützenden Ernährungsmaßnahmen:

1. Elektrolyte (Natriumbicarbonat + Natriumchlorid + Kaliumchlorid) oder fertige Lösungen oder 1–2 Esslöffel Zucker und 1 Teelöffel Salz in 1 l reinem Orangensaft auflösen.
2. Schwarztee oder grünen Tee 10–15 Minuten ziehen lassen, damit die Gerbsäure, die stopfend wirkt, gelöst wird.
   Heidelbeertee
   Kamillentee, Erdbeer- oder Brombeerblättertee, Pfefferminztee und Matetee sind auch erlaubt. Alle Tees sollen ohne Zucker (wenn nötig, nur mit Süßstoff) getrunken werden.
3. Suppen: Reisschleimsuppe bewährt sich besonders, eventuell auch Haferschleim-, Karottensuppe oder fettarme Suppe.
4. Rohapfeldiät: Äpfel (1–1,5 kg oder 10 Bananen bei 5–6 Einzelmahlzeiten pro Tag) ohne Schale und ohne Kerngehäuse auf Glasreibe schaben ⇨ die Pektine quellen und absorbieren toxische Zersetzungsprodukte sowie Mikroorganismen. Getrocknete Heidelbeeren und evtl. Heidelbeermus.

Rascher Kostaufbau unabhängig von Schweregrad und Heilungserfolg!

Bei schweren Diarrhöen

- Parenterale Flüssigkeits- und Elektrolytzufuhr sowie Behandlung mit Antibiotika.
- Rascher Kostaufbau.

Vorsicht! Besonders bei Säuglingen kann das Austrocknen (Exsikkose) durch die Gastroenterokolitis zu einer lebensgefährlichen Bedrohung werden.

Chronische Darmerkrankungen

Dauern länger als drei Wochen, zu unterscheiden sind:

- Spezifische Intoleranzen von Nahrungsmitteln (zB glutensensitive Enteropathie, siehe S. 79 f.; Laktoseintoleranz, siehe S. 80 f.; Fruktosemalabsorption, siehe S. 81 f.).
- Malassimilation (zB Kurzdarmsyndrom, siehe S. 82 f.; Kolektomie).
- Chronisch entzündliche Darmerkrankungen (zB Morbus Crohn, Colitis ulcerosa, siehe S. 84).
- Funktionelle Störungen (zB Obstipation, siehe S. 84 f.; Divertikulose, siehe S. 86; Reizdarmsyndrom).
- Neoplastische Erkrankungen (zB Colonkarzinom, siehe S. 87 f.).

3.1 Glutensensitive Enteropathie (Zöliakie)

Krankheitsbild

Chronische Erkrankung des Dünndarms mit lebenslanger Unverträglichkeit von Klebereiweiß (Gluten). Gluten ist enthalten in Weizen (Gliadin), Roggen (Secalin), Gerste (Hordein), Hafer (Avenin) sowie in deren Abstammungen und Kreuzungen (Dinkel, Grünkern, Kamut, Einkorn und Emmer).

Ursache

Gluten schädigt bei Zöliakiebetroffenen die Schleimhaut im Darm. Die Zotten bilden sich zurück bis zur Atrophie mit der Folge einer Malassimilation.

Symptome

Bei Kindern:
- Gedeihstörung.
- Leibblähung.
- Durchfälle (dauernd oder periodisch).
- Blässe.
- Appetitlosigkeit.
- Erbrechen.
- Wesensänderung.
- Muskelschwäche.

Nicht immer sind die Symptome so eindeutig ausgeprägt.

Bei Erwachsenen:
- Überwiegend chronische und uncharakteristische Verläufe im Wechsel von Verschlechterung und Besserung.
- Wiederkehrende Durchfälle mit Gewichtsverlust, Blähungen, gelegentlich Appetitlosigkeit und Erbrechen.
- Verschiedene Mangelzustände (Vitamin- und Mineralstoffmängel).
- Häufig auch unspezifische, leichte Bauchbeschwerden mit Blähungen und Stuhlunregelmäßigkeiten, Untergewicht, jahrelange Eisenmangelanämie, Osteoporose, Gelenks- und Muskelschmerzen, Muskelkrämpfe, Hautblutungen, Amenorrhö, erhöhte Abortrate bei jungen Frauen, neurologische Symptome, Depressionen, evtl. juckende Bläschen auf der Haut (Dermatitis herpetiformis) etc.

Eine längere Krankheitsdauer ohne Behandlung führt zur Verschlechterung des Allgemeinzustandes.

Diagnose

- Indirekte Hinweise auf diese Krankheit geben Blutuntersuchungen (Mangel an Eiweiß, Eisen, Kalzium und Vitaminen; spezifische Antikörper im Blut: Antigliadin-Antikörper, endomysiale Antikörper, Anti-Gewebs-Transglutaminase-Antikörper).
- Die sichere Diagnose erfolgt durch eine Dünndarmbiopsie.

Therapie

Die einzige Therapie ist eine lebenslange glutenfreie Ernährung. Durch konsequentes Einhalten der Diät gewinnt die abgeflachte Schleimhaut ihre normale Gestalt und Funktion zurück. Die Symptome schwinden meist vollständig und der Patient lebt wieder beschwerdefrei, solange er diese Kost strikt einhält.

Erlaubte Lebensmittel	Lebensmittel, die zu meiden sind
■ Fleisch, Fisch, Ei, Milch und Milchprodukte. ■ Alle Fette. ■ Reis, Hirse, Mais, Buchweizen, Quinoa, Amaranth, Soja. ■ Kartoffeln. ■ Obst, Gemüse, Nüsse, Samen. ■ Glutenfreie Spezialbackwaren und Mehlmischungen. ■ Glutenfreie Teigwaren (aus Mais, Reis, Soja etc.).	■ Nahrungsmittel, die Weizen, Roggen, Gerste, Hafer, Dinkel, Grünkern, Kammut, Einkorn, Emmer enthalten. ■ Herkömmliche Backwaren, Brot, Mehlspeisen, Getreideflocken. ■ Pizza. ■ Teigwaren. ■ Gebundene Soßen und Paniertes. ■ Manche Fertiggerichte. ■ Malzkakao, Bier.

Weitere Bezeichnungen für die glutensensitive Enteropathie sind Glutenunverträglichkeit, Zöliakie, gluteninduzierte Enteropathie, die alte Bezeichnung lautete „einheimische Sprue".

Atrophie = Verlust.

Wussten Sie, dass ... sich auch Kombinationen mit anderen Autoimmunerkrankungen (Diabetes mellitus Typ I, rheumatoide Arthritis, Autoimmunhepatitis, entzündliche Schilddrüsenerkrankungen etc.) bei Zöliakiepatienten häufiger als in der Gesamtbevölkerung finden?

Amenorrhö = ausbleibende Menstruationsblutung.

Häufig tragen glutenfreie Speziallebensmittel eine durchgestrichene Ähre als Symbol.

Patientenvertretung
Für Betroffene hat die Österreichische Arbeitsgemeinschaft Zöliakie in allen Bundesländern Kontaktstellen eingerichtet.

Laktase = Enzym der Dünndarmmukosa, das Laktose spaltet.

💡 Milch ist unser wichtigster Kalziumlieferant. Fällt sie weg und ist dadurch eine ausreichende Kalziumzufuhr nicht mehr gegeben, ist eine Substitution von Kalzium sinnvoll. Auch Mineralwässer können einen Teil des Kalziumbedarfes decken. Da jedoch der Kalziumgehalt hier sehr unterschiedlich ist, empfiehlt sich ein genauer Vergleich.

Allgemeines

Da das Gluten für die gute Backeigenschaft von Mehlen verantwortlich ist, spielt sein Ersatz bei der Herstellung glutenfreier Backwaren eine besondere Rolle. Glutenfreie Rohstoffe zur Herstellung von Back- und Teigwaren sind Mais, Reis, Buchweizen, Hirse, Soja, Kartoffelmehl und Stärken.

Als Bindemittel werden Johannisbrotkernmehl, Guarkernmehl, Stärke, Ei und Milch eingesetzt.

Vorsicht

In Fertigprodukten kann verstecktes Gluten in Form von glutenhältigen Stärken, Malz oder Seitan enthalten sein. Dies ist durch genaues Durchlesen der Zutatenangaben auf der Verpackung erkennbar.

Die Stärkedeklaration ist seit dem Jahr 2000 in allen EU-Ländern gültig.
- Ist nur mehr die Bezeichnung „Stärke" oder „modifizierte Stärke" auf einer Lebensmittelverpackung angeführt, müssen dies glutenfreie Stärken (zB Kartoffelstärke) sein.
- Wenn Stärken Gluten enthalten, müssen diese mit der genauen Bezeichnung (zB „Weizenstärke" oder „modifizierte Weizenstärke") angegeben sein.
- Weizenstärke, die für glutenfreie Spezialprodukte verwendet wird, darf derzeit nur einen Gesamteiweißgehalt unter 0,3 % haben.

Kontamination

Bei natürlichen, glutenfreien Lebensmitteln, wie zB Mais, Buchweizen- oder Hirsemehl, kann es zu Verunreinigungen beim Transport, in der Mühle oder bei der Abfüllung kommen. Deshalb ist es ratsam, nur überprüfte Produkte zu verwenden. Glutenfreies Brot und Gebäck sollte nur in Bäckereien gekauft werden, die ihre Produkte auf Glutenfreiheit überprüfen lassen und als Diätprodukt anmelden.

Allergendeklaration

Eine neue EU-Richtlinie ist seit November 2005 verbindlich. Sie besagt, dass unter anderem glutenhältiges Getreide und daraus hergestellte Zutaten auf Lebensmitteletiketten immer angegeben sein müssen.

3.2 Erworbene Laktoseintoleranz (Laktosemalabsorption)

Ursachen

Mangel an Laktase oder verminderte Laktaseaktivität. Man unterscheidet zwei Arten:
- **Primäre Milchzuckerunverträglichkeit (Laktasemangelsyndrom),** bei der es sich um einen angeborenen Enzymdefekt handelt.
- **Sekundäre Milchzuckerunverträglichkeit (Laktoseintoleranz)** ist eine erworbene Form und kann sich in jedem Lebensalter manifestieren. Sie kann aber auch als Folge einer Erkrankung (zB Morbus Crohn, Zöliakie) oder einer Operation entstehen.

Durch die osmotische Wirkung der Laktose strömt vermehrt Wasser in den Darm und Laktose gelangt in tiefere, bakteriell besiedelte Darmabschnitte, wodurch Beschwerden entstehen.

Symptome

Sind meist abhängig von der Dosis:
- Bauchkrämpfe.
- Blähungen und Flatulenz.
- Diarrhö.

Diagnose

H_2-Atemlufttest.

Therapie

- Laktosefreie bzw. -arme Kost.
- Individuelle Toleranzschwelle (zwischen 1 und 10 g täglich) austesten.
- Laktasesubstitution in Form von Laktaseenzymen in Tablettenform (zB Laluk, Laktrase) möglich.

Erlaubte Lebensmittel

Milchersatz	▪ Laktosefreie Milch und Milchprodukte. ▪ Sojamilch – angereichert mit Kalzium. ▪ Kokos- oder Reismilch. ▪ Laktosefreie Säuglingsnahrungen.
Milchprodukte	Viele Menschen mit Laktoseintoleranz vertragen Schnittkäse, Edelpilzkäse, Weichkäse, Sauermilchkäse, auch Butter sowie geringe Mengen Sauermilchprodukte.
Sonstiges	Obst, Gemüse, Kartoffeln, Fleisch, Fisch, Ei, Fett, Getreide etc.

Laktosehältige Nahrungsmittel, die zu meiden bzw. einzuschränken sind

Milch	▪ Milch – jede Fettstufe – von jedem Tier. ▪ Milchmixgetränke, Kakao. ▪ Kondensmilch (alle Fettstufen).
Aus Milch hergestellte Produkte	▪ Trockenmilch, Milchpulver. ▪ Eiweißkonzentrate. ▪ Süßspeisen, Pudding. ▪ Molke. ▪ Obers, Kaffeeobers, Sauerrahm, Crème fraîche etc.
Sauermilchprodukte	▪ Buttermilch, Sauermilch, Jogurt, Kefir – alle Fettstufen.
Manche Käsesorten	▪ Topfen – alle Fettstufen. ▪ Gervais, Kochkäse, Schmelzkäse.
Fertigprodukte	▪ Speiseeis, Milchschokolade, Nugat, Karamellbonbons, Schokoladeaufstrich (Nutella). ▪ Instant-Erzeugnisse, wie zB Cremesuppen, Kartoffelpüreepulver. ▪ Cremespinat, Lasagne, Pizza. ▪ Manche Brot- und Backwaren.

3.3 Fruktosemalabsorption

Ursache

Ein Defekt im Transportsystem von Fruktose (der Glukose-5-Transporter ist zum Teil blockiert). Fruktose kann nicht ausreichend vom Dünndarm in die Dünndarmzellen aufgenommen werden und wird durch Bakterien abgebaut.

Symptome

▪ Blähungen.
▪ Durchfall, schleimiger Stuhl.
▪ Bauchschmerzen, Übelkeit, kolikartige Krämpfe.
▪ Empfindlichkeit gegenüber ballaststoff- und fettreichen Lebensmitteln.
▪ Auftreten der Symptome 30–90 Minuten nach dem Essen.

Diagnose

H_2-Atemlufttest.

Therapie

Richtet sich nach den Beschwerden und ist langfristig individuell anzupassen.

1. Phase: 3–4 Wochen Anfangsphase („Fruktosefasten")
▪ Reduzieren von Fruktose (Obst und Obstprodukte, Obstsäfte, Honig, Trockenfrüchte, Marmelade etc.).
▪ Vermeiden von Zuckeraustauschstoffen (Sorbit E420, Mannit E421, Xylit E967, Isomalt E953) als Zutat für so genannte zuckerfreie Lebensmittel sowie von Diabetikerprodukten, zuckerfreien Kaugummis und Brausetabletten.
▪ Inulin- und fruktosehältiges Functional Food.
▪ Leichte Vollkost für 3–4 Wochen (je nach Eintritt der Beschwerdefreiheit).

Obwohl in fermentierten Milchprodukten noch relativ viel Milchzucker enthalten ist, werden sie dennoch meist gut vertragen.

Laktosegehalt von Lebensmitteln

Milchschokolade	10 %
Speiseeis	6–7 %
Kuhmilch	4,9 %
Molke, Molkegetränke	3–5 %
Sauermilchprodukte	4–5 %
Schlagobers, Sauerrahm	3–4 %
Kaffeeobers	4 %
Kondensmilch	11–13 %
Butter	0,7 %
Kochkäse	3–4 %
Käse, jung	1–4 %
Käse, reif	< 0,1 %

Die Zutatenliste auf der Verpackung gibt Auskunft über die Zusammensetzung von Fertigprodukten.

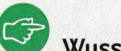 **Wussten Sie, dass ...**
eine Fruktoseintoleranz häufig in Verbindung mit einer Laktoseintoleranz (Milchzuckerunverträglichkeit) auftritt?

Functional Food = angereicherte Lebensmittel, die neben der ernährungsphysiologischen Bedeutung zusätzlich einen positiven Wert für Gesundheit und Wohlbefinden haben.

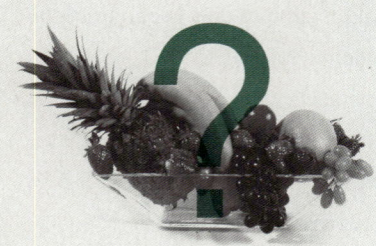

Sowohl in der Anfangsphase als auch später ist Folgendes zu beachten:

- Regelmäßiges Ausdauertraining.
- Langsam und in Ruhe essen, gründlich kauen.
- Vermeiden von Völlerei (vor allem abends).

Maßnahmen, um die Darmmotorik anzuregen bzw. eine verkrampfte Motorik zu normalisieren:

- Heißes Wasser oder Tees (zB Anis, Fenchel, Kümmel, Melisse, Käsepappel).
- Warme Wickel.
- Bauchmassagen im Uhrzeigersinn.

Steatorrhö (Fettstuhl) = pathologische Erhöhung des Fettgehalts im Stuhl.

Enteral = auf den Darm bzw. die Eingeweide bezogen.

2. Phase: Dauerernährung

- Ziel ist die Reduktion der Fruktosemenge auf ein gut verträgliches Maß.
- Nach Abklingen der Beschwerden die Fruktosemenge schrittweise bis zur individuellen Toleranzschwelle erhöhen.
- Sorbithältiges Obst wird dabei zuletzt eingeführt, am besten gemeinsam mit Traubenzucker.

Einteilung von Obst in Verträglichkeitsgruppen	
Gruppe 1: Fruktosearme Obstsorten	**Beispiele**
■ Meist ohne Probleme verträglich. ■ Obstsorten ohne Sorbit mit einem höheren Anteil an Glukose als Fruktose.	Honig- und Zuckermelone, Banane, Mandarine, Zitrone, Holunderblütensirup.
Gruppe 2: Fruktosereiche Obstsorten	**Beispiele**
■ Enthalten mehr Fruktose als Glukose, aber kein Sorbit. ■ In der Verträglichkeit unterschiedlich – abhängig von der gegessenen Menge.	Kiwi, Orange, Grapefruit, Mandarine, Ananas, Wassermelone, Preiselbeeren, Himbeeren, Erdbeeren, Heidelbeeren, Brombeeren, Kirschen, Weichseln ... Im Wechsel mit Gruppe 1 bzw. in kleinen Mengen oder mit Traubenzucker versetzt.
Gruppe 3: Fruktose- und sorbitreiche Obstsorten	**Beispiele**
Lösen meist Beschwerden aus.	Apfel, Birne, Zwetschke, Ringlotte, Weintrauben, Marille, Pfirsich.

Manchmal ist es ausreichend, Obstsorten aus Gruppe 3, reine Fruchtsäfte und Trockenfrüchte zu meiden sowie Obstsorten aus den anderen Gruppen auf ein bis zwei Stück pro Tag zu beschränken.

Tipps

- Kleinere Mengen Fruktose, über den Tag verteilt, werden besser aufgenommen.
- Isolierte Fruktose wird schlechter vertragen als in einem Gericht verarbeitet (zB Kuchen mit einigen Apfelstücken anstelle eines Apfels als Zwischenmahlzeit).
- Mit Traubenzucker gesüßte Obstprodukte erweisen sich meist günstiger als naturbelassene (zB bei Marmelade oder Kompott).
- Gekochtes, fein zerkleinertes und gut gekautes Obst wird häufig besser vertragen (zB Kompott, Mus, in kleinen Mengen auf Kuchen oder in Marmelade).
- Besonders schlecht verträglich sind Dörrobst, Obstsäfte, Most, Honig und verschiedene Kern- und Steinobstsorten.
- Gegen Abend steigt die Empfindlichkeit gegenüber Obst, da die Dickdarmmotorik in Ruhe träger wird und die Bakterien dadurch bessere Bedingungen vorfinden.
- Verschlechtern sich die Beschwerden, sollte abermals einige Tage eine fruktose- und sorbitarme Ernährung stattfinden.

3.4 Kurzdarmsyndrom

Symptome

Diarrhö, Malabsorption, Steatorrhö, Gewichts-, Flüssigkeits- und Elektrolytverluste; hängen vom Ausmaß und der Lokalisation der Resektion ab.

Adaptation des Restdarmes

Die Oberfläche des Darmlumens kann bis um das Vierfache zunehmen. Frühe enterale Ernährung stimuliert die intestinale Sekretion in der Adaptationsphase.

Therapie

Postoperativ können drei Phasen unterschieden werden:	
Hypersekretion: unmittelbar danach bis zehn Tage und länger.	Totale parenterale + minimale enterale Ernährung.
Adaptation: max. zwölf Monate.	Parenterale Ernährung, Beginn mit enteraler Ernährung und oralem Kostaufbau.
Stabilisation: Dauerkost.	Orale Ernährung; wenn nicht ausreichend, zusätzlich enterale und/oder parenterale Ernährung.

Oraler Kostaufbau – Adaptationsphase

▪ Wie bei Gastrektomie.
▪ Beginn 300–600 kcal (6–7 Mahlzeiten).
▪ Flüssige und feste Speisen trennen.
▪ Keine Flüssigkeiten zu den Mahlzeiten bzw. eine Stunde danach.
▪ Möglichst rascher Übergang auf Leichte Vollkost.

Dauerkost – Stabilisationsphase

▪ Flüssigkeitsreich.
▪ Hochkalorisch 30–40 kcal/Tag/kg Körpergewicht.
▪ Reichlich Kohlenhydrate, ballaststoffarm, leicht verdaulich.
▪ Individuelle Unverträglichkeiten sowie mögliche Laktoseintoleranz beachten.
▪ 6–9 Mahlzeiten pro Tag.
▪ Bei vorhandenem Colon Kalziumsubstitution zur Blockade einer vermehrten Oxalsäureaufnahme.
▪ Bei Fettunverträglichkeit toleranzbestimmter Austausch mit MCT-Fetten (nur bei intaktem Colon) bzw. Pankreasenzyme.
▪ Vitamin- und Mineralstoffsubstitution nach Bedarf.

3.5 Chronisch entzündliche Darmerkrankungen

Dazu gehören im engeren Sinn Morbus Crohn, Colitis ulcerosa, indeterminierte Colitis (wird bei 10–20 % der Patienten mit Colitis diagnostiziert; es kann nicht entschieden werden, ob es sich um Morbus Crohn oder Colitis Ulcerosa handelt).

Morbus Crohn oder Enteritis regionalis

Ist eine chronisch entzündliche, schubweise verlaufende Darmerkrankung mit Stenosen- und Fistelbildung, die immer häufiger vorkommt. Sie betrifft den gesamten Intestinaltrakt, vorwiegend aber (80 %) terminales Ileum und Colon. Jede Schicht der Darmwand wird von dieser Entzündung befallen.

Ursachen

▪ Keine gesicherten Erkenntnisse.
▪ Autoimmunerkrankung.
▪ Genetische Disposition.
▪ Stress kann akuten Schub auslösen.

Symptome

▪ Meist schleichender Beginn.
▪ Wässrige Durchfälle.
▪ Gewichtsverlust.
▪ Fieberschübe.
▪ Bauchschmerzen im rechten Unterbauch.
▪ Fisteln.
▪ Gelenksschmerzen.

Indikationen der Operation
Morbus Crohn, Tumore, strangulierte Hernie, Mesenterialinfarkt (akuter Verschluss eines Darmgefäßes), Dünndarmbestrahlung usw.

Flüssigkeitsverluste sind vor allem nach der Resektion des terminalen Ileums, der Ileocaecalklappe und des rechten Colons ein Problem. Folgendes ist daher sehr wichtig:

▪ Es sollen mindestens 1–1,5 l Harn (notfalls mit parenteraler Flüssigkeitszufuhr) produziert werden.
▪ Flüssigkeitsaufnahme zwischen den Mahlzeiten.
▪ **Empfehlung einer isotonen Lösung** (~ 290 mosmol/l), wie zB gezuckerte und gesalzene Kräuter- oder Schwarztees, gesalzene fettfreie Suppen, milde Fruchtsäfte mit Salz.
▪ **Nicht geeignet** sind reines Wasser oder ungezuckerter Tee, Limonaden und konzentrierte Säfte.

👉 **Wussten Sie, dass …**
auf 100.000 Personen ca. 150 Erkrankungen fallen? Dabei sind Frauen häufiger von chronisch entzündlichen Darmerkrankungen betroffen als Männer.

Ileum = Krummdarm.
Terminal = zum Ende gehörend.

💡 Eine chirurgische Intervention ist nur dann sinnvoll, wenn andere Therapien versagen.

👉 **Wussten Sie, dass ...**
auf 100.000 Personen ca. 250 Erkrankungen kommen? Am häufigsten tritt Colitis ulcerosa im Alter zwischen 25 und 40 Jahren auf.

Hypoproteinämie = Verminderung der Bluteiweißkörper (bei verschiedenen Krankheiten und bei Erschöpfungszuständen).

Colonkarzinom = Dickdarmkrebs.

Kachexie = Auszehrung, Kräfteverfall, schlechter Ernährungszustand, vor allem bei Krebs.

💡 Ein positiver Einfluss der Ernährungstherapie auf die Entzündungsaktivität in der akuten Phase oder bei chronisch aktiver Colitis ulcerosa ist nicht belegt.

Bei Vorliegen einer Malnutrition und nach therapeutischer Darmresektion ist jedoch auf eine optimale Versorgung mit Nährstoffen zu achten.

Therapie

Vor allem medikamentös (zB 5-ASA, Kortikosteroide).

Ernährung während der akuten Phase je nach Schweregrad und Ernährungszustand:
- Hochmolekulare oder niedermolekulare Formeldiät (signifikante Unterschiede in der Wirkung sind nicht bekannt) per Sonde oder als Trinknahrung und/oder parenterale Ernährung.
- Zusätzlich rascher Kostaufbau, ballaststoff- und fettarm, eiweißreich.

Ernährung bei gering aktivem Morbus Crohn:
Rascher Kostaufbau und zusätzlich bei Bedarf eiweiß- und energiereiche Zusatznahrung.

Ernährung bei beschwerdefreiem Morbus Crohn:
Freie Kostwahl mit Rücksicht auf individuelle Intoleranzen (zB Laktose).

Colitis ulcerosa

Krankheitsbild

Chronisch entzündliche Darmerkrankung, die durch Geschwüre und Entzündungen an der Colonschleimhaut – aber auf Mukosa und Submukosa beschränkt – charakterisiert ist. Die Colitis ulcerosa befällt meist nur Teilbereiche des Dickdarms, am häufigsten den Mastdarm (Rektum).

Verlauf

Verläuft in Schüben, ein Leben lang.

Ursachen

- Keine gesicherten Erkenntnisse.
- Häufiger in Industrie- als in Entwicklungsländern.
- Erbliche Veranlagung – nicht so hoch wie bei Morbus Crohn, immunologische Störungen, auch psychische Komponenten werden diskutiert.

Symptome

- Blutige Durchfälle oder blutig-schleimige Stühle, oft Blutarmut (Anämie).
- Bauchschmerzen (Krämpfe beim Absetzen häufiger blutig-schleimiger Stühle) eher im linken Unterbauch.
- Appetitlosigkeit und Gewichtsverlust mit Verschlechterung des Allgemeinzustandes.
- Übelkeit.
- Schwerer Schub: Fieber sowie täglich mehr als sechs blutige Stühle und Gewichtsverlust.

Folgen

- Anämie.
- Hypoproteinämie.
- Störungen des Elektrolythaushaltes.

Therapie

Medikamentös; eine chirurgische Intervention ist nicht auszuschließen. Es besteht ein erhöhtes Colonkarzinomrisiko!

Ernährung während der akuten Phase:
- Leichte Vollkost, ballaststoffarm.
- Trinknahrung (besonders bei kachektischen Patienten).
- Individuelle Intoleranzen (zB Laktose) beachten.

Ernährung während der symptomarmen Phase:
Freie Kostwahl.

Empfehlung
- Als Basis Leichte Vollkost.
- Individuelle Intoleranzen beachten.
- Mehrere kleine Mahlzeiten.
- Langsam essen, gut kauen.

3.6 Akute Obstipation (Verstopfung)

Ursachen
- Umstellung der Lebensweise.
- Reise.
- Schwangerschaft.
- Gallensteine ...

3.7 Chronische Obstipation

Zu seltene, verzögerte Entleerung (weniger als dreimal wöchentlich) eines meist zu harten Stuhls, der mit Beschwerden einhergeht. Mit zunehmender Dauer auch Meteorismus und abdominale Schmerzen.

Meteorismus = Blähsucht.

Abdomen = Bauchraum.

Verlaufsformen der chronischen Obstipation (nach Lembcke 1994)
- Obstipation mit normaler Transitzeit.
- Obstipation mit verlangsamter Transitzeit (Slow-Transit-Constipation).
- Obstipation mit lokalen Entleerungsstörungen mit anatomischer oder funktioneller Ursache.

Ursachen
Häufig mehrere pathogenetische Faktoren:
- **Häufig funktionelle Störung (Lebensstil):** zu wenig Ballaststoffe, zu wenig Flüssigkeit, falsche Essgewohnheiten wie zu hastig bzw. spätabends eingenommene Hauptmahlzeiten, bewusstes Unterdrücken des Stuhldrangs oder falsche Einübung der Stuhlentleerung in der Kindheit, voreilige Einnahme von Laxanzien ...
- **Organische Ursachen:** Obstipation als Randerscheinung (zB Hypothyreose, Depression, Hypokaliämie).
- **Durch Medikamente:** zB Antidepressiva, Analgetika, Diuretika, Eisenpräparate, Neuroleptika, Opiate.
- **Psychische Belastungen**
- Bettlägerige leiden häufig unter Obstipation.
- **Mangel an Bewegung:** Diese Annahme konnte in Studien jedoch nicht belegt werden.

Laxanzien = Abführmittel.

Hypothyreose = Schilddrüsenunterfunktion.

Hypokaliämie = Kaliummangel.

Therapie
- Ballaststoffreiche Kost: Vollkornbrot, Müsli, Naturreis, Vollkornteigwaren, Kartoffeln, Rohkost, Gemüse, Obst, Salate, Hülsenfrüchte.
- Langsam die Menge an Ballaststoffen steigern und allmählich die Laxanzien abbauen.
- Viel Flüssigkeit: Damit die Ballaststoffe (besonders wichtig bei Kleie) quellen können, kaltes oder lauwarmes Wasser (eventuell auch Fruchtsaft) nüchtern trinken.
- Zum Frühstück Bohnenkaffee, denn Koffein wirkt anregend auf die Darmperistaltik.
- Stuhltraining – Erziehen zur Regelmäßigkeit.
- Ausreichende körperliche Bewegung sowie gezielte Gymnastik und Bauchdeckenmassage.
- In hartnäckigen Fällen ist es notwendig, zu den bereits genannten Maßnahmen so genannte Hausmittel in den Speiseplan aufzunehmen.

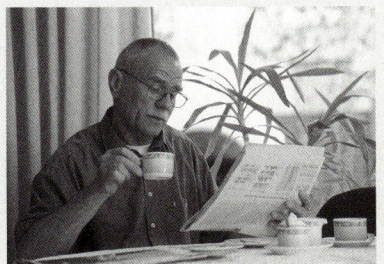

Bohnenkaffee am Morgen bringt den Darm in Schwung.

Wussten Sie, dass ...
Patienten mit Beckenbodenschwäche, Rektozele (Aussackung der Enddarmwand), einer neurologischen Erkrankung (multipler Sklerose, Parkinson) nicht auf eine erhöhte Ballaststoffzufuhr ansprechen?

Sigma = Teil des Dickdarms.

Colon descendens = absteigender Dickdarm.

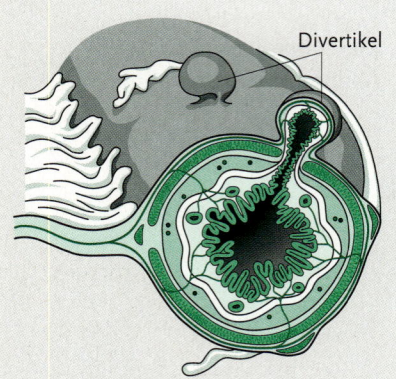

Colonwand mit Divertikel

💡 Blähende Lebensmittel und Lebensmittel mit großen Körnern (zB Weintraubenkerne, Melonenkerne, Leinsamen, grobe Vollkornbrote) sollen vermieden werden.

Peritonitis = Bauchfellentzündung.

💡 Unter der Bezeichnung „Colon irritabile" sind folgende Krankheiten zusammengefasst: chronisches spastisches Colon, Colonneurose, Colitis mucosa (reine Schleimstühle) und Reizdarmsyndrom.

Besonders verdauungsfördernde Nahrungsmittel und Speisen	
Kleie oder Leinsamen mit sehr viel Flüssigkeit	Die Dosierung langsam steigern, 1–3 Esslöffel pro Tag, eingerührt in Jogurt, Buttermilch, Sauermilch oder andere Speisen.
	Die Pharmaindustrie bietet fein verarbeitete Ballaststoffe (löslich oder löslich/unlöslich gemischt) an.
Produkte mit milchsaurer Gärung	Buttermilch, Jogurt, Kefir, Molke, Sauerkraut.
Trockenfrüchte	Dörrpflaumen und Feigen über Nacht einweichen und mit der Flüssigkeit konsumieren.
Milchzucker	Wirkt leicht abführend, 1–2 Esslöffel in Getränken anrühren, Dosis nach Bedarf steigern.
Magnesiumpräparat (Bittersalz)	Wirkt, in Flüssigkeit aufgelöst, zu einer Hauptmahlzeit abführend, jedoch nicht schädigend auf die Darmflora.

Abführmittel sollte man meiden bzw. langsam reduzieren und dann gänzlich weglassen.

3.8 Divertikulose

Divertikel sind kleine taschenförmige Aussackungen der Colonwand, vorwiegend im Sigma und Colon descendens. Mit zunehmendem Alter werden sie häufiger.

Ursache
- Ballaststoffarme Ernährung.
- Möglicherweise auch hohe Fett- und Fleischzufuhr.
- Bindegewebsschwäche der Colonwand.

Therapie
- Ballaststoffreiche Kost; nicht wasserlösliche, grobe Kleiepartikel haben die beste Wirkung. 90 % der Patienten werden damit beschwerdefrei, aber erst nach zwei bis vier Wochen stellt sich der Erfolg ein.
- Mindestens 2 l Flüssigkeit pro Tag.

Ziel der Therapie ist ein Stuhl mit weicher Konsistenz.

Prophylaxe
Ballaststoffreiche Ernährung mit reichlich Flüssigkeit.

3.9 Divertikulitis

Entzündung der Divertikel mit massiven Schmerzen, Fieber und Gefahr der Perforation.

Folgen
Peritonitis oder lokales Abszess.

Therapie
- Medikamentös.
- Kostaufbau mit Tee und Suppe.
- Ballaststoffarme Leichte Vollkost, bis die Entzündung abgeheilt ist.

3.10 Colon irritabile

Krankheitsbild
Kontraktion von Darmsegmenten mit starker Steigerung des Druckes im Colon; nicht nur das Colon ist von Motilitätsstörungen betroffen, sondern möglicherweise auch Ösophagus, Magen und Dünndarm.

Symptome

- Darmkrämpfe, Meteorismus.
- Unregelmäßiger Stuhlgang.
- Diarrhö oder Obstipation.
- Vermehrte Schleimproduktion.

Ursachen

- Unklar; es werden Motilitäts- und Sensibilitätsstörungen vermutet.
- Bestimmte Lebensmittel wie Kaffee, Alkohol, Milch, rohes Obst, Gebratenes, üppige Mahlzeiten und schlechte Essgewohnheiten verstärken die Symptome.
- Mögliche Ursachen: ballaststoffarme Kost, Lebensmittelüberempfindlichkeit, Laktoseintoleranz.

Therapie

- Nicht einheitlich für alle Betroffenen – wichtig ist das Vermeiden von Lebensmitteln, die Unverträglichkeiten auslösen (40 % Fruktose- und Sorbitempfindlichkeit, 60 % Laktosemalabsorption ...).
- Teilweise sind Ballaststoffe für die abdominelle Symptomatik verantwortlich, bei 50 % der Patienten hat sich jedoch Kleie – insbesondere bei Obstipation (Flohsamen aber besser als Kleie) – bewährt.
- Ausreichend Flüssigkeit.
- Begleitende Psychotherapie zur Stress- und Problembewältigung.
- Medikamente bei Bedarf.

3.11 Colonkarzinom (Dickdarmkrebs)

Krankheitsbild

- Häufiger im höheren Lebensalter.
- Anfangs fast keine Beschwerden.
- In Entwicklungsländern selten zu finden.

Ursachen

Zu wenig Ballaststoffe.

Symptome

- Obstipation im Wechsel mit Diarrhö, Teerstühle oder Blutabgang.
- Schwäche.
- Blutarmut.
- Appetitlosigkeit.

Therapie

Hemikolektomie.

3.12 Kolektomie

Unter einer Kolektomie wird die teilweise oder vollständige operative Entfernung des Dickdarms mit Anlegen eines künstlichen Darmausgangs am Dünndarm (Anus praeter) oder einer Verbindung des Dünndarms mit dem Mastdarm verstanden.

Kolektomien sind bei einer Vielzahl von Erkrankungen im Darm erforderlich. Man unterscheidet

- **Dickdarmstoma** (Kolostomie), bei dem die Funktion des Dickdarms erhalten bleibt, und
- **Dünndarmstoma** (Ileostomie), bei dem die Funktion des Dickdarms verloren geht.

 Wussten Sie, dass ...
10–20 % der Bevölkerung der westlichen Industriestaaten an einem Colon irritabile leiden? Frauen sind häufiger davon betroffen.

Zu viel
- Fett (gesättigte und Omega-6-Fettsäuren)
- kcal
- Eiweiß (rotes Fleisch)
fördern die Entstehung von Dickdarmkrebs.

Risikosenkend wirken
Ballaststoffe, Polysaccharide, Omega-3-Fettsäuren, antioxidative Vitamine, sekundäre Pflanzenstoffe, Selen und Kalzium.

Hemikolektomie = operative Entfernung von etwa der Hälfte des Dickdarms.

Anus praeter = künstlicher Darmausgang, Seitenausgang; wird oft auch nur als Stoma bezeichnet.

Stoma = Öffnung.

Kolostomie = Ausleitung des Dickdarms an die Hautoberfläche.

Ileostomie = Ausleitung des Dünndarms an die Hautoberfläche.

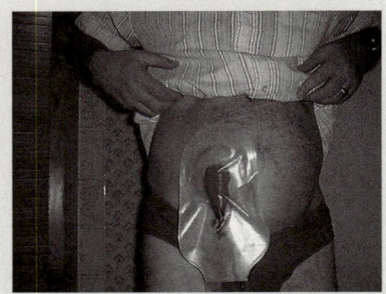

Stomabeutel

Mazeration = Gewebe wird unter Wassereinwirkung und Luftabschluss (aber ohne Fäulnisbakterien) weich und zerfällt.

👉 **Wussten Sie, dass ...**
150 g Glukose den Wasserverlust um einen Liter reduzieren?

Therapie

Persönliche Ziele	Medizinische Ziele
■ Regelmäßige, berechenbare Stuhlentleerung. ■ Optimale Stuhlkonsistenz und Menge. ■ Keine Durchfälle. ■ Große Intervalle zwischen den Stuhlentleerungen, keine Windabgänge, keine Geruchsbelästigung.	■ Eindämmen der Durchfälle. ■ Verluste von Elektrolyten und Flüssigkeit ausgleichen. ■ Vermeiden von Wundsein im Stomabereich. ■ Ausgewogene, abwechslungsreiche, bedarfsangepasste Ernährung.

Empfehlungen

- Gezielte Empfehlungen zur Ernährung sind nicht möglich. Jeder Patient muss selber lernen, welche Wirkung das Essen auf die Konsistenz des Stuhles hat.
- Regelmäßige Essenszeiten, langsam essen, gut kauen, häufig kleine Mahlzeiten.
- Fasten legt den Darm nicht still und kann zu Bildung von Darmgasen führen.
- Flüssigkeitszufuhr außerhalb der Mahlzeiten.
- Zwischendurch auch Zusatznahrung.
- Gleichbleibender Entleerungsrhythmus, Tagesablauf ohne Hektik, körperliche Aktivitäten.
- Vermehrte Entleerung des Darminhaltes kann zu Mazeration der Haut in der Umgebung des Stomas führen.
- Bei Laktasemangel Milchzucker meiden.
- Beschwerdeprotokoll führen, um unverträgliche Lebensmittel auszuschalten – Leichte Vollkost ist gut geeignet.
- Achtung: Faserreiche, schlecht gekaute Lebensmittel (Sauerkraut, Orangenfruchtfleisch, faserreiches Fleisch, Trauben ...) können zu einer Stomablockade führen.
- Alkohol, Koffein, Nikotin wirken sich ungünstig aus.

Aussichten: 50–75 % der Patienten mit Anus praeter können nach der Operation essen wie vorher.

Zusätzliche wichtige Empfehlungen bei Ileostomie:
- Ausreichende Flüssigkeits- und Kochsalzzufuhr.
- 3 l Flüssigkeit pro Tag (mindestens 1 l Urin pro Tag); maximal 1/2 l Fruchtsäfte! Verdünnte Säfte werden besser vertragen, wenn sie mit Haferschleim, Reisschleim, Leinsamenschleim oder Flohsamen angedickt werden.
- Quellende Lebensmittel und flüssigkeitsbindende Präparate wie Pektine (industriell gefertigte lösliche Ballaststoffe) sind hilfreich.
- 6–9 g Salz pro Tag, besonders Fleisch- und Gemüsebrühen.
- Besser Traubenzucker statt Haushaltszucker: Der erhebliche Wasserverlust aus dem Ileostoma kann durch Gabe von Traubenzucker verringert werden.
- Vitamine und Mineralstoffe bei Bedarf substituieren.

Nahrungsmittel und ihre Wirkung	
Wirkungsweise	**Nahrungsmittel**
Stopfend	Weißbrot, Kartoffeln, Mais, Reis, Kekse, Sellerie, Rosinen, Nüsse, Kokosflocken, trockener Käse, Schokolade, Kakao, Rotwein, schwarzer Tee.
Blähend	Frisches Brot, Vollkornbrot, Kohl, Erbsen, Bohnen, Karfiol, Gurken, Zwiebeln, Bier, Kohlensäure.
Geruchsbildend	Pilze, Fisch, Käse, fettes Fleisch, Eier, Zwiebeln, Knoblauch, Spargel, Rhabarber, Bier, Kaffee, scharfe Gewürze.
Hautmazeration begünstigend	Scharfe Gewürze, Zitrusfrüchte (Saft), Laktoseintoleranz.
Abführend	Rohes Obst, Gemüse, Dörrobst, Erbsen, Bohnen, Kohl, Spinat, Fruchtsäfte, Mineralwasser, Zuckeraustauschstoffe, konzentrierte Alkoholika, fette Käsesorten, scharf gebratenes Fleisch, Zwiebeln.
Blähungshemmend	Preiselbeersaft, Heidelbeeren, Jogurt.
Geruchshemmend	Spinat, grüner Salat, Petersilie, Preiselbeeren, Heidelbeeren, Jogurt.
Meist problemlos	Weißbrot, Mais, Reis, Knäckebrot, Kartoffeln, Preiselbeeren, Heidelbeeren, Jogurt, Apfelmus, Karottenmus, Bananen, Tee.

4   Leber, Gallenblase und Gallenwege

Die Leber ist unser zentrales Stoffwechselorgan:

- Versorgt den Organismus mit Nährstoffen.
- Wirkt im Intermediärstoffwechsel.
- Synthetisiert die Galle.
- Entgiftet oder verändert Substanzen, die für den Körper schädlich oder nicht verwertbar sind.
- Speichert Vitamine (A, D, K, B-Komplex).
- Speichert Eisen als Ferritin.
- Glykogenspeicher.

4.1   Akute und chronische Hepatitis (Entzündung der Leber)

Ursachen

- Verschiedene Viren, Alkohol, Drogen, Medikamente, Gifte.
- Bei 10–20 % lässt sich eine sichere Ursache nicht belegen.

Daraus ergeben sich Unterschiede in der Übertragung und Inkubationszeit.

Symptome

- Uncharakteristisches Vorstadium: Abgeschlagenheit, verminderte Leistung, Appetitlosigkeit, Übelkeit und unklare abdominelle Beschwerden.
- Krankheitsphase: Ikterus und möglicherweise Fieber.

Diagnose

Durch serologische Tests.

Verlauf

Die Mehrzahl der Leberentzündungen heilt spontan aus.

Therapie

- Leichte Vollkost mit ausreichender Zufuhr von Kalorien bis hin zur Normalkost, sobald abdominelle Beschwerden und Appetitlosigkeit schwinden – nach dem allgemeinen Befinden richten.
- Striktes Alkoholverbot!

4.2   Fettleber

Krankheitsbild

Leberzellverfettung – bis 50 % der Leberzellen sind verfettet.

Ursachen

- Überernährung.
- Alkoholabusus.
- Hyperlipidämie (besonders erhöhte Tryiglyceride).
- Hochgradiger Proteinmangel.
- Lebertoxische Stoffe (organische Lösungsmittel, Medikamente ...).

Therapie

Grundsätzlich bildet sich die Fettleber bei Wegfall des schädigenden Faktors zurück.

- Überernährung ⇨ Körpergewicht normalisieren – 10 Regeln der DGE (siehe S. 17).
- Alkoholabusus ⇨ Alkohol strikt meiden.
- Eiweißmangelfettleber ⇨ hochwertiges Eiweiß zuführen.
- Hypertriglyceridämie (siehe S. 107).

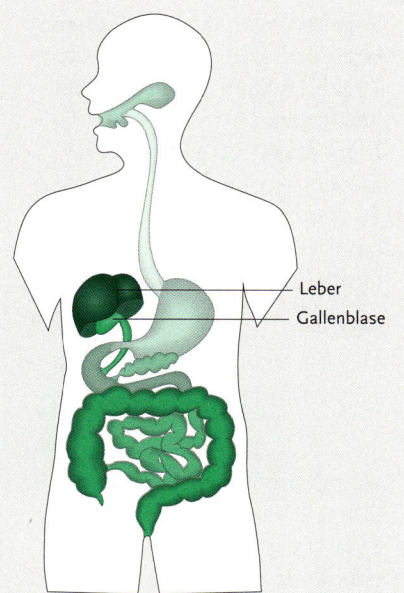

Leber
Gallenblase

Ikterus = Gelbsucht, hell- bis dunkelgelbe Hautfarbe infolge des Übertritts von Gallenbestandteilen ins Blut.

Bei einer chronischen Hepatitis haben sich Tocopherolgaben bewährt.

4.3 Leberzirrhose

Krankheitsbild

Untergang von Leberzellen (Nekrose) und Vermehrung von Bindegewebe.

Ursachen

- Alkoholismus (40–50 %).
- Vorausgegangene Virushepatitis.
- Primär biliäre Zirrhose.
- Hämochromatose.
- Morbus Wilson ...

Symptome

- Frühe Zeichen: Erbrechen, Appetitlosigkeit.
- Später kommt es zu Ikterus, zunehmender Schwäche, Ödemen, Aszites, gastrointestinalen Blutungen, Mangel an Gerinnungsfaktoren, Eisen- und Folsäuremangel, Gewichtsverlust, Pfortaderstauung (portale Hypertonie) mit Ösophagusvarizen, psychischen Veränderungen, Enzephalopathie.

Therapie

- Optimale Versorgung mit Nährstoffen und Energie sichern: ein um 25 % höherer Energiebedarf ⇨ 35 kcal/Tag/kg Körpergewicht; aufgrund des eingeschränkten Appetits und teilweiser Malabsorption sind Trinkzusatznahrungen erforderlich.
- Erhöhter Eiweißbedarf: 1–1,2 g pro kg Körpergewicht pro Tag.
- Individuelle Intoleranzen berücksichtigen.
- Strenges Alkoholverbot!

Ziele

- Ausgleichen von Abweichungen im Flüssigkeits- und Elektrolythaushalt.
- Unterstützung der Leberregeneration.
- Verhindern einer Malnutrition und des Abbaus von körpereigenem Eiweiß.
- Vermeidung einer Enzephalophathie.

Aszites und Ödeme

Therapie

- Diuretika.
- Kaliumreiche und kochsalzarme Kost (6 g pro Tag) wirken positiv.
- Flüssigkeitsbilanz.

Hepatische Enzephalopathie

Mit Anstieg des Ammoniaks, Präkoma, Coma hepaticum.

Therapie

- Eine ausreichende Energiezufuhr ist lebensnotwendig.
- Ausreichende Eiweißzufuhr (1,2 g pro kg Körpergewicht).
- Im Akutstadium: Eiweißeinschränkung auf 0,5 g pro kg Körpergewicht für maximal 24 Stunden, danach Steigerung auf 1,2 g pro kg Körpergewicht.
- Eiweißreiche und kalorienreiche Trinknahrungen.
- In fortgeschrittenem Stadium (Coma hepaticum) parenterale Ernährung.
- Unterstützt wird die Behandlung durch Laxanzien, Laktulose, Sorbit oder lösliche Ballaststoffe, um die intestinale Produktion und Resorption von Toxinen (Ammoniak) zu vermindern.
- Nach TIPS: 0,8 g pro kg Körpergewicht.

Regelmäßiger, täglicher Konsum von Alkohol über eine Dauer von 10 Jahren kann die Gesundheit gefährden:
Mehr als 40–60 g reiner Äthylalkohol pro Tag beim Mann und 20 g reiner Äthylalkohol pro Tag bei der Frau sind gesundheitsgefährdend.

Beispiel:
1 l Wein mit ca. 12 Vol.-% Alkohol = 96 g Äthylalkohol.

Hämochromatose = genetisch bedingte Eisenspeichererkrankung; es liegt eine erhöhte Eisenaufnahme im oberen Dünndarm vor. Die Eisenüberladung führt zur langsam fortschreitenden Schädigung von Leber, Herz, Bauchspeicheldrüse, Hirnanhangsdrüse und Gelenken.

Aszites = Bauchwassersucht, Ansammlung von seröser Flüssigkeit in der freien Bauchhöhle.

Ösophagusvarizen = Krampfadern in der Speiseröhre.

Enzephalopathie = Oberbegriff für hirnorganische Schädigungen. Darunter fallen sowohl toxisch bedingte als auch gefäßbedingte und alle anderen organischen Schädigungen.

Mangelernährung ist mit einer verminderten Überlebensrate verbunden.

Diuretika = harntreibende Mittel.

TIPS (Transjugulärer intrahepatischer portosystemischer Shunt) = Methode, mit der ein Überdruck in der zur Leber führenden Pfortader durch Anlage einer Umleitung in der Leber abgebaut werden kann. In manchen Fällen ist der TIPS nur eine Übergangslösung, manchmal kann er aber auch die Zeit bis zur Notwendigkeit einer Lebertransplantation um Jahre verlängern.

Ösophagusvarizen

Therapie

- Mehrere, kleine, wenig voluminöse Mahlzeiten.
- Weiche Kost.
- Keine heißen Speisen und Getränke.

4.4 Cholelithiasis (Gallensteine)

Ursache

Gallenflüssigkeit wird von der Leber abgesondert, eingedickt und zwischen den Mahlzeiten in der Gallenblase gesammelt. Dort kann sie kristallisieren, sodass Steine entstehen. Gallensteine in der Gallenblase oder in den Gallenwegen können symptomlos vorkommen.

Koliken werden ausgelöst, wenn sich ein Stein verklemmt oder der Druck steigt (besonders nach dem Essen fetter Speisen). Sie verursachen Schmerzen im rechten Oberbauch.

Folgen

- Verschlussikterus mit Leberzellschädigung, wenn der Gallengang verlegt ist.
- Begleitpankreatitis durch die Behinderung des Abflusses der gemeinsamen Einmündung (Gallengang/Pankreas) in das Duodenum.

Therapie

Entfernung der Gallenblase (nicht nur der Steine).

Ernährung

- Ohne Beschwerden: keine diätetischen Maßnahmen.
- Sonst Leichte Vollkost.

Ernährung nach Cholezystektomie (Entfernung der Gallenblase)

Es besteht eine direkte Gallensekretion.

- Nach dem postoperativen Kostaufbau kann wieder alles gegessen werden.
- Individuelle Unverträglichkeiten beachten.

5 Bauchspeicheldrüse

Die Bauchspeicheldrüse hat eine endokrine und eine exokrine Funktion. Täglich werden 2 l Bauchspeichel (Pankreassaft) produziert und abgegeben.

5.1 Akute Pankreatitis (Entzündung der Bauchspeicheldrüse)

Krankheitsbild

Selbstverdauung (Autodigestion), ausgelöst durch Aktivierung von inaktiven, gespeicherten Verdauungsenzymen.

Ursachen

- Gallenwegserkrankungen (Gallensteine).
- Alkoholabusus.
- Hyperlipidämien.
- Hyperkalzämie bei Hyperparathyreoidismus ...

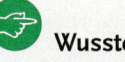 **Wussten Sie, dass ...**
Gallensteine bei Frauen häufiger auftreten?

Pankreatitis = Entzündung der Bauchspeicheldrüse.

Duodenum = Zwölffingerdarm.

Prävention von Gallensteinen

- Übergewicht vermeiden bzw. vorhandenes Übergewicht langsam senken. Keine Gewichtsschwankungen!
- Reduktion des Fettanteils in der Nahrung.
- Ballaststoffreiche Kost (bevorzugt aus Getreide).

Hyperkalzämie = erhöhter Kalziumspiegel im Blut.

Hyperparathyreoidismus = Durch eine Überfunktion der Nebenschilddrüse kommt es zu einer Überproduktion des Parathormons. Dies führt zu einem vermehrten Knochenabbau und damit zu einem erhöhten Blutkalziumwert. Die Knochen werden demineralisiert und schmerzen. Der Körper scheidet das Kalzium über die Niere aus, wodurch Nierensteine entstehen können.

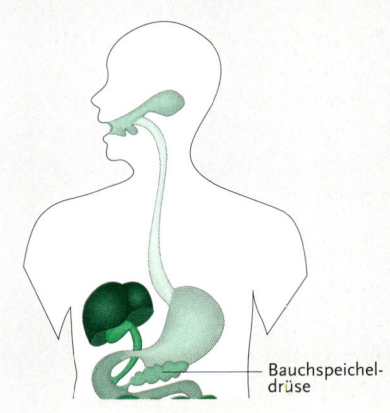

Bauchspeicheldrüse

Formen der Pankreatitis
- **Leichte (ödematöse) Form:** Drei Viertel der Betroffenen erholen sich nach Nahrungskarenz in wenigen Tagen.
- **Schwere (nekrotisierende) Form:** hohe Mortalität (20–50 %).

Ileus = Darmverschluss.

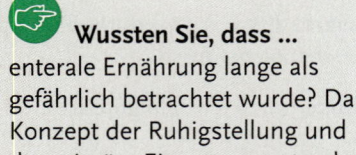

Wussten Sie, dass ...
enterale Ernährung lange als gefährlich betrachtet wurde? Das Konzept der Ruhigstellung und der primäre Einsatz parenteraler Ernährung sind jedoch mittlerweile überholt.

Nach Abheilen ist eine Diät nicht mehr notwendig, ein lebenslanger Verzicht auf Alkohol und Nikotin ist aber unumgänglich.

Symptome

- Akute, heftige Schmerzen im Oberbauch (5–10 % schmerzfrei).
- Übelkeit, Erbrechen.
- Erhöhte Pankreasenzyme im Serum (obwohl Lipase und Amylase nichts über die Schwere des Verlaufes aussagen).
- Bei schweren Fällen Schocksymptomatik (Blutdruckabfall, akutes Nierenversagen, Gefahr eines Ileus).

Therapie

- Bei leichter ödematöser Pankreatitis haben parenterale und enterale Ernährung im Verlauf keinen positiven Effekt ergeben. Nur Flüssigkeit und Elektrolyte werden parenteral zugeführt. Normal ernährte Patienten brauchen keine spezielle Ernährungstherapie.
- Bei schwerer nekrotisierender Pankreatitis wird eine frühe enterale Ernährung binnen 48 Stunden empfohlen (jejunale Sondenlage, ernährt mit niedermolekularer Formeldiät, kontinuierlich über 24 Stunden mit Pumpe). Wenn eine enterale Ernährung nicht möglich ist oder die benötigte Kalorienzufuhr nicht erreicht wird, wird mit parenteraler Ernährung kombiniert.

Bei Rückgang der Schmerzen erfolgt ein oraler Kostaufbau innerhalb von drei bis sieben Tagen mit einer kohlenhydrat- und proteinreichen, fettarmen Diät.

Oraler Kostaufbau	
Stufe 1: **Nahrungskarenz**	Keine orale Nährstoff- und Flüssigkeitszufuhr.
Stufe 2: **Kohlenhydrate**	Gesüßter Tee; Zwieback; Marmelade; Honig; Schleimsuppe, zubereitet aus Wasser und Stärke; Mehl; Grieß; Haferflocken oder Reis, nur gesalzen; kleine Mengen Karottenmus; evtl. Rote-Rüben-Saft; Kartoffelbrei mit Wasser; Gemüsebrei; Fruchtmus; fettlose Teigwaren.
Stufe 3: **Fettarmes Protein**	Magertopfen, fettarme Milchprodukte, Schinken, mageres zartes Fleisch, fettarmer Fisch.
Stufe 4: **Ballaststoffe**	Ballaststoffreiche Lebensmittel, Kartoffeln, Gemüse; größere Portionen.
Stufe 5: **Fettzulage in kleinen Portionen**	Langsam steigende Zugabe von Fett (Butter, Pflanzenöl) – Fetttoleranz beobachten – eventuell MCT-Fett geben, Käse und Milchprodukte (fettarm), Ei, Fleisch und Fisch.
Stufe 6: **Leichte Vollkost**	Unter Berücksichtigung von Intoleranzen; 6–8 kleine Mahlzeiten.

5.2 Chronische Pankreatitis

Krankheitsbild

Fortschreitender Untergang von Gewebe, der zur exokrinen und endokrinen Pankreasinsuffizienz führt. Bis zu 90 % des Pankreasparenchyms können zerstört sein, ohne dass klinische Zeichen auftreten.

Folgen

Ungenügende Ausnützung der Nährstoffe (vor allem von Fett) und eventuell sekundärer Diabetes mellitus (siehe S. 100 ff.).

Symptome

- Schmerzen im Oberbauch (15–20 Minuten nach Speisenaufnahme) mit häufiger Ausstrahlung zum Rücken, verbunden mit Übelkeit und Erbrechen.
- Maldigestion und Malabsorption.
- Blähungen, Durchfall, Steatorrhö.
- Gewichtsverlust.
- Glukosetoleranzstörung.

Ursachen

- Chronischer Alkoholabusus (80 %).
- Chronische Gallenwegsinfekte.

Therapie

- Leichte Vollkost unter Berücksichtigung individueller Intoleranzen.
- Leicht verdauliche Fette, eventuell MCT-Fette.
- Ballaststoffarm (Ballaststoffe absorbieren Enzyme und vermindern die Aufnahme der Nährstoffe).
- Häufige kleine Mahlzeiten, um genügend Kalorien aufzunehmen.
- 10–15 % der Patienten benötigen zusätzlich eine orale Zusatznahrung aufgrund einer verminderten Nährstoffaufnahme.
- Supplementierung von Pankreasfermenten.
- Keine kalten Lebensmittel und Getränke.
- Mahlzeiten langsam und in Ruhe einnehmen, gut kauen.
- Kein Alkohol!

Partielle Pankreatektomie (teilweise Entfernung der Bauchspeicheldrüse)

Therapie

Gleiche diättherapeutische Grundsätze wie bei einer chronischen Pankreatitis.

Verlauf

Häufig weitgehende Regeneration des Drüsengewebes.

Totale Pankreatektomie (totale Entfernung der Bauchspeicheldrüse)

Therapie

- Exakte diätetische und medikamentöse Betreuung!
- Insulintherapie und entsprechend angepasste Kost (fehlende Glucagon-Produktion und eingeschränkte Verdauungsfunktion führen zu vermehrten Hypoglykämien ⇨ häufige Blutzuckerkontrollen sind wichtig).
- Vorsicht bei Alkohol – Gefahr einer Unterzuckerung.
- Substitution von Pankreasfermenten.
- Leichte Vollkost, evtl. Einsatz von MCT-Fetten.

Exkretorische Pankreasinsuffizienz

- Ist ein postoperatives Problem nach Teilresektion oder Insuffizienz.
- entwickelt sich langsam bei chronischer Pankreatitis.

Ab einem bestimmten Zeitpunkt kommt es zu einer Funktionseinbuße der exokrinen Enzymaktivität im oberen Dünndarm und damit zu einer unzureichenden Nährstoffausnutzung und/oder einem Ausfall des endokrinen Pankreas.

Maldigestion = lateinisch „schlechte Verdauung", Störung der enzymatischen Spaltung der Nahrung.

Malabsorption = lateinisch „schlechte Aufnahme", bereits aufgespaltene Nahrungsbestandteile werden nur vermindert durch die Darmwand in die Lymph- oder Blutbahn aufgenommen.

Das Ziel der Therapie ist, einen adäquaten Ernährungszustand zu erreichen und Mangelzustände zu verhindern. Bei Defiziten müssen fettlösliche Vitamine (A, D, E, K) sowie andere Mikronährstoffe supplementiert werden.

💡 Die Art der Resektion – Pankreasschwanz oder Pankreaskopf – beeinflusst die Therapie!

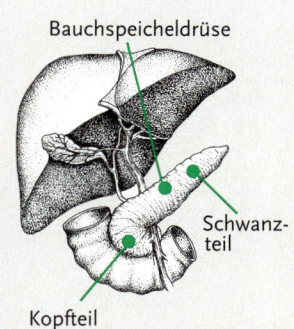

Bauchspeicheldrüse

Schwanzteil

Kopfteil

Kopfteil	Schwanzteil
Zu wenig Enzyme für die Verdauung ↓ Lipasemangel ↓ Unzureichende Fettverdauung ↓ Anpassung der Fettzufuhr in Kombination mit Pankreasenzymsubstitution	Ausfall des endokrinen Teils ↓ Insulinpflichtiger Diabetes ↓ Erhebliche Schwankungen des Blutzuckers

(?) Arbeitsaufgaben

1. Was begünstigt eine Refluxösophagitis bzw. welche Ursachen kennen Sie? Geben Sie entsprechende Ernährungsempfehlungen.

2. Beschreiben Sie die Ernährungstherapie bei akuter Gastritis.

3. Welche Therapie findet bei Ulcus ventriculi und Ulcus duodeni Anwendung?

4. Was verstehen Sie unter Früh- und Spätdumping-Syndrom? Welche Ernährungsempfehlungen geben Sie?

5. Nennen Sie mögliche Ursachen einer akuten Diarrhö. Erklären Sie entsprechende Maßnahmen und den Kostaufbau.

6. Erklären Sie die Ernährungstherapie bei glutensensitiver Enteropathie. Welche Lebensmittel sind zu meiden, welche sind erlaubt?

7. Welche Ernährungsempfehlungen geben Sie bei einer erworbenen Laktoseintoleranz?

8. Wie sieht der Kostaufbau in der Adaptionsphase und die Dauerkost in der Stabilisationsphase beim Kurzdarmsyndrom aus?

9. Beschreiben Sie Ernährungsempfehlungen bei Fruktoseintoleranz (Anfangsphase/Dauerernährung).

10. Wie sieht die Ernährung bei Morbus Crohn/Colitis ulcerosa in der akuten bzw. beschwerdefreien Phase aus?

11. Welche Nahrungsmittel sind bei chronischer Obstipation besonders verdauungsfördernd?

12. Geben Sie Ernährungsempfehlungen bei Divertikulose.

13. Welche Lebensmittel wirken für manche Patienten mit Stoma stopfend, abführend, blähend oder begünstigen Hautmazerationen?

14. Welche Maßnahmen empfehlen Sie bei einer Fettleber?

15. Welche Ernährungsziele sind bei Leberzirrhose anzustreben?

16. Erklären Sie die Ernährungstherapie bei hepatischer Enzephalopathie.

17. Beschreiben Sie den oralen Kostaufbau bei akuter Pankreatitis.

18. Beschreiben Sie die Ursachen von und die Therapie bei chronischer Pankreatitis.

Stoffwechselerkrankungen

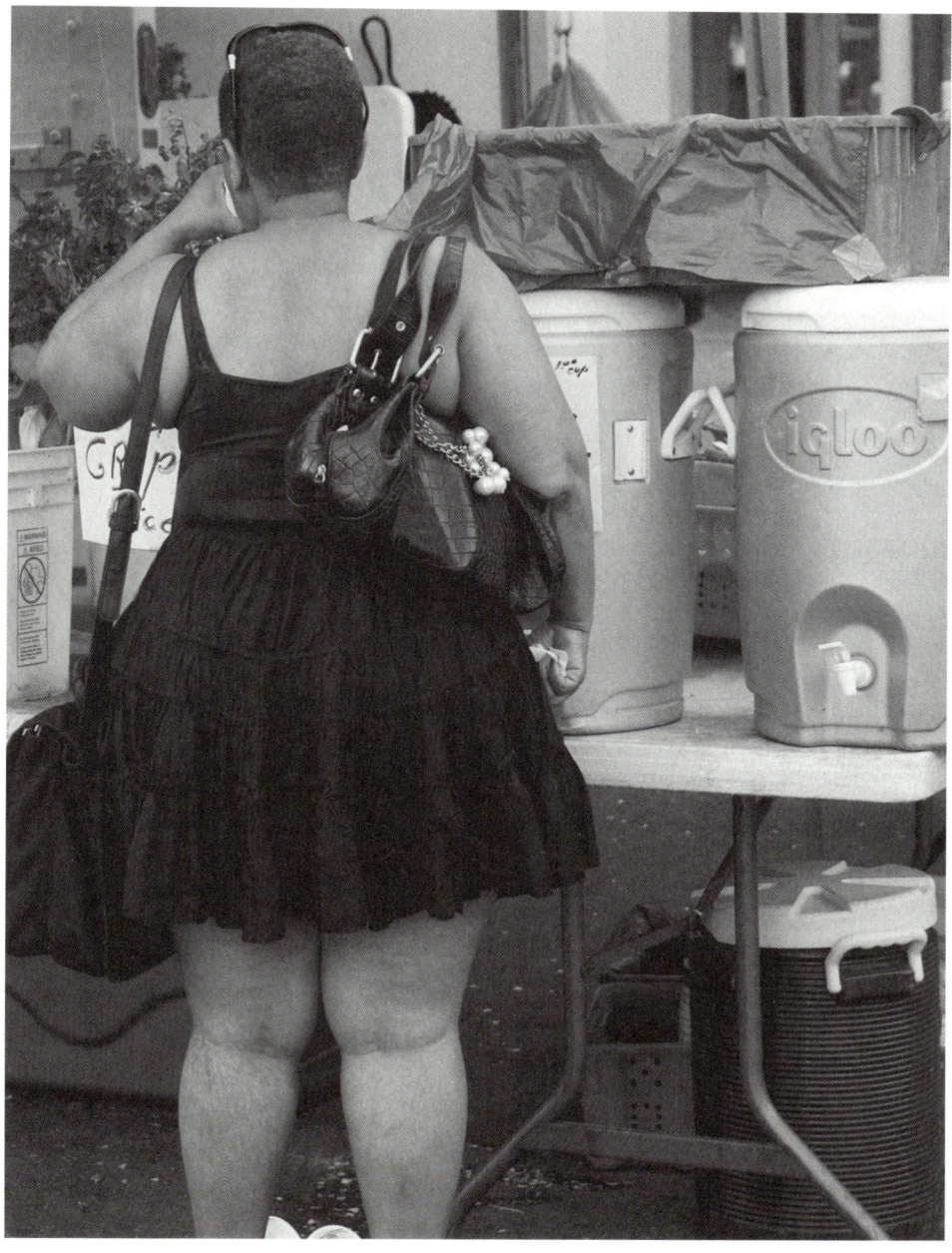

Unter Stoffwechsel versteht man alle chemischen Umsetzungen von Stoffen in unserem Körper. Dazu zählen neben der chemischen Zerlegung der Nahrung im Zuge der Verdauung der Auf-, Um- und Abbau von körpereigenen Stoffen sowie die Gewinnung der Energie, die für energieerfordernde Prozesse benötigt wird.

Bei Stoffwechselerkrankungen liegt eine Störung im Kohlenhydrat-, Fett- oder Eiweißstoffwechsel vor. Häufig entstehen sie durch überzogene Nahrungsaufnahme. Man nennt sie deshalb auch Wohlstandskrankheiten.

 Wussten Sie, dass ...
in Notzeiten Stoffwechselerkrankungen sehr selten sind?

◎ Unsere Ziele

Nach Bearbeitung dieses Kapitels werden Sie

- die wichtigsten Stoffwechselerkrankungen kennen;
- über die häufigsten Ernährungsfehler Bescheid wissen und fähig sein, Ernährungsziele zu setzen;
- die Ernährungstherapie zur Behandlung verschiedener Stoffwechselerkrankungen beschreiben können.

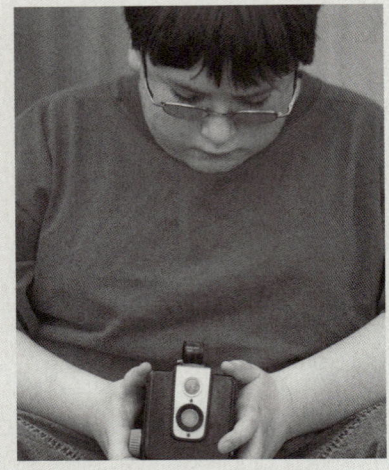

☞ **Wussten Sie, dass ...**

in den Industrieländern Übergewicht die häufigste Ernährungsstörung bei Kindern und Jugendlichen ist?
12 % der Sechs- bis Zehnjährigen und 15–17 % der Jugendlichen sind stark übergewichtig.

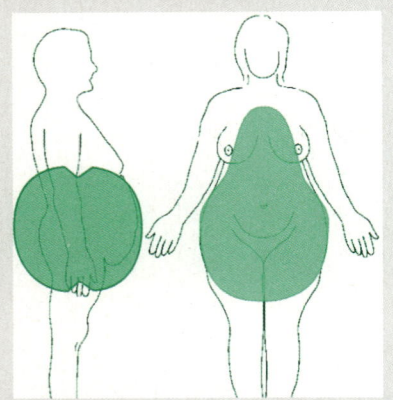

Apfel- und Birnentyp

Atherogen = Arterienwand mit Ablagerungen.

Hyperventilation = übermäßige Steigerung der Atmung über den Körperbedarf hinaus.

Schlaf-Apnoe-Syndrom = lautes Schnarchen mit nächtlichen Atempausen, ruheloser Schlaf, tagsüber Schläfrigkeit; während des Schlafens erschlafft die Muskulatur, die Atemwege werden verschlossen und es kommt zu Atemstillständen von unterschiedlicher Dauer.

1 Übergewicht

Adipositas (Fettleibigkeit)

Unter Übergewicht versteht man eine über das Normalmaß hinausgehende Steigerung des Körpergewichtes.

Klassifikation von Übergewicht und Adipositas bei Erwachsenen (nach WHO 2004)		
Kategorie	**BMI (kg/m²)**	**Broca-Übergewicht (in %)**
Untergewicht	< 18,5	–
Normalgewicht	18,5–24,9	–
Übergewicht	25–29,9	–
Adipositas Grad I (mäßig)	30–34,9	0–20
Adipositas Grad II (deutlich)	35–39,9	20–70
Adipositas Grad III (extrem)	über 40	über 70

Bewertung nach der Fettverteilung (Waste-to-Hip-Ratio) als Risikofaktor für das metabolische Syndrom:
- Männer < 1
- Frauen < 0,85

- **Androider Typ:** abdominelle Fettverteilung (Apfeltyp), anfälliger für Stoffwechselstörungen und kardiovaskuläre Komplikationen.
- **Gynoider Typ:** Gesäß-Oberschenkel-Fettverteilung (Birnentyp), anfälliger für Varizen und orthopädische Veränderungen.

Ursachen
- Positive Energiebilanz.
- Genetische Veranlagung.
- Störungen im Essverhalten.
- Mangelnde Bewegung.
- Psychologische Aspekte.
- Medikamente (Kortison, Hormonpräparate).
- Erkrankungen hormonproduzierender Organe (Tumore der Nebenniere, Schilddrüsenunterfunktion).
- Oft niedriger Energiestoffwechsel (Jo-Jo-Effekt, siehe S. 98).
- Ein erhöhter Insulinspiegel im Blut verändert das Hunger- und Sättigungsgefühl.

Folgeleiden
Herz-Kreislauf-System
- Mehrbelastung.
- Vermehrte Retention von Wasser und Natrium, wodurch Hypertonie begünstigt wird.
- Varizen, Venenzirkulationsstörungen.
- Adipositas wirkt kaum atherogen, andere metabolische Risikofaktoren und Fettverteilung sind zu beachten.

Lungenfunktion
Chronischer Sauerstoffmangel, Hyperventilation bis hin zum Schlaf-Apnoe-Syndrom.

Diabetes mellitus (siehe S. 100)
- Übergewicht ist der größte Risikofaktor für die Entstehung des Diabetes mellitus Typ II.
- Adipöse haben nüchtern einen erhöhten Insulinspiegel (3- bis 4-mal höher), der Heißhunger bewirkt.
- Gleichzeitig haben sie eine Insulinresistenz (geringere Empfindlichkeit auf Insulin).

Andere Störungen

- Fettstoffwechselstörungen mit Erhöhung des LDL-Cholesterins (siehe S. 105) und der Triglyceride (erhöhtes Herz-Kreislauf-Risiko).
- Fettleber.
- Harnsäure, Gicht.
- Veränderte Zusammensetzung der Gallenflüssigkeit begünstigt Gallensteine.
- Orthopädische Veränderungen.
- Hauterkrankungen (Pilze).
- Seelische Konflikte durch gesellschaftliche Diskriminierung.

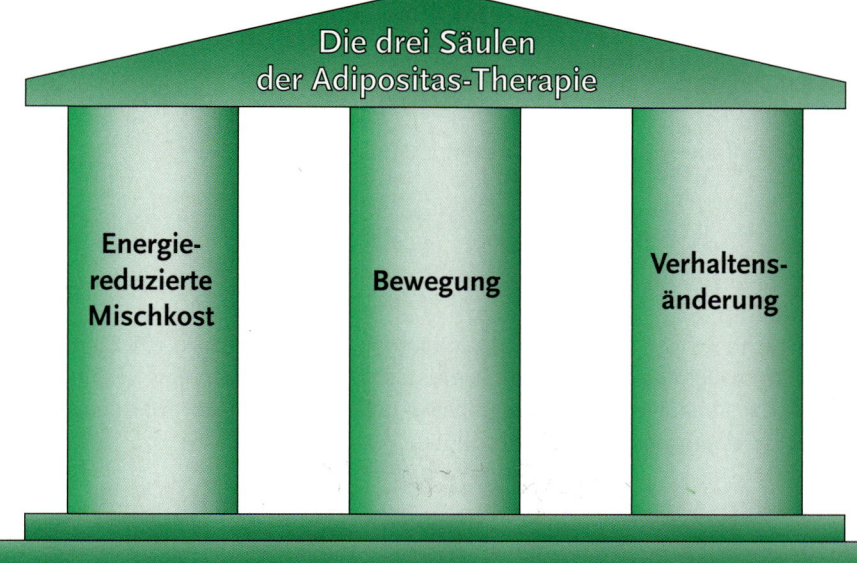

Die drei Säulen der Adipositas-Therapie

Energie-reduzierte Mischkost

Bewegung

Verhaltens-änderung

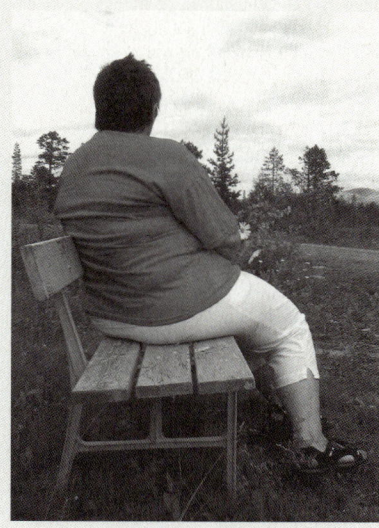

Gerade in unserer Gesellschaft, die Schlankheit zum Ideal erkoren hat, werden stark Übergewichtige leicht zu Außenseitern.

Therapie

Langfristige Erfolge können nur mit einer konsequenten und dauerhaften **Umstellung von Ernährung und Lebensstil** erzielt werden.

- Energiereduzierte Mischkost.
- Bewegung.
- Verhaltensänderung.

Energiereduzierte Mischkost

- Angepasste Energiezufuhr: Energieverbrauch um ein Drittel unterschreiten. Je nach Alter, Größe, Geschlecht, körperlicher Tätigkeit entspricht dies 1.000–2.000 kcal/Tag.
- Ausgewogene Nährstoffverteilung: 55–60 % Kohlenhydrate, 25–30 % Fett, 10–15 % Eiweiß.
- Fettreduzierte Kost: 50–70 g/Tag (besonders auf versteckte Fette achten, fettarme Zubereitung wählen, günstiges Fettsäuremuster).
- Ballaststoffreiche Kost: hoher Sättigungswert, reguliert die Verdauung.
- Rasch resorbierbare Kohlenhydrate einschränken.
- Die zehn Regeln der DGE (siehe S. 17) beachten.

Bewegung

- Ausreichend Bewegung, regelmäßig Ausdauersportarten zwei- bis dreimal pro Woche für mindestens eine halbe Stunde.
- Der Bedarf an Energie steigt an.
- Muskeln werden aufgebaut, der Grundumsatz wird erhöht.
- Training vermittelt ein positives Körpergefühl.

Verhaltensänderungen – Warum? Wie? Was? Wie viel?

- Gewohnheiten erkennen und bewusst machen.
  - Essverhalten analysieren (Ernährungsprotokoll).
  - Psychosoziales Umfeld (Familie, Arbeit, Gemeinschaftsverpflegung ...) berücksichtigen.

Positive Essregeln

- Ich esse täglich zwei Stück Obst.
- Ich trinke vor der Mahlzeit ein Glas Wasser.
- Ich esse mehr Vollkornprodukte.
- Ich bevorzuge energiefreie Getränke.
- Ich halte mich an fixe Essenszeiten und plane meine Mahlzeiten.
- Ich esse bewusst, langsam und kaue jeden Bissen ausgiebig.
- Ich konzentriere mich nur auf mein Essen (fixer Platz, keine Zeitung, kein Fernsehen ...).
- Ich nehme nur eine Portion auf den Teller und richte das Essen appetitlich an.
- Ich schreibe eine Einkaufsliste und gehe nur satt einkaufen.

- Gewichtskontrolle einmal pro Woche (Verlaufskurve anlegen), Gewichtsabnahme höchstens 1–2 kg pro Monat.
- Was ist am bisherigen Verhalten zu ändern?
- Wie erlerne ich das neue Verhalten? Um nicht in alte Gewohnheiten zurückzufallen, muss das Essverhalten schrittweise umgestellt werden.
- Ziele und Erwartungen individuell und realistisch festlegen.
- Essanlass überprüfen – Essen von emotionalen Auslösern trennen.
- Selbstkontrolle statt Fremdkontrolle.

Welche Diäten werden propagiert und wie sind sie zu bewerten?

Totales Fasten, Nulldiät
Methode:
Täglich 3 l kalorienfreie Flüssigkeit, Mineralstoffe und Vitamine.

Bewertung:
- Überholt.
- Ernährungsmedizinisch sehr fraglich – Essverhalten und Essgewohnheiten werden nicht geändert.
- Gesundheitliche Risiken – nur unter stationären Bedingungen max. 100 Tage.
- Das Resultat ist nicht nur ein Gewichtsverlust, sondern vor allem eine verminderte Leistung durch Abbau von Körpereiweiß, ein Anstieg der Harnsäurewerte und eine mögliche Übersäuerung (Azidose) des Blutes.

Modifiziertes Fasten – Formuladiäten
Methode:
- Industriell hergestellte Nährstoffgemische mit konstantem Nährstoffgehalt als Pulver, Granulat oder Riegel.
- Der Brennwert sollte zwischen 800 und 1.200 kcal pro Tag liegen.
- Ausreichende Flüssigkeitszufuhr (mindestens 1 1/2–2 l pro Tag).

Bewertung:
- Der Mindestbedarf an essenziellen Nährstoffen ist gedeckt, daher ist diese Methode ohne Risiko und kann so lange durchgeführt werden, bis das Normalgewicht erreicht ist.
- Abhängigkeit von kommerziellen Produkten.
- Eintönigkeit.
- Die Tatsache, nicht kauen zu können, wird oft als störend empfunden.
- Das Essverhalten und die Essgewohnheiten werden ohne begleitende Diätberatung nicht geändert.

Diäten mit extremen Nährstoffrelationen, Außenseiterdiäten
Beschreibung:
Werden erfolgreich vermarktet („Dicke Geschäfte mit Dicken").
- Kohlenhydratbetonte Diäten: Kartoffeldiät, Brotdiät.
- Kohlenhydratarme, relativ fettreiche Reduktionskost: Atkinsdiät, Low Carb Diet (die Harnsäure steigt an, der Heißhunger wird gefördert).
- Trennkost nach Hay, Fit for Life.

Bewertung:
- Kostformen mit extremen Nährstoffrelationen, meist sehr einseitig.
- Ernährungsmedizinisch abzulehnen.
- Kurzfristige Radikalkuren bringen keinen Dauererfolg. Das Essverhalten und die Essgewohnheiten werden nicht geändert.

Gute Therapieerfolge wurden mit ganzheitlichen interdisziplinären Langzeittherapieprogrammen gemeinsam mit Ärzten, Diätologen, Psychologen, Physiotherapeuten und Sportwissenschaftlern erzielt.

Was bewirken medikamentöse Therapien?
- Beeinflussen Appetit- und Sättigungsregulation.
- Wirken stoffwechselsteigernd.
- Hemmen die intestinale Nährstoffausnutzung.

 Aha!
Chirurgische Therapieverfahren werden erst ab einem BMI > 40 gemacht, wie zB:
- Gastric banding (Magenband),
- Gastroplastik,
- Magenbypass.

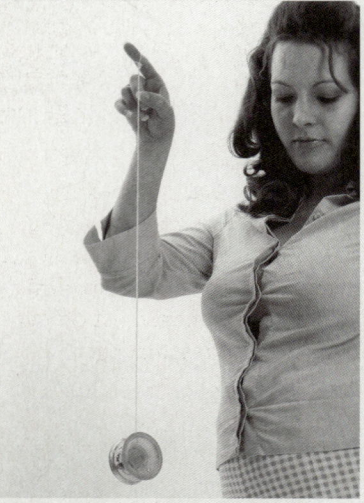

Häufige Crash-Diäten – was passiert?
Das Gewicht wird durch extreme Diäten verringert, der Grundumsatz sinkt, da der Körper seinen Bedarf reduziert. Sobald man wie vor der Diät isst, steigt das Körpergewicht an, meist etwas höher, als das Ausgangsgewicht war. Der bekannte **Jo-Jo-Effekt** ist eingetreten.
Die Folgen sind eine immer schwieriger werdende Gewichtsreduktion, begleitet von großem Frust.

2 Untergewicht

Untergewicht ist definiert ab einem BMI unter 18,5 beziehungsweise 20 % unter dem Normalgewicht (siehe dazu auch „Erhebung des Ernährungsstatus", S. 65 und „Ernährung im Alter", S. 139).

Essstörungen

Durch eine gestörte Kontrolle des Essverhaltens kommt es zu Abweichungen vom normalen Körpergewicht.

Anorexia nervosa (Magersucht)

Tritt gehäuft in der Pubertät und vorwiegend bei Frauen auf.

Krankheitsbild

- Untergewicht.
- Furcht vor Gewichtszunahme, verzerrte Körperwahrnehmung.
- Kein Leidensdruck, Gewichtsverlust vermittelt ein höheres Selbstwertgefühl; es kann sich aber auch eine depressive Symptomatik entwickeln.
- Körperliche und geistige Leistung bleiben trotz massiver Gewichtsverluste über lange Zeit erhalten; sogar gesteigerte körperliche Aktivität.
- Betroffene streben nach Besonderheit und möchten nicht als krank betrachtet werden, Einsicht in Bezug auf die Krankheit entsteht erst spät oder gar nicht.
- Nichtessen ist Ausdruck von Protest, Stärke, inneren Konflikten und gleichzeitig Waffe.

Körperliche Störungen

- Nach erheblicher Reduktion der Körperfettdepots kommt es in späterem Verlauf zum Proteinmangel mit Elektrolytstörungen (vor allem Hypokaliämie) ⇨ kardiale Veränderungen.
- Störungen im Hormonhaushalt (zB Aussetzen der Menstruation) ⇨ Entwicklung von Osteoporose (siehe S. 125).
- Abnahme des Blutdrucks.
- Untertemperatur.

Therapie

- Vorsichtiges Steigern der Nahrungszufuhr; energieangereicherter Kostaufbau, der auf individueller Leichter Vollkost basiert; die Energiezufuhr liegt anfangs nur knapp über dem Grundumsatz = 25 kcal/kg Normalgewicht.
- Evtl. Antidepressiva.
- Verhaltenstherapie, bei starkem Untergewicht stationär in spezialisierter Einrichtung.

Bulimie (Ess-Brech-Sucht)

Oft unentdeckt, da die Patienten mit dem Gewicht im Normalbereich liegen.

Krankheitsbild

- Essattacken, essen („fressen") oft riesige Mengen, mindestens zweimal pro Woche über einen Zeitraum von drei Monaten.
- Kontrollverlust.
- Andauernde, übertriebene Beschäftigung mit Figur und Gewicht.
- Um eine Gewichtszunahme zu verhindern, greifen Betroffene regelmäßig zu Maßnahmen wie selbst ausgelöstem Erbrechen, Gebrauch von Abführmitteln, strengen Diäten usw.

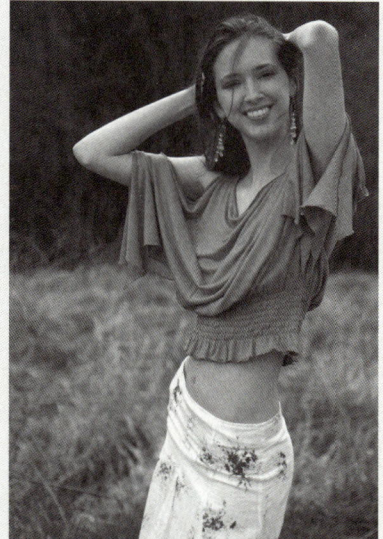

Extrem magere Models aus Medien und Werbung verzerren unseren Blick für normales, gesundes Schlanksein. Die Angst, dem gängigen Schönheitsideal nicht zu entsprechen, ist oft der Beginn einer Essstörung.

Kardial = das Herz betreffend.

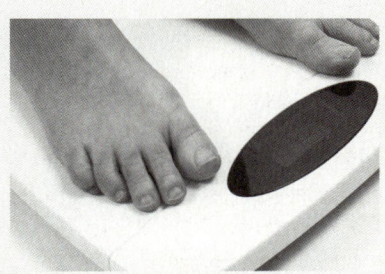

Bei Bulimiepatienten kreisen die Gedanken ständig um Figur und Gewicht.

Wussten Sie, dass …
Schätzungen zufolge 2–4 %
der weiblichen Bevölkerung in
Westeuropa und Nordamerika an
Bulimie leiden?

Unter Orthorexia nervosa wird
eine übermäßige Beschäftigung
mit gesunder Ernährung verstanden.

Nach Untersuchungen von
Spitzer (1993) liegt die Häufigkeit
der Binge-Eating-Disorder bei der
normalen Bevölkerung zwischen
2 und 5 %. Bei adipösen Menschen sind laut Studie 30 %
davon betroffen.

Diabetes = griechisch, bedeutet
„durchfließen".

Mellitus = lateinisch, bedeutet
„honigsüß". Daher wird Diabetes
mellitus auch im allgemeinen
Sprachgebrauch als Zuckerkrank-
heit bezeichnet.

- Starker Leidensdruck: Orientierung an anderen, wollen gefallen, Patienten verurtei-
len sich selbst und fühlen sich hoffnungslos, schuldig und depressiv; sie fürchten,
abgelehnt und verlassen zu werden.

Körperliche Störungen

- Elektrolytstörungen (vor allem Hypokaliämie) ⇨ kardiale Veränderungen.
- Zahnschäden, Schwellung der Speicheldrüsen und Speiseröhrenentzündung infolge des Erbrechens von saurem Magensaft.
- Hormonelle Störungen ähneln denen der Anorexia nervosa, sind jedoch in der Regel weniger stark ausgeprägt.

Therapie

- Verhaltenstherapie mit dem Ziel der Wiederherstellung eines normalen Essverhal-
tens.
- Defizite der Stressverarbeitung ausgleichen.
- Evtl. Antidepressiva.

Binge-Eating-Disorder

Wiederholte Essattacken, bei denen nicht auf gewichtsregulierende Maßnahmen zu-
rückgegriffen wird.

Krankheitsbild

- Regelmäßige Essanfälle, mindestens zweimal pro Woche über einen Zeitraum von
sechs Monaten.
- Verzehr von großen Nahrungsmengen, oft ohne Hungergefühl, bis sich Betroffene
unangenehm voll fühlen.
- Kontrollverlust.
- Schnelles, oft heimliches Essen.
- Patienten fühlen sich nach den Essattacken angeekelt, depressiv oder schuldig, bis
hin zur Verzweiflung.
- **Kein Kompensationsverhalten** durch Erbrechen, abführende Maßnahmen, Fasten
oder exzessiven Sport.

Körperliche Störungen

Übergewicht durch hohe Energiezufuhr.

Therapie

- Verhaltenstherapie mit dem Ziel der Wiederherstellung eines normalen Essverhal-
tens.
- Behandlung der zugrunde liegenden seelischen Konflikte.
- Evtl. Antidepressiva.

3 Diabetes mellitus

Diabetes mellitus ist eine Störung des Kohlenhydrat-, aber auch des Fett- und Eiweißstoffwechsels.

Ursachen

- Verminderte oder fehlende Insulinproduktion.
- Synthese eines strukturell veränderten Insulins.
- Insulin kann an der Zelle nicht oder nicht ausreichend wirken.

Insulin ist ein Hormon des Pankreas, das den Blutzuckerspiegel senkt (vgl. auch S. 24). Fehlt Insulin oder kann es die Wirkung nicht entfalten, so steigt der Blutzuckergehalt im Blut.

- **Blutzuckerwert bei Gesunden:** nüchtern 60–110 mg-% , nach einer Mahlzeit bis 140 mg-%.
- **Harnzucker:** wenn der Blutzucker ca. 180 mg-% übersteigt (Nierenschwelle).

Gestörte Glukosetoleranz	Erhöhte Blutglukosewerte nur unter besonderen Belastungen (zB Glukosetoleranztest, Infektion, Schwangerschaft).
Manifester Diabetes mellitus	■ **Typ 1** (früher: IDDM oder juveniler Diabetes) und ■ **Typ 2** (früher: NIDDM oder Erwachsenen-/Altersdiabetes).

IDDM = Insulin Dependent Diabetes Mellitus.

NIDDM = Non Insulin Dependent Diabetes Mellitus.

3.1 Einteilung des manifesten Diabetes mellitus

Nach der amerikanischen Diabetesgesellschaft in Abstimmung mit der WHO aus dem Jahr 1997.

Klassifikation	Diagnosekriterien
I	■ Diabetes mellitus Typ 1 ■ Zerstörung der Beta-Zellen, was zum absoluten Insulinmangel führt, meist immunologische Ursache
II	■ Diabetes mellitus Typ 2 ■ Insulinresistenz mit relativem Insulinmangel bis zum Sekretionsdefizit mit Insulinresistenz
III	Andere, meist seltene Diabetestypen (zB durch fortgeschrittene Pankreatitis, Pankreasteilresektion, Hämochromatose)
IV	Gestationsdiabetes

Hämochromatose = genetisch bedingte Eisenspeichererkrankung; es liegt eine erhöhte Eisenaufnahme im oberen Dünndarm vor. Die Eisenüberladung führt zur langsam fortschreitenden Schädigung von Leber, Herz, Bauchspeicheldrüse, Hirnanhangsdrüse und Gelenken.

Gestationsdiabetes = Schwangerschaftsdiabetes.

Symptome

Treten bei Erstmanifestation oder bei schlechter Einstellung des Stoffwechsels auf:
- Hoher Blutzucker (Hyperglykämie), führt zu Glukosurie.
- Harnflut (Polyurie).
- Starkes Durstgefühl (Polydipsie).
- Müdigkeit, Mattigkeit, Abgeschlagenheit durch Eiweiß- und Fettverlust.
- Juckreiz, Hautveränderungen.
- Schlechte Wundheilung.
- Ungewollter Gewichtsverlust.
- Sehstörungen.
- Ketoazidotisches Coma diabeticum.

Glukosurie = Urinzucker; ist ein Überschuss an Zucker, der nicht mehr im Körper verwertet und mit dem Urin ausgeschieden wird. Ein gesunder Mensch hat normalerweise keinen Zucker im Urin.

Ketoazidotisches Coma diabeticum (hyperglykämische Entgleisung) = schwere Stoffwechselentgleisung mit extrem hohen Blutzuckerwerten und Übersäuerung des Körpers; typische Anzeichen dafür sind Benommenheit bis tiefe Bewusstlosigkeit, obstartiger Geruch der Atemluft, tiefe Atmung und Polyurie.

Ziele der Diabetesbehandlung

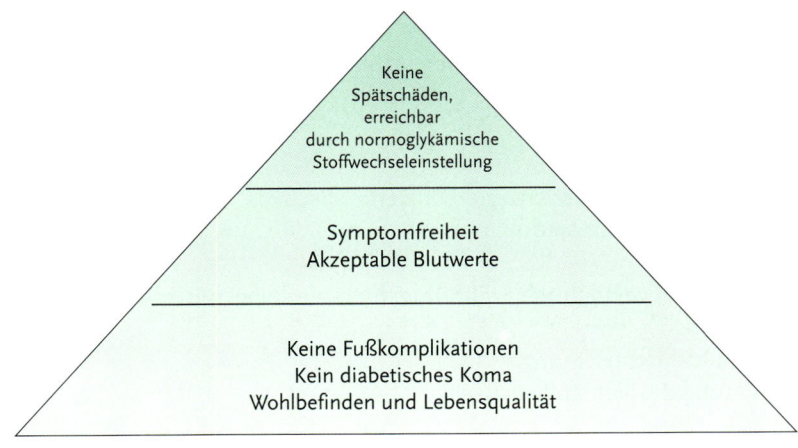

Keine Spätschäden, erreichbar durch normoglykämische Stoffwechseleinstellung

Symptomfreiheit
Akzeptable Blutwerte

Keine Fußkomplikationen
Kein diabetisches Koma
Wohlbefinden und Lebensqualität

Typ I		Typ II
Absoluter Insulin-mangel	Insulin	Meist relativer Mangel oder Mangel an Insulinrezeptoren/Insulinresistenz
Immer insulinpflichtig	Therapie	Übergewichtige, können meist rein diätetisch eingestellt werden
Akut	Beginn	Schleichend
Meist im Kindesalter, aber grundsätzlich in jedem Alter möglich	Alter	Mittleres/höheres Alter
Gewichtsverlust, Poly-urie, Durst	Beschwerden	Meist geringe Beschwerden: Juckreiz, Müdigkeit, Polyurie, Durst
Schlanke Menschen	Typ	90 % sind langjährig adipös

Ziele sind:

- Möglichst normale Blutzucker-werte.
- Blutfette im Normalbereich.
- Angemessene Energiezufuhr.

BE = Broteinheit, Näheres dazu auf S. 104.

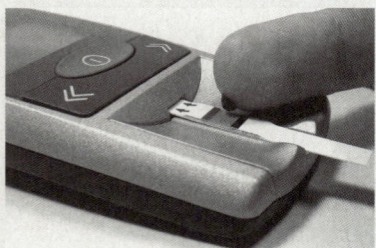

Beim Blutzucker-Schnelltest wird durch einen kleinen Stich in die Fingerkuppe ein Bluttropfen abgenommen und auf einen Teststreifen aufgetragen. Dieser Streifen wird in das Blutzucker-messgerät gesteckt, das den Zuckergehalt auswertet und anzeigt.

NIS = nahe normoglykämische Insulinsubstitution = Basis-Bolus-Therapie.
FIT = funktionelle Insulintherapie.
ICT = intensivierte konventionelle Insulintherapie.
CSII = kontinuierliche subkutane Insulininfusionstherapie (Pum-pe).
CT = konventionelle Insulinthe-rapie.

3.2 Therapie

Ziel ist eine **ausgeglichene Bilanz** zwischen Nährstoffzufuhr und Insulin (endogen oder Fremdinsulin) bzw. zwischen blutzuckerregulierenden Medikamenten und körperlicher Aktivität.

Typ 1

1. Entsprechende Insulinverabreichung (Pen, Pumpe).
2. Schulung zur eigenverantwortlichen Selbstkontrolle (Blutzucker, Azeton, ent-sprechende Aufzeichnungen, regelmäßige Kontrollen beim Diabetologen).
3. Essen an Insulinsubstitution anpassen: bedarfsdeckende Energiezufuhr mit 55–60 % Kohlenhydraten (berechnen nach BE, überlegte Auswahl), 30 % Fett, 10–15 % Eiweiß.
4. Bewegung.

Insulintherapie
Intensivierte Insulintherapie
- Häufige Selbstkontrollen.
- Freie Kostwahl, spontanes, aber überlegtes Essen jederzeit möglich.
- Morgens und abends (bzw. neue Insulinanaloga, die 24 Stunden wirken) fixe Men-ge „Verzögerungsinsulin" und vor jeder Mahlzeit kurz wirksames Insulin – die Menge wird auf den aktuell gemessenen Blutzuckerwert und das geplante Essen abgestimmt.
- Eine andere Möglichkeit ist die Insulinsubstitution mit einer Pumpe. Kontinuierli-che Basis und zu jeder Mahlzeit entsprechender Bolus.
- Anfangs ist das Diabetestagebuch hilfreich.

Konventionelle Insulintherapie
- Diabetesgerechte Kost, das Essen muss auf den Wirkungsverlauf des Insulins abge-stimmt werden.
- Zwei- bis dreimal täglich ein Mischinsulin; je nach Wirkung 20–45 Minuten vor dem Frühstück (vor dem Mittagessen) und vor dem Abendessen spritzen.
- Zeitliche und quantitative Regelung der Mahlzeiten mit fixer BE-Verteilung.

Typ 2

1. Diabetesgerechte Kost oder energiereduzierte Mischkost (Insulinresistenz ver-schwindet durch Gewichtsreduktion).
2. Bewegung.
3. Medikamente nur, wenn durch Ernährungstherapie keine zufriedenstellenden Werte erreicht werden.
4. Optimale Blutdruckeinstellung.
5. Normalisierung des Fettstoffwechsels.

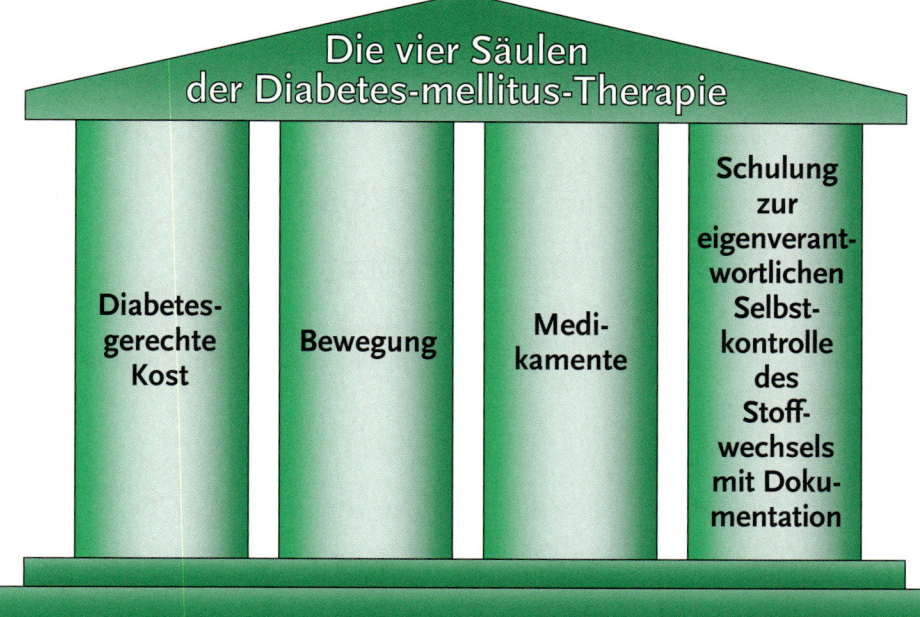

Diabetesgerechte Kost

Allgemeine diätetische Prinzipien.
1. Grundsätzlich gelten die 10 Regeln der DGE (siehe S. 17).
2. Zwischenmahlzeiten sind nur bei Sulfonylharnstoffen und konventioneller Insulintherapie zwingend; 3–6 Mahlzeiten über den Tag verteilt sind empfehlenswert.
3. Verteilung der Nährstoffe: 55–60 % Kohlenhydrate, 30–35 % Fett, 10–15 % Eiweiß.

Alle Zuckerarten und Stärke sind Kohlenhydrate. Der Körper wandelt Kohlenhydrate zu Glukose um. Je mehr und je schneller Kohlenhydrate ins Blut kommen, umso höher kann der Blutzucker steigen (glykämischer Index, siehe S. 23).

Zuckerhältige Nahrungsmittel	Stärkehältige Nahrungsmittel
■ Obst (Fruktose, Glukose) ■ Zucker, Süßigkeiten, Marmelade, Limonade (Saccharose) ■ Milch, Buttermilch, Jogurt, Sauermilch, Kefir, Molke (Laktose) ■ Bier, auch alkoholfreies Bier (Maltose)	■ Getreide und alle Getreideprodukte: Mehl, Grieß, Brot, Teigwaren, Reis, Mais, Haferflocken, Knabbergebäck ■ Hülsenfrüchte, Kartoffeln ■ Nüsse, Samen

Nahrungsmittel, die keine oder geringe Mengen an Kohlenhydraten enthalten, sind erlaubt – Fett und Kalorien sind jedoch zu beachten

- Viel Gemüse, Salate, Pilze und Hülsenfrüchte.
- Mäßig Nüsse und Samen.
- Mageres Fleisch (100–150 g/Portion – nur 2- bis 3-mal pro Woche).
- Magere Wurstwaren (2- bis 3-mal pro Woche 50 g).
- Fisch (2-mal pro Woche – kalte und warme Fischgerichte).
- Käse (bis 35 % F. i. T.), Topfen.
- Mäßig Eier (3–4 pro Woche).
- Mäßig Butter, Öl.
- Klare Suppen mit Gemüse.
- Süßstoffe.
- Mineralwasser, Tee, Kaffee, manche Light-Getränke.

Leitfaden zur Diabetesernährung von ESAD (European Association for the Study of Diabetes)
- Begrenzung von gesättigten Fettsäuren und gehärteten Fetten (fettarme Lebensmittel, selten Fertiggerichte, Süßigkeiten, Knabbereien).
- Ungesättigte Fettsäuren bevorzugen (Salzwasserfisch, Rapsöl, Olivenöl).
- Ballaststoff- und vitaminreich (Hülsenfrüchte, Obst, Gemüse, Vollkorn).
- Haushaltszucker in moderater Menge möglich (maximal 10 % der täglichen Energie).
- Alkohol in Maßen erlaubt (Frauen 1/8 l, Männer 1/4 l Wein), jedoch **kein Alkohol** bei Adipositas, Hypertonie, Hypertriglyceridämie, fortgeschrittener Neuropathie ...
- Diät- oder Diabetikerlebensmittel sind nicht nötig.

Broteinheit = die Menge eines Nahrungsmittels, die 10–12 g an verwertbaren Kohlenhydraten enthält.

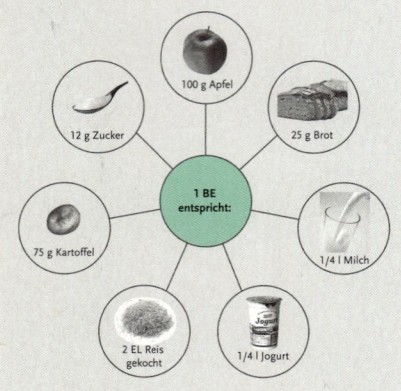

Nahrungsmittel mit langsam resorbierbaren Kohlenhydraten sind auf mehrere Mahlzeiten zu verteilen oder nach Broteinheiten zu berechnen

- Getreide und Getreideprodukte.
- Brot, Vollkornbrot (wenig Weißbrot), Gebäck.
- Naturreis, Vollkornteigwaren.
- Kartoffeln und Kartoffelprodukte.
- Obst, eventuell naturreiner Fruchtsaft (höchstens 1/8 l pro Tag).
- Mais, Gemüsesäfte.
- Milch, Jogurt, Sauermilch, Buttermilch, Kefir, Molke.
- Manche Diabetikerprodukte.

Kohlenhydrate können in Gramm oder in **Broteinheiten (BE)** berechnet werden. Die BE ist eine Hilfsgröße.

> **Beispiel**
> 12 g verwertbare Kohlenhydrate = 1 BE = zB 25 g Brot, 100 g Äpfel, 75 g Kartoffeln oder 1/4 l Milch.

Nur bei Behandlung mit Insulin ist eine Kohlenhydratberechnung notwendig!

Rasch resorbierbare Kohlenhydrate stark einschränken – nur „verpackt" in Nahrungsmitteln

- Höchstens 10 % der täglichen Kalorienzufuhr.
- Zucker, Honig, Mehlspeisen, Süßigkeiten.
- Gezuckerte Getränke (Limonaden, Süßmost, Fruchtnektar, Kakaofertiggetränke, Milchmixgetränke, isotonische Getränke) unbedingt meiden (ausgenommen zur Behandlung einer Hypoglykämie, siehe S. 105).
- Stärke, Weißbrot, Kartoffelpüree.
- Knabbergebäck (Salzstangerl, Chips ...).
- Größere Mengen Kirschen, Trauben, Zwetschken, Bananen, getrocknetes Obst.
- Kandierte Früchte und gezuckerte Obstkonserven meiden.

Was der Diabetiker über Alkohol wissen muss

- Alkohol liefert viel Energie (Gewichtsprobleme).
- In Absprache mit dem Arzt können kleine Mengen herber Wein, ausgegorener Most, ein kleiner Cognac, Whisky oder klarer Schnaps zu einer Mahlzeit erlaubt werden (Hypogefahr bei Insulin/Sulfonylharnstoffen).
- Ungünstig sind Bier (besonders alkoholfreies), Südweine, Likör und halbtrockener Sekt.

Diabetikernahrungsmittel sind nicht notwendig

- Fett- und Kohlenhydratgehalt beachten.
- Zuckeraustauschstoffe sind nicht empfehlenswert.

Süßstoff

Möglichkeiten zum Süßen		
	Zuckeraustauschstoffe (Diabetikerzucker)	**Süßstoffe**
Arten	Fruktose, Sorbit, Xylit, Mannit, Isomalt	Saccharin, Cyklamat, Aspartame, Acesulfam
Eigenschaften	<ul><li>Süß wie Saccharose (Haushaltszucker)</li><li>1 g = 2–4 kcal</li><li>Langsamerer Blutzuckeranstieg</li><li>Evtl. Durchfälle</li><li>Kein Nebengeschmack</li></ul>	<ul><li>Wesentlich süßer als Saccharose</li><li>Keine Kalorien</li><li>Kein Blutzuckeranstieg</li><li>Keine Durchfälle</li><li>Evtl. metallischer Beigeschmack</li></ul>
Form	Pulver	Flüssig, Tabletten, Streusüßen

Bewegung und Sport

Senken den Blutzuckerspiegel und verbessern die Stoffwechsellage.

▪ Bewegung und Sport verbrennen Zucker ohne Insulin.
▪ Sport-Broteinheit einplanen oder die Insulinmengen entsprechend anpassen.
▪ Für eine halbe Stunde Sport durchschnittlich eine Broteinheit zusätzlich.

Hypoglykämie (zu niedriger Blutzuckerspiegel)

Anzeichen

▪ Nervös, zittrig, flatterig.
▪ Schweißausbruch, Heißhunger.
▪ Weiche Knie.
▪ Kopfschmerzen, Konzentrationsstörungen.
▪ Blass, aggressiv, verwirrt.

Ursachen

▪ Zu viel Tabletten (Sulfonylharnstoffe) bzw. Insulin verabreicht.
▪ Zu wenig oder zu spät Kohlenhydrate gegessen.
▪ Außergewöhnliche körperliche Bewegung ohne richtige Vorkehrungen (Sport-BE).
▪ Alkohol in großen Mengen (und möglicherweise Essen gespart).

Maßnahmen

1. Blutzucker messen.
2. Je nach Höhe des Blutzuckers sofort 1–2 BE rasch resorbierbare Kohlenhydrate. Ungeeignet sind: Schokolade, Light-Getränke, Diabetikernahrungsmittel oder süße Speisen mit viel Fett, da Fett die Kohlenhydratresorption verzögert.
3. Bewegung einstellen und hinlegen oder hinsetzen.

> **Beispiele für die Behandlung einer Hypoglykämie (je nach Wert)**
>
> 40 mg-% Blutzucker: 1 BE Traubenzucker und 1 BE Brot ohne Belag oder 1/8 l Limonade bzw. Fruchtsaft und 1 BE Brot.
> 60 mg-% Blutzucker: 1 BE Brot oder 1 BE Obst.

4 Hyperlipoproteinämien (HLP) oder Hyperlipidämien (Fettstoffwechselstörungen)

Cholesterin, Triglyceride und Phosphatide werden – an Eiweiß gebunden – als Lipoproteine im Blut transportiert. Cholesterin ist ein fettähnlicher Stoff, der in tierischen Nahrungsmitteln vorkommt.

Unterschieden werden

▪ VLDL = Lipoproteine sehr niederer Dichte (triglyceridreich).
▪ LDL = Lipoproteine niederer Dichte (cholesterinreich).
▪ HDL = Lipoproteine hoher Dichte (phosphatidreich).

Wünschenswerte Blutfettwerte		
Cholesterin	< 200 mg/dl	optimal
LDL-Cholesterin	< 100 mg/dl	optimal (bei Diabetes mellitus)
	100–130 mg/dl	ausreichend (ohne Risikofaktoren)
HDL-Cholesterin	> 60 mg/dl	optimal
	> 40 mg/dl	ausreichend
Triglyzeride	< 150 mg/dl	optimal (bei Diabetes mellitus)
	150–200 mg/dl	ausreichend (ohne Risikofaktoren)

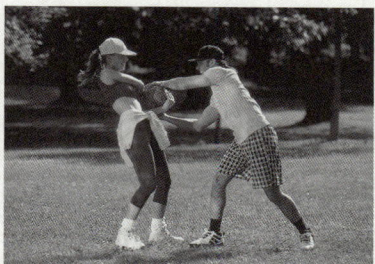

Bewegung hilft mit, den Blutzuckerspiegel zu senken.

? Was senkt den Blutzuckerspiegel?
Was müssen Diabetiker beachten, die Insulin spritzen?

Bei Cholesterinwerten bis 240 mg/dl sind zusätzliche Risikofaktoren zu beseitigen. Weiters ist auf eine gesunde Ernährung bei Normalgewicht zu achten.

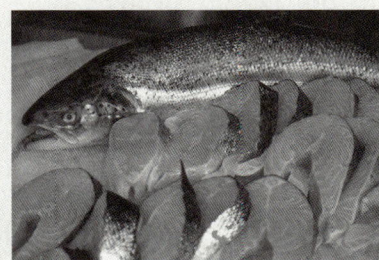

Günstige Lebensmittel bei Hyperlipidämie sind neben Olivenöl, Vollkornprodukten, Obst, Gemüse und Hülsenfrüchten auch Kaltwasserfische, wie zB Makrele, Hering und der hier abgebildete Lachs.

Nicht das Gesamtcholesterin, sondern der Anteil an LDL steigert das Arterioskleroserisiko. Das HDL hat eine protektive Wirkung.

Man unterscheidet zwischen **primärer** und **sekundärer Hyperlipidämie.**

Therapeutische Klassifikation bei primären Hyperlipidämien:
- Hypercholesterinämie.
- Hypertriglyceridämie.
- Kombinierte (gemischte) Hyperlipidämie.

Die Mehrzahl der Hyperlipidämien resultiert aus einer Kombination von erblichen und ernährungsbedingten Faktoren und kann mithilfe diätetischer Maßnahmen korrigiert werden.

Sekundäre Hyperlipidämien sind Begleiterscheinungen verschiedener Erkrankungen (Diabetes mellitus, chronische Niereninsuffizienz, nephrotisches Syndrom, Alkoholabusus, Cholestase, Hypothyreose ...) oder treten nach Einnahme bestimmter Medikamente (Diuretika, Betablocker, Antibabypille) auf.

Hypothyreose = Schilddrüsen-unterfunktion.

4.1 Hypercholesterinämie (erhöhter Cholesterinspiegel)

Therapie

Entsprechende Lebensweise, um LDL zu senken und HDL zu steigern:
- 10 Regeln der DGE (mediterrane Kost).
- BMI im Normalbereich.
- Gesamtfett auf 30 kcal-% senken, auf ausgewogenes Fettsäuremuster achten (gesättigte Fettsäuren 7–10 %, einfach ungesättigte Fettsäuren 10–15 %, mehrfach ungesättigte Fettsäuren 7–10 %).
- 2–3 Fischmahlzeiten (100–200 g pro Portion) pro Woche, reich an Omega-3-Fettsäuren, vorwiegend im Fett von Kaltwasserfischen, wie zB Makrele, Lachs, Thunfisch, Hering, enthalten.
- Transfettsäuren reduzieren.
- Cholesterinmenge < 300 mg pro Tag (oder 2.100 mg pro Woche).
- Komplexe Kohlenhydratlieferanten bevorzugen, besonders lösliche Ballaststoffe erhöhen (Pektine).
- Ausreichende Zufuhr von
  - Antioxidantien wie Vitamin E, C, β-Carotin,
  - Phytosterinen, Flavonoiden, Sulfiden,
  - Vitamin B_6, B_{12} und Folsäure, um einem hohen Homocysteinspiegel vorzubeugen.
- Bewegung steigern, regelmäßiges Ausdauertraining.
- Nikotin vermeiden.

Der positive Effekt ungesättigter Fettsäuren kommt erst dann zum Tragen, wenn die Gesamtfettzufuhr die wünschenswerte Menge von 30 kcal-% überschreitet. Liegt die Gesamtfettzufuhr unter 30 kcal-%, verliert das Fettsäuremuster an Bedeutung.

Homocystein = bildet sich im Eiweißstoffwechsel aus der Aminosäure Methionin. Das giftige Zwischenprodukt Homocystein wird bei Gesunden bei ausreichender Versorgung mit Vitamin B_6, Folsäure und Vitamin B_{12} rasch in die Aminosäure Cystein umgewandelt und weiter verstoffwechselt. Erhöhte Homocysteinwerte im Blut schädigen Herz und Blutgefäße.

Personen mit erhöhtem Infarktrisiko sollten – falls größere Mengen Kaffee getrunken werden – Filterkaffee bevorzugen (beinhaltet weniger Diterpene, die das Homocystein im Blut ansteigen lassen).

Wann ist HDL niedrig?	Wann ist HDL höher?
- Bei Männern. - Bei peripheren Störungen der Durchblutung. - Bei Rauchern. - Bei Diabetes mellitus. - Bei Adipositas. - Durch Mangel an Bewegung. - Erblich bedingt.	- Bei Frauen vor der Menopause. - Bei einer Östrogentherapie. - Bei regelmäßigem körperlichem Training. - Alkoholkonsum (maximal 20–30 g/Tag). - Bei bestimmten Bevölkerungsgruppen (Inuit, Neuseeländer). - Erblich bedingt.

4.2 Hypertriglyceridämie

Ist häufig die Folge von Fettsucht, Alkoholabusus oder Diabetes mellitus. Werden diese Ursachen erfolgreich behandelt, normalisieren sich in den meisten Fällen die Triglyceridwerte.

Therapie

Es gelten die Grundsätze wie bei Hypercholesterinämie, zusätzlich sollten folgende Punkte berücksichtigt werden:

- Verzicht auf Alkohol.
- Meiden von Zucker, zuckerhältigen Lebensmitteln und Zuckeraustauschstoffen (Fruktose, Sorbit, Xylit).
- Regelmäßiger Verzehr von Omega-3-Fettsäuren.

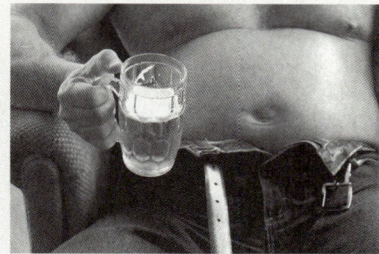

Auf Alkohol sollte bei Hypertriglyceridämie verzichtet werden.

5 Herz- und Kreislauferkrankungen

Das Herz sorgt für die Zirkulation des Blutes.

5.1 Herzinsuffizienz

Das Herz ist nicht mehr in der Lage, die notwendige Blutmenge in die Körperperipherie zu pumpen. Als Folge treten kardiale Ödeme auf.

Empfehlung

- Natrium einschränken (< 6 g Kochsalz/Tag, dies entspricht 2,5 g Na).
- Flüssigkeit bilanzieren.

5.2 Arteriosklerose (Atherosklerose, Arterienverkalkung) und Infarkt

Krankheitsbild

Arteriosklerose ist eine Veränderung der Blutgefäße, die über viele Jahre entsteht und zunächst unerkannt verläuft. An den Arterienwänden lagern sich Cholesterin, Fettsäuren und Kalk ab. Dadurch verdicken und verhärten die Gefäßwände („Verkalkung"). Sie verlieren ihre Elastizität und der Gefäßdurchmesser verengt sich zunehmend. Die Folge: Das Blut kann nicht mehr ungehindert fließen.

Die häufigsten und schwersten Folgen arteriosklerotischer Gefäßveränderungen sind Infarkt und Schlaganfall.

Risikofaktoren erster Ordnung können für sich alleine die Entwicklung begünstigen:

- Hypercholesterinämie (siehe S. 106).
- Hypertriglyceridämie.
- Rauchen.
- Hypertonie (siehe S. 108).

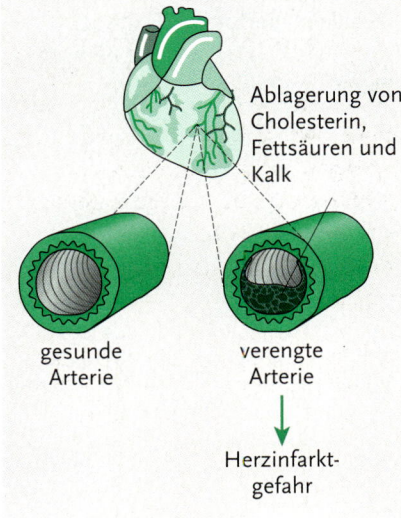

Körperkreislauf: prozentuelle Verteilung des Herzminutenvolumens

Cholesterin = Risikofaktor

Herz-Kreislauf-Erkrankungen sind heute mit über 50 % die häufigste Todesursache in Österreich.
Ursache: **Arteriosklerose**

Ablagerung von Cholesterin, Fettsäuren und Kalk

gesunde Arterie

verengte Arterie

Herzinfarktgefahr

Wussten Sie, dass ...

Übergewicht häufig zur Erhöhung der Triglyceride und/oder des LDL-Cholesterins sowie zur Verminderung des HDL-Cholesterins führt? Ein hohes Arterioskleroserisiko ist die Folge.

Risikofaktoren zweiter Ordnung wirken in Kombination mit einem oder mehreren Faktoren:

- Diabetes mellitus (siehe S. 100 ff.).
- Adipositas (siehe S. 96 ff.).
- Bewegungsmangel.
- Hyperurikämie (siehe S. 109 f.).
- Stress „high drive" (Verhaltensmuster A = aggressiv, Geltungsdrang, extrovertiert).
- Ovulationshemmer.

Die unterschiedliche Neigung zu arteriosklerotischen Gefäßveränderungen ist auch genetisch festgelegt.

Prävention

- 10 Regeln der DGE /Normalgewicht.
- Regelmäßige Bewegung.
- Blutfettwerte im Normbereich.
- Normale Blutdruckwerte.
- Kein Nikotin.

5.3 Hypertonie (Bluthochdruck)

Krankheitsbild

Jeder vierte Erwachsene hat eine Hypertonie, 70 % sind jedoch unerkannt. Es handelt sich dabei um eine krankhafte Steigerung des Gefäßinnendrucks der Arterien.

Klassifizierung des Blutdrucks (nach Joint National Committee on Prevention Detection, Evaluation and Treatment of High Blood Pressure, 1997)		
Kategorie	**Blutdruckwerte Systolisch in mmHg**	**Blutdruckwerte Diastolisch in mmHg**
Optimal	< 120	< 80
Normal	< 130	< 85
Hochnormal	130–139	85–89
Hypertonie		
Stadium 1	140–159	90–99
Stadium 2	160–179	100–109
Stadium 3	> 180	> 110

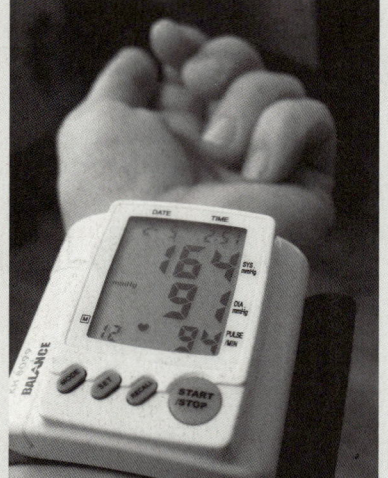

Blutdruckmessung

Man unterscheidet zwei Arten der Hypertonie:

- **Primäre oder essenzielle Hypertonie:** mit 80 % die häufigste Form; steht mit Überernährung und daraus resultierendem Übergewicht in enger Beziehung; zu hohe Kochsalz- und Alkoholzufuhr.
- **Sekundäre Hypertonie:** beruht auf organischen Störungen (zB renale Hypertonie).

Renale Hypertonie = Bluthochdruck als Folge ein- oder beidseitiger Nierenerkrankungen.

Symptome bei sehr hohem Druck

- Druck und Schmerzen im Kopf.
- Schwindel.
- Schmerzen in der Herzgegend.

Therapie

- Medikamente ab grenzwertiger Hypertonie.
- Übergewicht abbauen.
- Kochsalzzufuhr einschränken: < 6 g/Tag, mindestens für zwei Monate konsequent reduzieren (bei 50 % der Hypertoniker wirksam).
- Alkoholkonsum einschränken.
- 10 Regeln der DGE (max. 30 % Energie als Fett – günstiges Fettsäuremuster beachten).
- Hohe Zufuhr von Kalium, Magnesium, Kalzium, Vitaminen und Ballaststoffen.
- Nikotin meiden.
- Bewegung steigern – regelmäßiges körperliches Training.
- Grundkrankheit bzw. weitere Risikofaktoren behandeln.

> 💡 Normale Blutdruckwerte senken das Risiko für Herzinfarkt, Herzinsuffizienz, Schlaganfall, Durchblutungsstörungen und Niereninsuffizienz.

6 Hyperurikämie und Gicht

Hyperurikämie ist eine angeborene Störung des Harnsäurestoffwechsels. Gicht stellt die klinische Manifestation dar und tritt in Zeiten des Wohlstandes häufiger in Erscheinung.

> **Harnsäurestoffwechsel** = Der Harnsäurebestand des Körpers stellt das Resultat aus Zufuhr, Eigensynthese und Ausscheidung dar.

Ursachen

Mit der Nahrung zugeführte und körpereigene Purine werden zu Harnsäure abgebaut. Die Gicht entsteht durch Ablagerungen der Harnsäurekristalle (Tophi) in Gelenkskapseln und -knorpeln, Ohrmuscheln und Nierentubuli.

Folgende Faktoren sind für den Ausbruch von Bedeutung:
- Verminderte Ausscheidung von Harnsäure beziehungsweise vermehrte Eigensynthese.
- Genetische Prädisposition.
- Begünstigend wirken Überernährung, hoher Fleischkonsum und Alkohol.

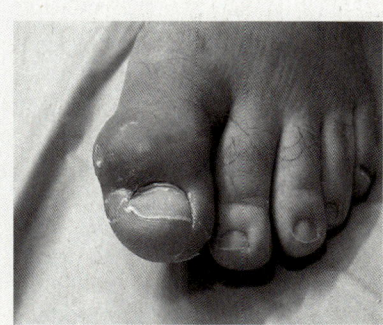

Bei zwei Drittel der Erkrankten beginnt die Gicht im Großzehengrundgelenk.

Therapie

- Purinarme Kost, max. 500 mg Harnsäure pro Tag (max. 3.000 mg/Woche).
- Höchstens einmal pro Tag Fisch, Fleisch (100 g) oder Wurst (50 g).
- Haut von Fisch, Geflügel und Schwein meiden.
- Innereien meiden.
- Hülsenfrüchte und purinreiche pflanzliche Lebensmittel einschränken.
- Kochen ist besser als Braten (Purine werden ausgelaugt).
- Bevorzugen von Milch und Milchprodukten als Eiweißlieferanten (ovolaktovegetarische Kost).
- Alkohol meiden.
- Gewicht normalisieren – keine Fastenkuren.
- Ausreichend trinken (mindestens 2 l pro Tag), sofern keine andere Verordnung vorliegt.

> 💡 Der Normalwert der Harnsäure liegt bei < 6,4 mg/dl. Ab 6,5 mg/dl fällt die Harnsäure aus, bildet Kristalle und verursacht Entzündungen in den Gelenken.

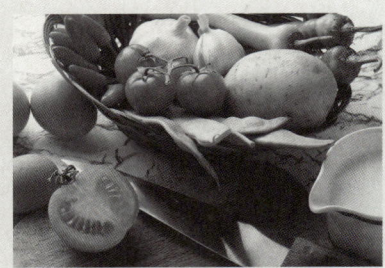

Ovolaktovegetarische Nahrungsmittel; Ovolaktovegetarier lehnen
den Verzehr von Fleisch ab. Sie
ergänzen ihre Nahrung jedoch
durch Milch, Milchprodukte und
Eier.

Empfehlenswert	Sparsam verwenden	Meiden
▪ Vollkornprodukte ▪ Kartoffeln, Reis, Teig- waren ▪ Viele Gemüsesorten und Salate ▪ Fettarme Milch und Milchprodukte ▪ Eier	▪ Eine kleine Fleisch-, Fisch- oder Wurstmahl- zeit pro Tag ▪ Fett ▪ Purinreiche Gemüse, wie zB Kohlsprossen, Brokkoli, Spinat, Karfiol, Pilze	▪ Innereien ▪ Alkohol ▪ Sardinen, Sardel- len, Thunfisch in Öl, Hummer ▪ Hülsenfrüchte ▪ Fleisch- und Knochen- suppen ▪ Sojaprodukte ▪ Hefekonzentrate

Harnsäuregehalt ausgewählter Lebensmittel (nach Zöllner 1990)			
Lebensmittel	Harnsäure (mg/100 g)	Lebensmittel	Harnsäure (mg/100 g)
Rindfleisch, roh	140	Kartoffeln, gekocht	15
Schweinefleisch, roh	150	Spinat, frisch	50
Kalbfleisch, roh	150	Spargel	25
Kalbsbries, roh	900	Karfiol	45
Kalbsleber	240	Erbsen, grün, frisch	150
Lammfleisch	140	Bohnen, grün, frisch	42
Rehfleisch	150	Linsen	160
Huhn, gegrillt, ohne Haut	230	Feldsalat	24
Cornedbeef	60	Kopfsalat	10
Schinken, gekocht	130		
Forelle, ohne Haut	150	Leinsamenbrot	45
Sardellen in Konserve	260	Mischbrot	84
Thunfisch in Öl	180	Semmel, Weißbrot	70
		Reis, gekocht	50
Vollmilch	0	Nudeln, gekocht	30
Camembert (45 % F. i. T.)	30		
Emmentaler (45 % F. i. T.)	10	Apfel	15
		Banane	25
Butter	0	Haselnüsse	40
Margarine	0	Kaffee, Tee	0
Vollmilchschokolade	60	Bier, alkoholfreies Bier	15
Marzipan	50	Weißwein, Rotwein	0

? Arbeitsaufgaben

1. Wie definiert man Adipositas und welche Ursachen kennen Sie?

2. Zählen Sie mögliche Folgen des Übergewichts auf.

3. Beschreiben Sie die Adipositastherapie.

4. Geben Sie Tipps für Übergewichtige, damit sie ihre Essgewohnheiten ändern können.

5. Welche Anforderungen werden an die energiereduzierte Mischkost gestellt? Geben Sie dazu Verzehrempfehlungen.

6. Was wird unter modifiziertem Fasten und Formuladiäten verstanden? Für wen ist modifiziertes Fasten empfehlenswert?
Nennen Sie Vor- und Nachteile.

7. Welche Diäten werden zur Gewichtsreduktion propagiert und wie sind diese zu bewerten?

8. Nennen Sie Nachteile und Gefahren von einseitigen Diäten und Crash-Diäten.

9. Welche Formen von Essstörungen kennen Sie? Beschreiben Sie diese und nennen Sie geeignete Therapiemaßnahmen.

10. Beschreiben Sie die Grundlagen der Therapie bei Diabetes Typ 1 und Typ 2.

11. Welche Nahrungsmittelgruppen (mit Beispielen) lassen den Blutzucker nicht ansteigen?

12. Welche Nahrungsmittelgruppen (mit Beispielen) erhöhen den Blutzucker?

13. Definieren Sie eine Broteinheit.

14. Wie soll ein Diabetiker mit Alkohol umgehen? Was muss er darüber wissen? Zählen Sie empfehlenswerte Getränke auf.

15. Was kann ein Diabetiker anstatt Zucker verwenden?
Nennen Sie Vor- und Nachteile.

16. Was versteht man unter Hypoglykämie? Welche Maßnahmen treffen Sie?

17. Geben Sie Empfehlungen bei Hypercholesterinämie und Hypertriglyceridämie.

18. Erklären Sie die Therapiemaßnahmen bei Hypertonie.

19. Welche Empfehlungen geben Sie einem Patienten mit Hyperurikämie? Welche Nahrungsmittel sind empfehlenswert, welche sind sparsam zu verwenden und welche zu meiden?

Eiweiß- und elektrolyt- definierte Diätformen

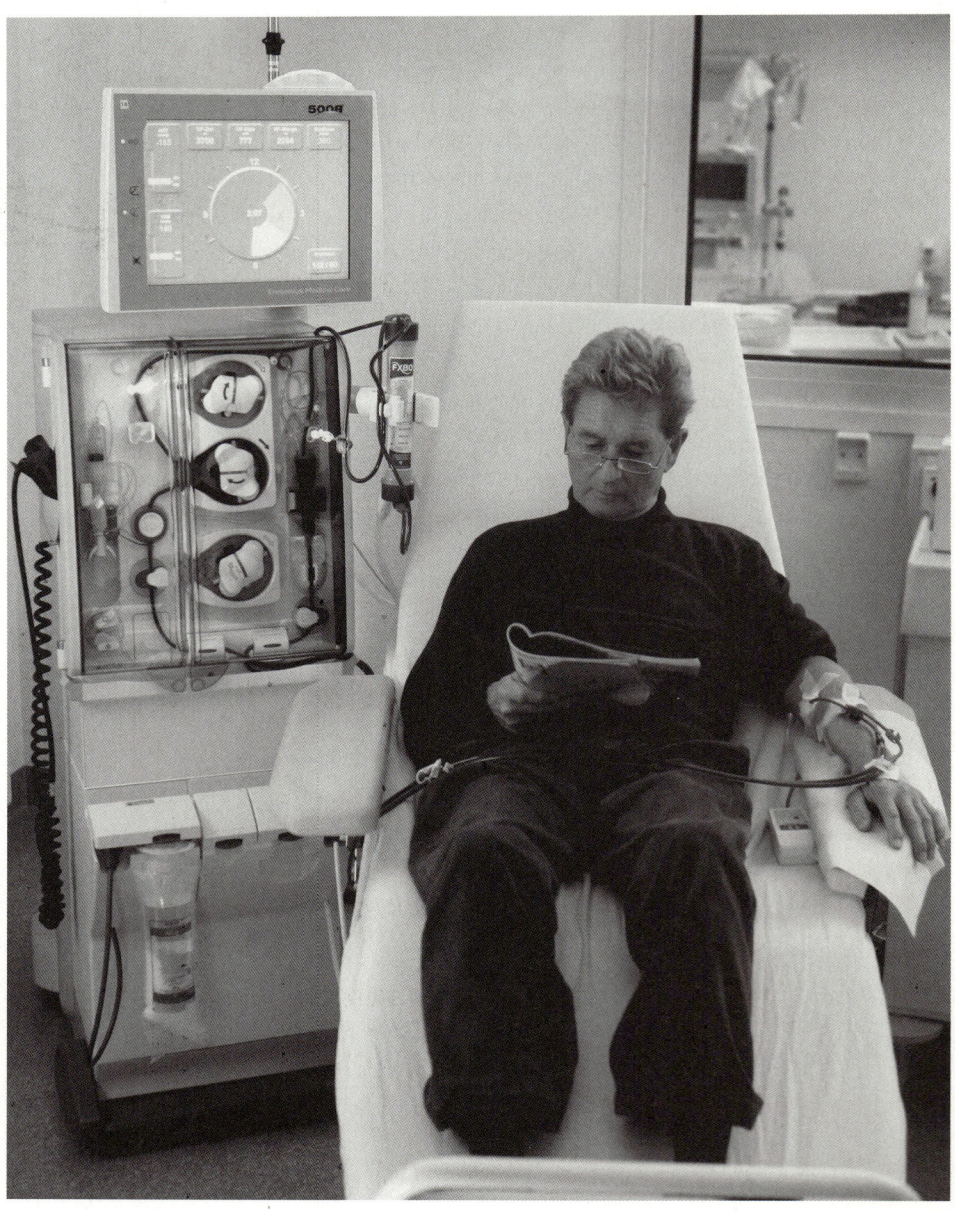

Bei Erkrankungen der Niere können Ausscheidungs- und Stoffwechselfunktion gestört sein. Harn- und Blutuntersuchungen sowie Nierenfunktionsdiagnostik (Kreatinin-Clearence) und bildgebende Verfahren geben Auskunft über das Ausmaß einer Nierenschädigung.

 Unsere Ziele

Nach Bearbeitung dieses Kapitels werden Sie

- die häufigsten diätetisch behandelbaren Nierenerkrankungen kennen;
- über die ernährungstherapeutischen Maßnahmen bei einer Niereninsuffizienz und bei einer Dialysebehandlung informiert sein;
- die Ernährungsempfehlungen bei Nierensteinen beschreiben können.

1 Nieren

Wesentliche Funktionen einer gesunden Niere

- Ausscheidung harnpflichtiger Stoffe, die entweder im Stoffwechsel entstehen oder durch körperfremde Substanzen zugeführt werden (Flüssigkeit, Harnstoff, Kreatinin, Harnsäure, Phosphat etc.).
- Ausscheidung und Rückgewinnung von Wasser und Elektrolyten (Natrium, Kalium, Phosphor etc.).
- Regulierung des Säure-Basen-Haushaltes.
- Regulierende Aufgaben im Knochenstoffwechsel und bei der Blutbildung.

Symptome von Nierenerkrankungen

- Miktionsstörungen und Harnwegsinfekt.
- Nierenschmerzen.
- Ödeme.
- Hypertonie renaler Ursache.
- Oligurie, Anurie, Nierenversagen.

Diätetisch behandelbare Nierenerkrankungen

- Nephrotisches Syndrom.
- Renale Hypertonie.
- Akute und chronische Niereninsuffizienz.
- Dialysebehandlung (künstliche Niere).
- Nephrolithiasis.

Ernährungstherapie im Überblick

Es gibt keine allgemeine Nierendiät. Ziel ist eine dem jeweiligen Funktionszustand der Niere angepasste Zufuhr von Eiweiß, Elektrolyten, Energie und Flüssigkeit.

Eiweiß

- An die Restfunktion anpassen, um eine übermäßige Produktion von Kreatinin und Harnstoff zu verhindern.
- Verluste angepasst kompensieren (Proteinurie, Niereninsuffizenz, Dialyse, Nierentransplantation).

Natrium

- Einschränken bei renaler Hypertonie und Ödemen.
- Ausgleichen bei Verlusten über die Niere.

Kalium

Hyper- und Hypokaliämie verhindern.

Phosphor

- Hyperphosphatämie (>5,5 mg/dl) und
- Hypophosphatämie (< 2,6 mg/dl) ausgleichen.

Energie

Muss unbedingt ausreichend sein, um den Abbau von Körpereiweiß zu vermeiden – allerdings wird diese Komponente oft unterschätzt.

Flüssigkeit

An die Ausscheidungsmenge angepasst.

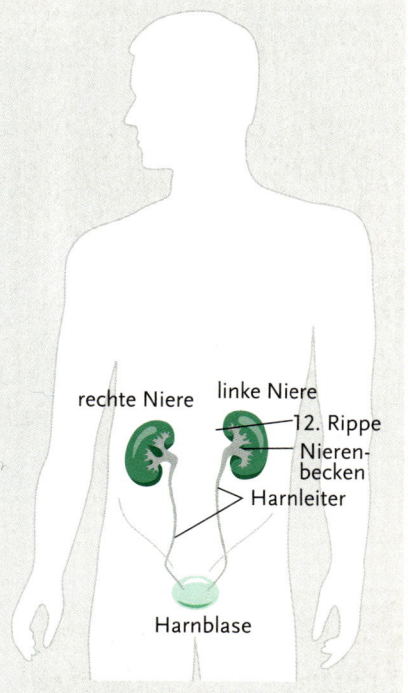

rechte Niere · linke Niere · 12. Rippe · Nierenbecken · Harnleiter · Harnblase

Lage der Nieren

Miktion = natürliche Entleerung des Harns aus der Blase.

Renal = die Niere betreffend.

Oligurie = Harnausscheidung von weniger als 500 ml pro Tag.

Anurie = Harnausscheidung von weniger als 100 ml pro Tag, Anzeichen für akutes Nierenversagen oder eine schwere Nierenerkrankung.

Nephrotisches Syndrom = Sammelbegriff für eine Vielzahl an Nierenerkrankungen.

Hypertonie = Bluthochdruck.

Nephrolithiasis = Nierensteine.

1.1 Nephrotisches Syndrom

Schädigung der Glomerula – die Durchlässigkeit für Plasmaproteine steigt.

Ursachen
- Infekte.
- Bestimmte Medikamente.
- Diabetische Nephropathie etc.

Symptome
- Proteinurie.
- Ödeme.
- Aszites.
- Sekundäre Hyperlipoproteinämie.

Therapie
- Früher wurde die Eiweißzufuhr der Proteinurie und dem Plasmaeiweißspiegel angepasst. Derzeitige Empfehlung: 0,8 g Eiweiß pro kg Körpergewicht ⇨ die Ausscheidung sinkt, das Fortschreiten der Krankheit wird verzögert.
- Bei Ödemen: Natrium reduzieren, Flüssigkeit nach Bilanz (24-Stunden-Harnmenge plus 500 ml).
- Bei Hyperlipoproteinämie entsprechende diätetische Richtlinien.

1.2 Akutes Nierenversagen

Ursachen
- Plötzlicher Blutverlust beziehungsweise Blutdruckabfall.
- Hämolyse.
- Akute Schädigung durch Toxine (bakterieller Infekt, Pilztoxine ...) oder Medikamente.

Symptome
Oligurie oder Anurie (siehe S. 113).

Therapie
- Vorübergehende Dialysebehandlung mit parenteraler Ernährung und/oder Sondenernährung zur optimalen Deckung des Energiebedarfs.
- Um die Funktion des Gastrointestinaltraktes zu erhalten, möglichst bald enteral ernähren.
- Bei komplikationslosem Verlauf binnen ca. fünf Tagen wieder normale Ernährung.
- Bei Mangelernährung entsprechende Ernährungstherapie.

1.3 Chronische Niereninsuffizienz

Symptome
Fortschreitender Untergang von Nierengewebe verursacht einen Anstieg harnpflichtiger Substanzen im Blut (Harnstoff, Harnsäure und Kreatinin) und eine reduzierte glomeruläre Filtrationsrate (GFR).

Hämolyse = Austritt von Hämoglobin bei Auflösung der roten Blutkörperchen.

Eine **Niereninsuffizienz** liegt vor, wenn die Nierenfunktion auf unter 50 % fällt. Ein fortschreitender Untergang von Nierengewebe führt zu chronischer Niereninsuffizienz.

Die Ursachen sind:
- Diabetes.
- Hypertonie.
- Urologische Abflussstörung.
- Chronische Glomerulonephritis.

Sie beeinflussen die Therapieempfehlung.

Stadium	Kreatinin mg/dl	Harnstoff mg/dl	GFR ml/min	Ernährungstherapie
Volle Kompensation, Leistung eingeschränkt	normal	20	70–120	▪ 0,8 g Eiweiß pro kg Körpergewicht
Kompensierte Niereninsuffizienz	3–6	100–150	30–70	▪ Konservative Behandlung, 0,8 g Eiweiß (biologisch hohe Qualität) pro kg Körpergewicht ▪ Elektrolytentgleisungen korrigieren (Na, K, P, Ca)
Präurämie (präterminale Niereninsuffizienz)	> 6	> 150	5–30	▪ 0,6 g Eiweiß pro kg Körpergewicht ▪ P, K, NaCl einschränken ▪ Dialyse?
Terminale Niereninsuffizienz	> 15	> 300	< 5	▪ Dialyse – keine Eiweißrestriktion

Wegen des fehlenden Krankheitsgefühls sind engmaschige Laborkontrollen notwendig!

Therapie

- Unbedingt ausreichende Energiezufuhr (35–45 kcal/kg Körpergewicht).
- Eiweißzufuhr dem Stadium anpassen.
- Natrium, Kalium und Phosphor entsprechend den Laborparametern.
- Flüssigkeit nach Bilanz.

Möglichkeiten der Eiweißeinschränkung

- Auf die Versorgung mit essenziellen Aminosäuren (biologische Wertigkeit, Ergänzungswirkung) ist zu achten.
- Unter 40 g Eiweiß pro Tag ist der Einsatz von eiweißarmen Speziallebensmitteln notwendig (eiweißarme Teigwaren, eiweißarmes Brot ...).

Wichtig sind eine ausreichende Zufuhr an Energie, damit kein körpereigenes Eiweiß zur Deckung des Energiebedarfes herangezogen wird, **sowie Flüssigkeit nach Bilanz.**

Zwei Möglichkeiten für eine eiweißreduzierte Kost

a) Kartoffel-Ei-Diät

300 g Kartoffeln und 30 g Ei müssen gemeinsam in einer Mahlzeit einmal am Tag gegessen werden. Aufgrund der großen Kartoffelmenge ist eine modifizierte Kartoffel-Ei-Diät (200 g Kartoffeln und 30 g Ei) üblich.

Folgende Lebensmittel		
... können nach freier Wahl gegessen werden	... können in beschränkter Menge (je nach Stadium) gegessen werden	... sollten gemieden werden
▪ Obst und Gemüse (keine Hülsenfrüchte, Erbsen, Mais und Nüsse) ▪ Stärkemehle ▪ Zucker, Marmelade und Honig ▪ Fette, Obers ▪ Getränke wie Kaffee (Milchzugabe!), Tee, Mineralwasser ▪ Vegetarische Aufstriche ▪ Eiweißarme Spezialprodukte	▪ Kartoffeln ▪ Eier ▪ Brot ▪ Nährmittel wie Reis, Teigwaren, Mehl ... ▪ Eventuell Milch (max. 1/8 l pro Tag)	▪ Fleisch und Wurst ▪ Fisch und Fischerzeugnisse ▪ Geflügel ▪ Topfen, Käse, Jogurt, Sauermilch, Buttermilch, Milch ▪ Hülsenfrüchte ▪ Nüsse, Samen ▪ Sojaprodukte

Beispiele für 10 g Eiweiß (= 1 Portion)

- 1/4 l Milch, Jogurt, Buttermilch
- 30 g Berg- oder Almkäse, 45 % F. i. T.
- 50 g Brie, Camembert, 45 % F. i. T.
- 70 g Landfrischkäse, 10 % F. i. T.
- 90 g Topfen, 10–20 % F. i. T.
- 110 g Gervais, 65 % F. i. T.
- 130 g Philadelphia Fitness
- 150 g Exquisa mit Jogurt
- 190 g Exquisa Meerrettich
- 50 g Fleisch mager (roh gewogen)
- 30 g Salami, Rohschinken
- 50 g Aufschnittwurst
- 70 g Leberkäse, Pastete
- 90 g Putenfrankfurter, Extrawurst
- 60 g Fisch (roh gewogen)
- 1 1/2 Eier
- 100 g Tofu

 Wussten Sie, dass ...

Malnutrition (Mangelernährung) ein häufiges Problem bei Dialysepatienten ist?

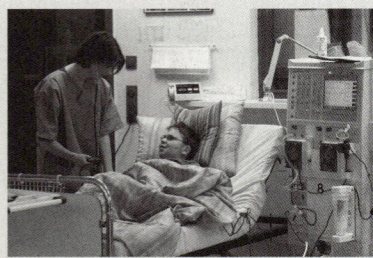

Ein Patient bei der Hämodialyse

Um dem Patienten die Phosphorberechnung zu vereinfachen, gibt es ein Schulungsprogramm. Dabei werden die phosphathältigen Lebensmittel in PE-Einheiten berechnet, während gleichzeitig die Einnahme phosphatbindender Medikamente geregelt wird.

b) Eiweißberechnung

Erlaubt ist die normale Menge an pflanzlichem Eiweiß (ca. 35 g) mit Ausnahme von Soja, Sojaprodukten, Hülsenfrüchten, Nüssen und Samen plus ein bis zwei Portionen tierisches Eiweiß (eine Portion = 10 g Eiweiß).

Die Zufuhr entsprechender Eiweißmengen wird mit eigenen Austauschtabellen berechnet.

- Eiweißbedarf von 40–50 g = 35 g pflanzliches Eiweiß + 1 Portion (10 g) tierisches Eiweiß.
- Eiweißbedarf von 50–60 g = 35 g pflanzliches Eiweiß + 2 Portionen (20 g) tierisches Eiweiß.
- Eiweißbedarf von 60–70 g = 35 g pflanzliches Eiweiß + 3 Portionen (30 g) tierisches Eiweiß.

1.4 (Hämo-)Dialysebehandlung

Die Dialysebehandlung übernimmt die Entfernung der harnpflichtigen Stoffe, gleichzeitig werden aber auch essenzielle Substanzen (Aminosäuren, Elektrolyte, wasserlösliche Vitamine) ausgewaschen.

Eiweiß

- 1–1,2 g pro kg Körpergewicht (70–80 g).
- Biologisch hochwertiges Eiweiß bevorzugen; vorwiegend eiweißreiche Lebensmittel mit niedrigem Phosphatgehalt.

Energie

- 30–35 kcal pro kg Körpergewicht.
- Wichtig ist eine optimale Energiezufuhr mit Kohlenhydraten und Fetten, damit kein körpereigenes Eiweiß zur Energiegewinnung herangezogen wird.

Natrium

- Eine der Vollkost (siehe S. 58) entsprechende Zufuhr, in Ausnahmefällen Reduktion auf 1,2 g Na/Tag.
- Achtung: Salzreiche Kost bewirkt viel Durst!
- Salzersatzmittel sind ungeeignet (kaliumreich).

Kalium

- Auf 1,6–2,0 g/Tag reduzieren.
- Kaliumreiche Lebensmittel, wie zB Schokolade, Nüsse, Bananen, Marillen, Trockenfrüchte, Fruchtsäfte (siehe Kaliumtabelle, S. 49), sollen gemieden werden, um eine Hyperkaliämie zu verhindern.

Der Kaliumgehalt kann durch spezielle Zubereitung reduziert werden:
- Kartoffeln und Gemüse mit viel Wasser kochen, Kochwasser verwerfen, abermals mit viel Wasser fertig kochen.
- Bei Obst- und Gemüsekonserven Saft entfernen.
- Täglich maximal eine Portion rohes Obst und eine Portion Salat.

Phosphor

- Auf 0,8–1,2 g/Tag reduzieren.
- Bei Hyperphosphatämie einschränken.
- Phosphatreich sind Innereien, Wurstwaren (besonders geräucherte), Käse (besonders Schmelzkäse), Hülsenfrüchte, Nüsse und Samen, Kakao, Schokolade, Vollkornprodukte und Bier.
- Die Einnahme von phosphatbindenden Medikamenten (Antiphosphat, Kalziumazetat) ist häufig bei phosphathältigen Mahlzeiten notwendig.

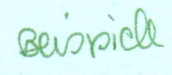
Beispiele

Phosphatbindende Medikamente		
Kalziumazetat	■ Zu den Mahlzeiten ■ Zerkaut oder zerstampft einnehmen	Keine Magensäure zur Aktivierung notwendig
Kalziumcarbonat	■ Unmittelbar vor oder zu den Mahlzeiten ■ Zerkaut oder zerstampft einnehmen	Magensäure zur Aktivierung notwendig
Fosrenol	■ 5 Minuten vor den Mahlzeiten einnehmen ■ Nicht zerkauen	
Renagel Tabletten	■ Zu den Mahlzeiten einnehmen ■ Nicht zerkauen	

Flüssigkeit

■ Abhängig von Restdiurese – Zufuhr nach Bilanz.
■ Tägliche Zunahme an Gewicht unter 0,5 kg.
■ Zwischen den Dialysebehandlungen maximal 1–1,5 kg Gewichtszunahme oder maximal 5 % des Trockengewichtes (Gewicht nach der Dialyse), um Komplikationen wie Hirn- und Lungenödemen vorzubeugen.

Wasserlösliche Vitamine

Vitamin C, B_1, B_2, B_6, Folsäure substituieren.

1.5 Nierensteine (Nephrolithiasis)

Nierensteine sind Verbindungen, die sich aus Bestandteilen des Urins bilden. Sie entstehen in den Kanälchen der Niere, im Nierenbecken und in den ableitenden Harnwegen. Am häufigsten bestehen Nierensteine aus Kalziumsalzen.

Nierensteine entstehen meist zwischen dem 25. und 45. Lebensjahr, Männer sind davon häufiger betroffen.

Ursachen

■ Zu geringe Flüssigkeitszufuhr.
■ Hyperkalzämie oder Hyperurikämie.
■ Das Risiko steigt durch sitzende Tätigkeit, Stress, in heißen Klimazonen.
■ In bestimmten Regionen kommen Nierensteine seltener vor (Schwarzafrika, Grönland).

Symptome

■ Nierenkolik,
■ einhergehend mit heftigen Rückenschmerzen
■ und Blut im Harn.

Prophylaxe und Therapie

Reichliche Zufuhr von Flüssigkeit (2–2 1/2 l pro Tag) ⇨ Ausschwemmen der Steine in die Harnblase, anschließende Entleerung und Verminderung von konzentriertem Harn.

🔅 Zur Sicherung der Bedarfsdeckung empfiehlt sich die Gabe von Multivitaminpräparaten ohne Zusätze von fettlöslichen Vitaminen, vor allem ohne Vitamin A.

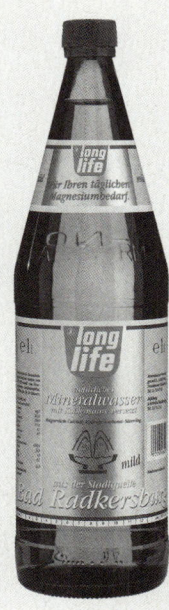

🔅 Empfehlenswerte Getränke sind Leitungswasser, Früchte- und Kräutertees, verdünnte Fruchtsäfte, Mineralwasser mit hohem Magnesiumgehalt und wenig Natrium (zB Longlife); Bohnenkaffee, Schwarztee und Alkohol sollten eingeschränkt werden.

Kalziumoxalatstein	Kalziumphosphatstein	Harnsäurestein	Cystinstein
■ Mäßig Milch und Milchprodukte, auf ausreichende Kalziumversorgung achten (800–1.000 mg pro Tag) ■ 2–2 1/2 l Harnausscheidung in 24 Stunden, spezifisches Gewicht < 1.010 ■ Maximal 0,8 g Eiweiß pro kg Körpergewicht ■ Ausgewogene Mischkost nach den 10 Regeln der Deutschen Gesellschaft für Ernährung ■ Magnesiumsubstitution (250–300 mg pro Tag, bindet Oxalat)	Mäßig Milch und Milchprodukte, geräucherte Waren, Cola, Nüsse, Zitrusfrüchte	Purinarme Kost (siehe S. 61, 109)	■ Säfte von Zitrusfrüchten und alkoholische Getränke meiden ■ 3 l Harnausscheidung in 24 Stunden, spezifisches Gewicht < 1.015 ■ Vitamin-C-Brausetabletten substituieren ■ Medikamentöse Therapie

(?) Arbeitsaufgaben

1. Beschreiben Sie die Ernährungstherapie bei akuter Niereninsuffizienz.
2. Wie sieht die Eiweißzufuhr bei chronischer Niereninsuffizienz aus?
3. Welche Nährstoffe spielen bei chronischer Niereninsuffizienz eine Rolle?
4. Welche Lebensmittel sind hochwertige Eiweißlieferanten?
5. Beschreiben Sie die Ernährungstherapie beim nephrotischen Syndrom.
6. Erklären Sie die Ernährungstherapie bei der Hämodialyse.
7. Welche Nierensteinarten kennen Sie? Geben Sie Ernährungsempfehlungen zu den einzelnen Steinarten.

Ernährung bei verändertem Nährstoffbedarf

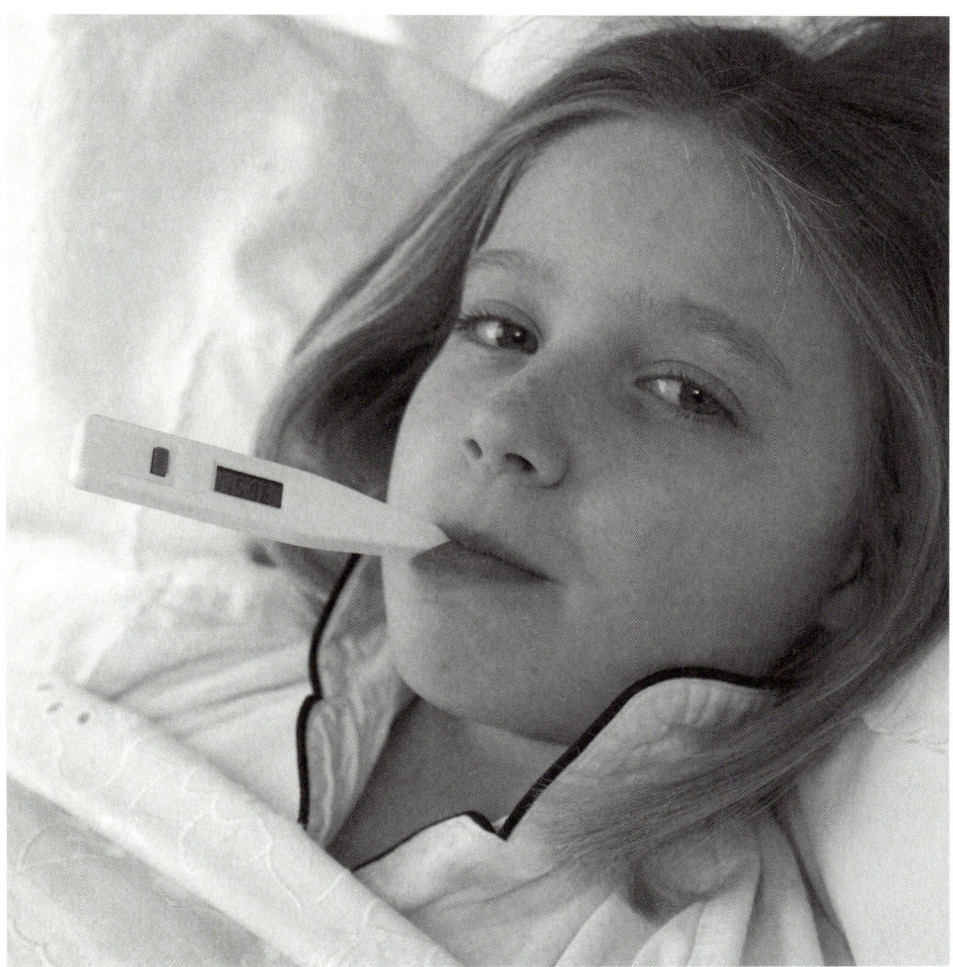

Bei Fieber oder nach Verbrennungen verliert der Körper viel an Flüssigkeit und Mineralstoffen. Wichtig sind daher eine ausreichende Flüssigkeitszufuhr und der Ersatz von Elektrolyten.

Bei Krebspatienten ist der Energiebedarf erhöht und häufig ein starker Appetit- und Gewichtsverlust zu beobachten. Es sollte auf eine ausreichende bzw. erhöhte Kalorienzufuhr geachtet werden. Die Ernährung ist keine Waffe gegen den Krebs, hilft aber, die Voraussetzungen für ein besseres Befinden zu schaffen.

 Unsere Ziele

Nach Bearbeitung dieses Kapitels werden Sie

- über Ernährungsmaßnahmen nach Verbrennungen Bescheid wissen;
- Tipps zur Ernährung bei Fieber geben können;
- über die Ernährungstherapie bei malignen Erkrankungen informiert sein.

1 Ernährung nach Verbrennungen

Ziel

Ausgleich des großen Flüssigkeits- und Elektrolytverlustes sowie Vermeidung großer Gewichtsverluste und die Wiederherstellung eines ausreichenden Ernährungszustandes.

Ernährung

- Mit total parenteraler Ernährung (in akuter Schockphase) beginnen.
- Schrittweiser Übergang auf hochkalorische Sondenernährung, je nach Schluckfähigkeit, Appetit und Toleranz orale Ernährung.
- Leicht verdauliche Speisen in geeigneter Konsistenz (evtl. Flüssig- oder Breikost).
- Reichlich Flüssigkeit.
- Kalorien (35–45 kcal/kg Körpergewicht) erhöhen.
- Eiweißbedarf erhöht – eiweißreiche Zusatznahrung (1,5 g pro kg Körpergewicht).
- Häufige, kleine Mahlzeiten (energie- und eiweißreiche Zwischenmahlzeiten!).
- Vitaminsubstitution.

2 Ernährung bei Fieber

Ziel

Ausgleich des Flüssigkeits- und Elektrolytverlustes sowie des erhöhten Vitaminbedarfes.

Ernährung

- Gut gesalzene, leicht verdauliche Kost (Leichte Vollkost).
- Reichlich Flüssigkeit – pro 1 °C Temperaturerhöhung 1/2 l zusätzlich.
- Ausreichend Kalorien – 10–15 % mehr Kalorien pro 1 °C erhöhter Temperatur.
- Ausreichend Kochsalz (mehr als 10 g pro Tag).
- Kaliumzufuhr erhöhen (mehr als 4 g pro Tag).
- Vitamin C vermehrt zuführen.

3 Ernährung bei malignen Erkrankungen

Ziel

Verhütung beziehungsweise Beseitigung tumorassoziierter Mangelernährung, um das Allgemeinbefinden und die Belastbarkeit für die aggressive Tumortherapie zu verbessern.

Ernährung

- Ernährungsanamnese, um bisherige Essgewohnheiten, Nährstoffversorgung, Vorlieben für bestimmte Speisen und Getränke, Aversionen, Intoleranzen, Störungen des Geschmackssinnes oder Probleme beim Schlucken zu berücksichtigen.
- **Bedarfsangepasste Erhöhung der Nahrungszufuhr**
  Eiweiß: 1,3–2 g pro kg Normalgewicht.
  Fett: 1,5–2 g pro kg Normalgewicht.
  Kohlenhydrate: 4–7 g pro kg Normalgewicht.
  Kalorien: 35–50 kcal pro kg Normalgewicht.
  Vitaminsubstitution.
- Zulage von energie- und nährstoffreichen Zwischengerichten, Einsatz von Zusatznahrung, um die Lebensqualität zu verbessern.
- Häufige kleine Mahlzeiten.
- Flüssigkeitszufuhr erhöhen (2,5–3 l pro Tag), besonders bei Behandlung mit Zytostatika die Möglichkeit der Energiezufuhr mit Getränken nützen.
- **Wunschkost! Erlaubt ist alles, was dem Patienten schmeckt und bekommt!**

Erhöhte Temperatur ist keine eigene Krankheit, sondern eine Begleiterscheinung einer anderen Grunderkrankung.

Maligne = bösartig, gefährlich.

Als Zwischengerichte eignen sich zB Milchmixgetränke, Süßspeisen und Eis unter Verwendung von Obers, Maltodextrin, Eiweißkonzentraten ua.

Zytostatika = vom griechischen Cyto = Zelle und statikös = anhalten; sind Substanzen, die das Zellwachstum bzw. die Zellteilung hemmen. Sie werden vor allem zur Behandlung von Krebs verwendet.

Ernährungsmaßnahmen bei Strahlen- und Chemotherapie

Bei Entzündungen der Mundhöhle und Speiseröhre
- Keine scharfen Gewürze, keine stark salzigen oder sauren Speisen (Essig, Tomaten, Rhabarber, Obst mit hohem Fruchtsäuregehalt, wie zB Zitrusfrüchte und Johannisbeeren, sowie daraus hergestellte Obstsäfte).
- Speisen nicht zu heiß verzehren.
- Kohlensäurehältige Getränke meiden.

Bei trockenem Mund, vermindertem Speichelfluss und Schluckbeschwerden
- Häufig kleine Mengen trinken.
- Tee (besonders Pfefferminztee fördert den Speichelfluss).
- Mineralwasser – kohlensäurefrei bei entzündeter Mundschleimhaut und Speiseröhre.
- Dunkles Bier und Malzbier.
- Sauermilch, Kefir, Jogurt (Milch fördert Schleimbildung, Soor).
- Kaugummikauen kann Speichelfluss fördern.
- Bei Kau- und Schluckbeschwerden – flüssig breiige, energieangereicherte Speisen, Nahrungssupplemente.

Bei Durchfall, Erbrechen
- Reichlich Flüssigkeit (2,5–3 l/Tag).
- Vermeiden von rohem Obst und Gemüse sowie Vollkornprodukten.
- Vorgehensweise wie bei schweren Diarrhöen, siehe S. 78.
- Nach Abklingen der Beschwerden Jogurt und Probiotika zum Aufbau der Darmflora.

Veränderung der Geschmacksempfindung
Bei Abneigung gegen Fleisch und Wurst sollte zu Milch, Milchprodukten, Eiern und Fisch gewechselt werden.

Tipps bei Appetitlosigkeit
- Starke Essensgerüche meiden.
- Dann essen, wenn Appetit vorhanden ist (auch nachts).
- Kleine Portionen.
- Speisen appetitlich anrichten.
- Appetitanregende Getränke.
- Evtl. hochkalorische Zusatznahrung.

Krebserkrankungen – Prävention durch Ernährung:
- Übergewicht vermeiden, Körpergewicht normalisieren.
- Fettzufuhr unter 30 % der Energiezufuhr reduzieren.
- Öle mit einfach ungesättigten Fettsäuren und hohem antioxidativem Gehalt bevorzugen.
- Ausreichend Vitamine, Mineralstoffe und Spurenelemente.
- Mehr Früchte, Gemüse und Fisch, weniger Fleisch.
- Kalziumreiche und ballaststoffreiche Lebensmittel bevorzugen.
- Kochsalzverzehr reduzieren.
- Alkoholische Getränke mäßig konsumieren.

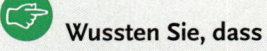 Die Geschmacksschwelle für bitter ist herabgesetzt, die Geschmacksschwelle für süß hingegen erhöht.

Wussten Sie, dass ... ein Gläschen Bier oder Wein, aber auch ein Aperitif appetitanregend sein können? Der Genuss von Alkohol sollte jedoch vorher mit dem Arzt abgesprochen werden.

❓ Arbeitsaufgaben

1. Welche Ernährungsmaßnahmen sind nach Verbrennungen zu treffen?
2. Geben Sie Ernährungstipps bei Fieber.
3. Beschreiben Sie die Ernährungstherapie bei malignen Erkrankungen.
4. Geben Sie Tipps bei Appetitlosigkeit.

Ernährung bei speziellen Krankheiten

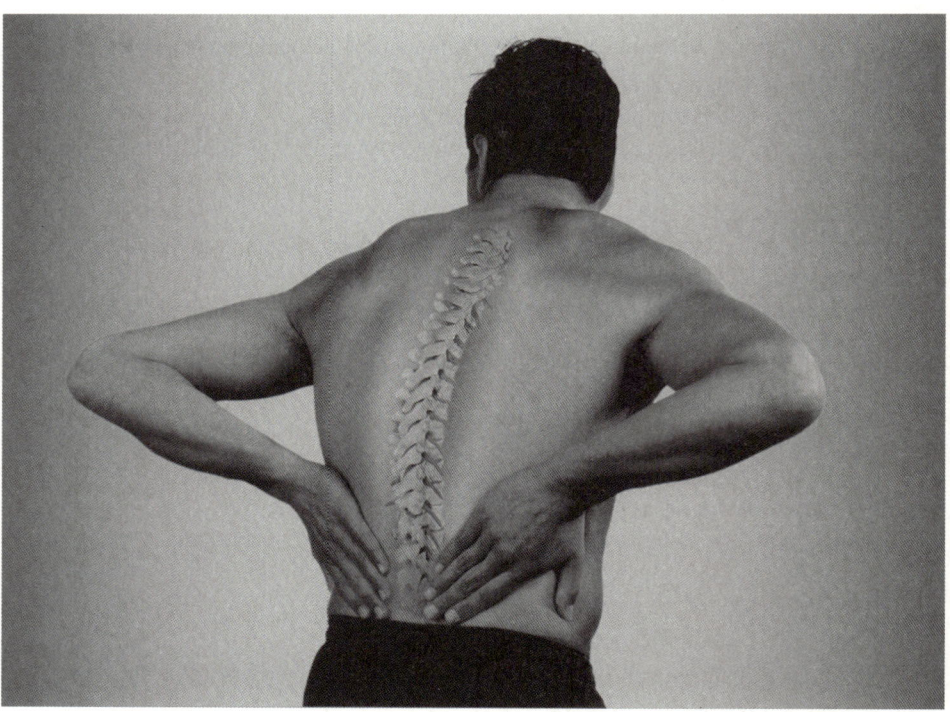

Die richtige Ernährung kann das Fortschreiten einer Krankheit verlangsamen oder stoppen, wie zB bei der Phenylketonurie, einer angeborenen Stoffwechselstörung. In Österreich wird jedes Neugeborene in den ersten Tagen mit Hilfe eines Bluttests routinemäßig auf Phenylketonurie untersucht. Wird diese Krankheit diagnostiziert, ist eine sehr strenge eiweißarme Diät die einzige Therapie, da es ansonsten zu schwersten Gehirnschädigungen kommt.

Auch bei rheumatischen Krankheiten spielt die Ernährung eine wesentliche Rolle. So können verschiedene Inhaltsstoffe von Lebensmitteln dazu beitragen, dass Entzündungsreaktionen im Körper gehemmt werden und damit der Einsatz von Medikamenten reduziert werden kann.

 Unsere Ziele

Nach Bearbeitung dieses Kapitels werden Sie

■ das Krankheitsbild der Phenylketonurie und entsprechende Therapiemaßnahmen kennen;

■ Ernährungsempfehlungen bei rheumatischen Erkrankungen und bei Osteoporose geben können;

■ fähig sein, die histaminarme Ernährung in groben Zügen zu erklären.

1 Phenylketonurie (PKU)

Krankheitsbild

Es handelt sich um eine angeborene Störung des Eiweißstoffwechsels. Die Aminosäure Phenylalanin und toxische Zwischenabbauprodukte (Ketone) sammeln sich im Blut des Erkrankten an. Diese schädigen in größeren Mengen die Gehirnzellen des Kindes, insbesondere solange die Gehirnentwicklung noch nicht abgeschlossen ist.

Ursache

Ein Enzymmangel verhindert den vollständigen Abbau der Aminosäure Phenylalanin zu Tyrosin.

Therapie

- Phenylalanin (Phe) kommt in allen eiweißhältigen Lebensmitteln vor und ist eine essenzielle Aminosäure. In individuell abgestimmter Menge müssen deshalb auch PKU-Betroffene Phenylalanin mit der Nahrung aufnehmen.
- Diese Menge wird durch regelmäßige Kontrollen vom Arzt festgelegt und darf durch die tägliche Kost nicht überschritten werden.
- Jedes phenylalaninhaltige Lebensmittel muss in der Diät berechnet werden.
- Im Prinzip entspricht die phenylalaninarme Ernährung einer streng eiweißarmen Diät. Eiweiß ist aber im Kindesalter besonders notwendig.
- Mit einem Spezialgemisch aus Aminosäuren, Vitaminen und Mineralstoffen werden die fehlenden Stoffe bei PKU substituiert.

Um PKU-Betroffenen die Einhaltung der Diät zu erleichtern, gibt es eiweißarme (phenylalaninarme) Spezialprodukte. Diese sichern ein ausreichendes Angebot an Grundnahrungsmitteln.

Geeignete Lebensmittel in der phenylalaninarmen Diät

- Eiweißarme Diätprodukte: Brot, Gebäck, Mehlmischungen, Spezialgrieß, Teigwaren.
- Obst, Gemüse.
- Butter, Margarine, Obers.
- Kartoffeln.
- Konfitüre, Gelee.

Diese Lebensmittel enthalten wenig Eiweiß. Der Phenylalaningehalt ist definiert, kann aus Lebensmittellisten entnommen und in den Diätplan eingerechnet werden.

Ebenfalls geeignet sind Lebensmittel ohne Phenylalanin wie

- Zucker, Traubenzucker, Honig.
- Öl, Frittierfette, reine Fette.
- Drops, Lutscher.
- Limonade, Cola, Mineralwasser, Tee, Kaffee.

Ungeeignete Lebensmittel

- Eiweißreiche, phenylalaninreiche Produkte.
- Milch und Milchprodukte.
- Fleisch, Fisch, Wurst.
- Vollkornprodukte, Brot, Zwieback, Teigwaren, Nährmittel (Hafer, Reis, Mehl), herkömmliche Backwaren, Hülsenfrüchte, Soja, Nüsse, Schokolade, Eier.

Erkenntnisse

Seit einigen Jahren gilt die Empfehlung, diese Diät lebenslang einzuhalten. Erhöhte Phenylalaninblutwerte beeinträchtigen auch noch in der Adoleszenz und bei Erwachsenen Leistung und Konzentration. Besteht bei PKU-Frauen ein Kinderwunsch, ist die Diät schon vor der geplanten Schwangerschaft sehr streng einzuhalten, um eine Schädigung des Embryos im Mutterleib zu verhindern.

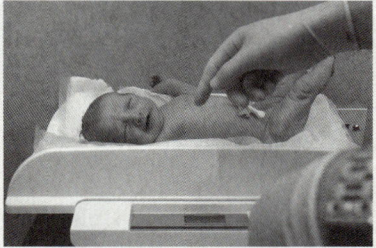

Die Verdachtsdiagnose PKU wird durch eine Blutkontrolle gestellt. Bei Klinikgeburten wird dieser Test routinemäßig durchgeführt. Fällt dieser Test positiv aus, muss eine Spezialuntersuchung des Blutes erfolgen.

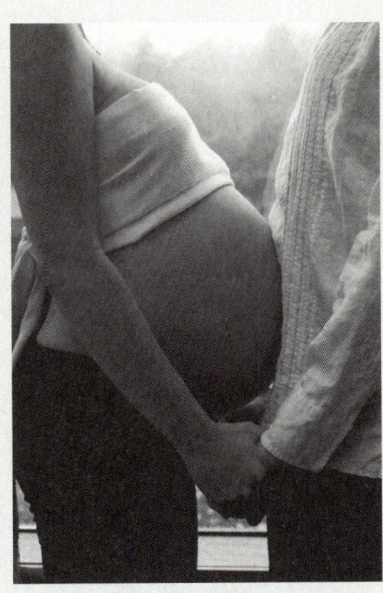

Bei Kinderwunsch sollte eine PKU-Frau bereits vor Eintritt der Schwangerschaft die Diät streng einhalten.

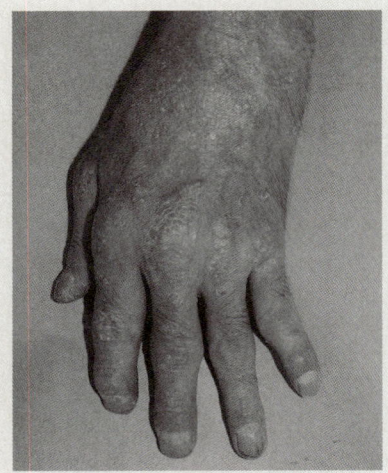

Durch Rheuma verändertes Handgelenk

💡 Aus der Arachidonsäure (Fettsäure), die nur in tierischen Lebensmitteln enthalten ist, werden entzündungsfördernde Eikosanoide gebildet. Das Ausmaß der Entzündung wird durch die Menge an Arachidonsäure maßgeblich beeinflusst.

Entzündungsmediatoren = sind an der Entzündungsentwicklung (Rötung, Ödembildung, Überwärmung) beteiligt. Die wichtigsten Entzündungsmediatoren sind Bradykinin, Serotonin, Histamin und die Prostaglandine.

2 Rheumatische Gelenkserkrankungen

Rheuma ist ein Sammelbegriff für entzündliche Erkrankungen des Stütz- und Bewegungsapparates, wovon Muskeln, Sehnen, Wirbelsäule, Weichteile, Knochen und Gelenke betroffen sein können.

Ziel

Ziel ist eine Reduktion der Entzündungsfaktoren:
- **Verminderte** Zufuhr an **Arachidonsäure**; dies führt zu einer geringeren Bildung von Entzündungsmediatoren; Arachidonsäure ist reichlich in Fleisch- und Wurstwaren, Schweineschmalz, Eidotter und Thunfisch enthalten.
- Eine vermehrte Verwendung von Omega-3-Fettsäuren hemmt den Entzündungsprozess; reichlich enthalten in Lachs, Makrele, Hering.
- Vermehrter Einsatz an Pflanzenölen, besonders Raps-, Soja-, Walnuss- und Leinöl.
- Vermehrte Zufuhr von Antioxidantien; Vitamin A, E, C und die Spurenelemente Selen und Zink verringern die Bildung der Entzündungsmediatoren; reichlich enthalten in Obst und Gemüse, Vollkornprodukten, Nüssen und Samen.
- Täglich kalziumreiche Lebensmittel zur Prävention der Osteoporose.
- Normalisierung des Körpergewichtes = BMI < 25.
- Regelmäßige körperliche Aktivität – keine zu starke Belastung; günstig sind zB Aquagymnastik, Schwimmen und Wandern.

Therapie

- Eine überwiegend ovolaktovegetabile Kost.
- Maximal zwei Fleischmahlzeiten pro Woche, Wurst und Innereien vermeiden.
- Maximal zwei Eidotter pro Woche.
- Zwei Meeresfisch- und Sojamahlzeiten pro Woche.
- Verzicht auf tierische Fette, dafür pflanzliche Öle und Fette, die reich an Omega-3-Fettsäuren sind; evtl. Fischölkapseln supplementieren (4–6 Kapseln pro Tag = 30 mg/kg Körpergewicht).
- Täglich 0,5 l fettarme Milch oder Milchprodukte und kalziumreiche Mineralwässer zur Optimierung der Kalziumzufuhr.
- Fünfmal am Tag Obst und Gemüse unter Bevorzugung kalziumreicher Gemüsesorten, Nüsse und Vitamin-C-hältiger Obstsäfte.
- Täglich Vollkornprodukte.
- Wenig Alkohol.

3 Osteoporose (Knochenschwund)

Osteoporose ist eine Erkrankung des Skelettsystems. Diese mit zunehmendem Alter immer häufiger anzutreffende Krankheit ist charakterisiert durch eine Verminderung von Knochenmasse, die zu einer Zerstörung der Mikrostruktur des Knochens führt. Damit verbunden steigt das Risiko von Knochenbrüchen. Sichtbare Folgen der Osteoporose sind Einbrüche an Wirbelkörpern („Witwenbuckel") und Brüche am Oberschenkelhals.

Für ein besseres Verständnis ist es notwendig zu wissen, dass der Knochen lebt. Alte Knochenmasse wird ständig gegen neue ausgetauscht.

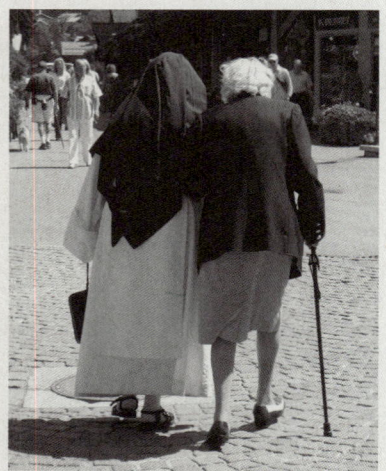

Sichtbare Folge der Osteoporose ist der so genannte Witwenbuckel.

Vermeidbare Risiken	Damit muss man leben	Folge anderer Krankheiten
■ Bewegungsmangel ■ Kalziumarmes und phosphatreiches Essen ■ Häufige Schlankheitsdiäten ■ Sehr große Eiweißmengen ■ Vitamin-D-Mangel ■ Genussmittel (Alkohol, Koffein, Nikotin)	■ Erbliche Veranlagung ■ Alter ■ Hormonmangel ■ Heller Hauttyp	■ Schilddrüse ■ Niere ■ Stoffwechselstörungen ■ Laktoseintoleranz ■ Kortisontherapie ■ Chronische Darmerkrankungen

Vorbeugen ist notwendig, möglich und erstrebenswert!

■ Bis zum 30. Lebensjahr auf einen bestmöglichen Aufbau achten, um eine maximale Knochendichte als Ausgangsbasis zu schaffen.

■ Kinder ausreichend mit Kalzium versorgen und zu viel Bewegung im Freien animieren.

■ Ab dem 30. Lebensjahr gilt es, die Knochenmasse zu erhalten, indem man die empfohlene Menge an Kalzium mit dem Essen aufnimmt, sich viel im Freien bewegt oder gezielte Gymnastik betreibt.

Ernährungstherapie bei manifester Osteoporose

■ Anamnese der bisherigen täglichen Kalziumzufuhr: Sollmenge durch Ernährungsumstellung oder anteilige Supplemente einstellen.

■ Orale Kalziumzufuhr von 1.000–1.500 mg/Tag (individuell anpassen), möglichst durch erhöhte Zufuhr von Milch und Milchprodukten (bevorzugt fettreduziert).

■ Gabe von Vitamin D.

👉 **Wussten Sie, dass ...**
bis zum 30.–35. Lebensjahr der Knochenaufbau dominiert? Erst zu diesem Zeitpunkt ist die optimale Knochenmasse erreicht.

Risikogruppen

■ Frauen sind von Osteoporose häufiger betroffen als Männer.

■ Heller Hauttyp und blondes Haar.

■ Menschen, die einseitig essen und/oder viele Genussmittel konsumieren.

■ Personen, die kaum Bewegung machen und sich wenig im Freien aufhalten.

4 Histaminarme Ernährung

Histamin ist eine körpereigene Substanz, die besonders beim Auftreten allergischer Reaktionen eine Rolle spielt. Es kommt in Lebensmitteln, an deren Erzeugung Mikroorganismen beteiligt sind, in größerer Menge vor. Der Histamingehalt steigt mit Reife- und Lagerungsdauer des Lebensmittels.

Normalerweise wird Histamin im Körper abgebaut. Bei einer Histaminunverträglichkeit ist eine vermehrte Zufuhr von Histamin und/oder der Mangel des histaminabbauenden Enzyms Diaminoxidase (DAO) gegeben.

Symptome

Bei histaminempfindlichen Personen:

■ Kopfschmerzen.

■ Hitzegefühl, Gesichtsrötung.

■ Magen-Darm-Beschwerden (einschließlich Durchfälle).

■ Müdigkeit, Hypotonie.

■ Herzrhythmusstörungen.

■ Nesselausschlag und Asthmaanfälle.

Therapie

Individuelle Toleranzschwelle (bei hoher Allergenbelastung niedriger) berücksichtigen; bei gleichzeitiger Aufnahme von alkoholischen Getränken wird das Auftreten von Symptomen begünstigt.

Histamin ist hitzestabil und kann weder durch Kochen, Braten, Backen noch durch Mikrowellen zerstört werden. Aber auch tiefe Temperaturen wie beim Tiefkühlen können Histamin nichts anhaben.

👉 **Wussten Sie, dass ...**
manche Medikamente die Diaminoxidase hemmen?

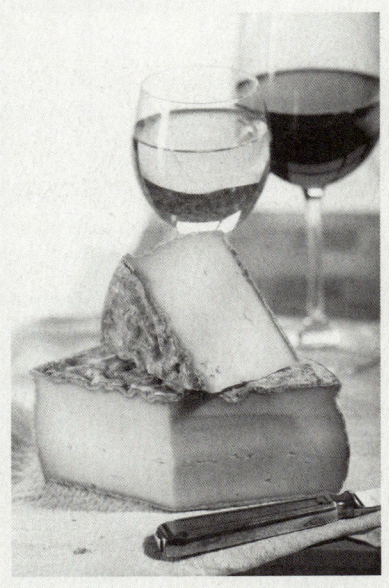

Rotwein und Käse sind reich an Histaminen.

☞ **Wussten Sie, dass ...**
frisch gefangene Fische kein Histamin enthalten?

💡 Geeignet sind Essigessenz, Weingeist- und Branntweinessig.

Histaminhältige Nahrungsmittel	
Alkoholische Getränke	Reichlich in Rotwein, auch in Weißwein, vor allem in Spätlesen (niedriger Säuregehalt begünstigt hohen Histamingehalt), Bier (besonders Weißbier)
Fisch und Fischwaren	Thunfisch, Sardinen, Sardellen, Makrelen, Hering, besonders als Konserve oder als Räucherfisch, Fischkonserven nach Öffnen baldigst verbrauchen
Fleischwaren	Salami, Westfäler Schinken, Räucherschinken, Rohwurst- und Rohschinkensorten (Kantwurst etc.)
Käse	Emmentaler, Bergkäse, Parmesan, Quargel, Camembert, lange gereifte Käse
Gemüse	Sauerkraut, Tomaten (Ketschup, Tomatenmark), Spinat, Auberginen, Avocados, Steinpilze, Morcheln
Sonstiges	Hefeextrakt, Rotweinessig, Tafelessig, Balsamicoessig, Apfelessig, Sojasauce bzw. andere asiatische Saucen
Nahrungsmittel mit histaminähnlichen oder Histamin freisetzenden Stoffen	Erdbeeren, Himbeeren, Bananen, Zitrusfrüchte, Papayas, Birnen, Kiwis, Ananas, Schokolade, Kakao, Walnüsse, Cashewnüsse, Weizenkeime, Hülsenfrüchte

⑦ Arbeitsaufgaben

1. Welche Lebensmittel sind im Rahmen einer phenylalaninarmen Diät geeignet?
2. Beschreiben Sie die Ernährungstherapie bei rheumatischen Erkrankungen.
3. Welche Personengruppen sind hinsichtlich einer Osteoporose besonders gefährdet?
4. Geben Sie Tipps zur Vorbeugung gegen Osteoporose.
5. Beschreiben Sie in groben Zügen die histaminarme Ernährung.

Ernährung in verschiedenen Lebensabschnitten

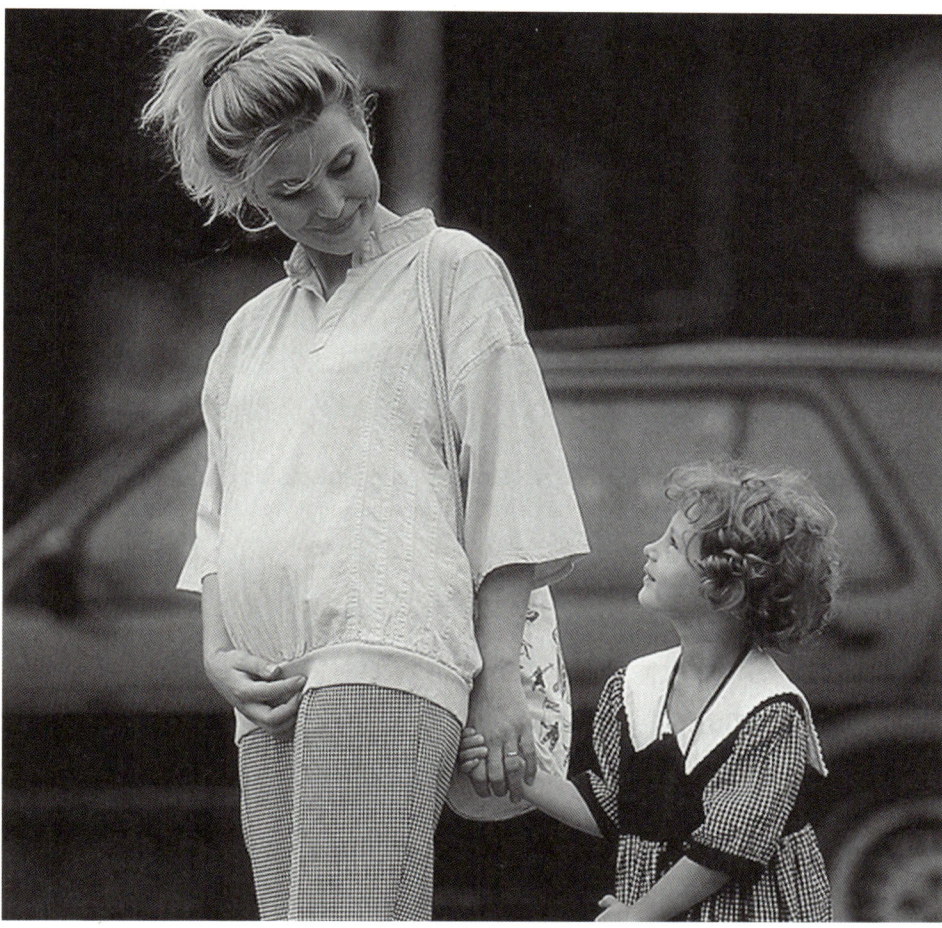

Gesundheit bis ins hohe Lebensalter ist wohl der Wunsch jedes Menschen. Neben den genetischen Voraussetzungen tragen eine richtige Ernährung, viel Bewegung und eine seelische Ausgeglichenheit wesentlich zur Gesundheit und zum Wohlbefinden in jedem Lebensabschnitt bei.

Besonders im Kindesalter werden durch den Einfluss der Eltern und der gesamten Umwelt Ernährungsgewohnheiten geprägt, die oft bis ins Erwachsenenalter und darüber hinaus beibehalten werden.

 Unsere Ziele

Nach Bearbeitung dieses Kapitels werden Sie

- über den veränderten Energie- und Nährstoffbedarf in der Schwangerschaft und Stillzeit informiert sein;
- über die optimale Ernährung des Säuglings Bescheid wissen;
- die Zusammensetzung verschiedener Säuglingsnahrungen beurteilen können;
- wissen, wie sich eine ausgewogene Ernährung für Kinder und Jugendliche zusammensetzt;
- Fast Food nach ernährungsmedizinischen Gesichtspunkten bewerten und Tipps für einen sinnvollen Einsatz geben können;
- wissen, wie die Ernährung von Sportlern in Trainings- und Wettkampfphasen gestaltet werden soll;
- über die Ernährung im Alter Bescheid wissen.

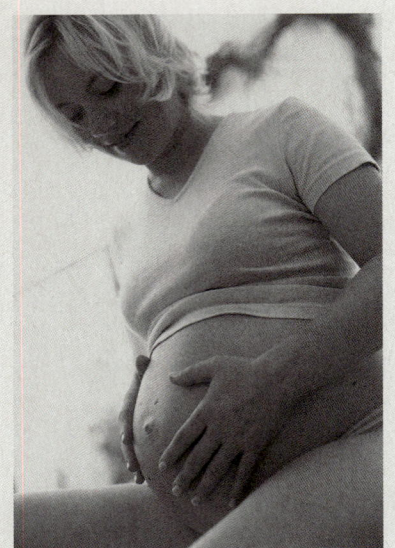

- Im ersten Drittel der Schwangerschaft sollte es zu einer Gewichtszunahme von max. 1–3 kg kommen.
- Im zweiten Drittel der Schwangerschaft ist eine Gewichtszunahme von ca. 250–300 g wöchentlich normal.
- Im dritten Drittel der Schwangerschaft wird mit einer Gewichtszunahme von ca. 500 g wöchentlich gerechnet.

Um eine Infektion mit Listeriose- und Toxoplasmosebakterien zu vermeiden, ist es wichtig,

- kein rohes Fleisch zu essen;
- Fleisch, Fisch, Geflügel vollständig durchzugaren;
- Rohmilch abzukochen;
- auf Rohmilchkäse zu verzichten;
- keine Käserinde zu essen;
- Gemüse, Salat und Früchte vor dem Essen gut zu waschen.
- Kontakt mit Katzen bzw. Katzenkot zu vermeiden.

Schadstoffbelastete Lebensmittel meiden:

- Leber und Niere, besonders von älteren Tieren.
- Schadstoffreiche Fischarten (Thunfisch, Hai, Stör).
- Stark geräucherte und gegrillte Produkte.
- Ungewaschene pflanzliche Lebensmittel.

1 Ernährung in der Schwangerschaft

Eine bedarfsgerechte Ernährung ist Voraussetzung für einen ungestörten Schwangerschaftsverlauf. Der Organismus der schwangeren Frau ist so ausgerichtet, dass die Versorgung des Fetus in jeder Phase gewährleistet wird. Die Ernährung ist daher dem veränderten Nährstoffbedarf anzupassen.

Energiebedarf und Gewichtsverhalten

Der gesamte Stoffwechsel wird umgestellt. Ab dem vierten Monat steigt der Grundumsatz.

Beispiel: Energiebedarf einer 60 kg schweren Frau bei leichter körperlicher Arbeit	
Im 1. Schwangerschaftsdrittel	1.800–2.000 kcal (kein Mehrbedarf)
Im 2. Schwangerschaftsdrittel	2.100–2.300 kcal (ca. 300 kcal zusätzlich)
Im 3. Schwangerschaftsdrittel	2.400–2.600 kcal (ca. 600 kcal zusätzlich)

Ausschlaggebend für Empfehlungen zur Gewichtszunahme ist das Ausgangsgewicht. Die durchschnittliche Gewichtszunahme sollte laut Forschungsinstitut für Kinderernährung in Dortmund zwischen 11,5 und 16 kg liegen.

Nährstoffbedarf

Eiweiß

- Zunahme ab dem 4. Monat von 0,8 g/kg Körpergewicht auf 1,3 g/kg Körpergewicht (täglich 30 g mehr).
- Für Wachstum des Fetus und Zunahme des mütterlichen Gewebes.

Fett

- Bedarf nicht erhöht, max. 30 % des Gesamtenergiebedarfs.
- Ausreichende Zufuhr von Linolsäure und Omega-3-Fettsäuren.
- Versteckte tierische Fette einschränken.

Kohlenhydrate

- 55 % des Gesamtenergiebedarfs.
- Komplexe Kohlenhydrate (siehe S. 22) bevorzugen, dadurch ist ein langsamer und kontinuierlicher Blutzuckeranstieg gegeben; komplexe Kohlenhydrate verhindern bzw. verringern auch eine schwangerschaftsbedingte Obstipation.

Vitamine

- **Folsäure:** besondere Bedeutung bei der Prävention von Neuralrohrdefekten. Der Bedarf erhöht sich von 400 µg auf 600 µg. Bei geplanten Schwangerschaften bereits vor der Empfängnis die Zufuhr erhöhen (ab der 6.–8. Woche ist der Verschluss des Neuralrohres abgeschlossen).
- **Vitamin-B-Komplex:** Bedarf nur leicht erhöht; aufgrund erhöhter Eiweißzufuhr ist der Bedarf an Vitamin B_6 jedoch um 63 % erhöht.
- **Vitamin A:** Obwohl der Bedarf leicht erhöht ist, kann eine zu hohe Aufnahme zu Missbildungen des Säuglings führen. Daher sollten keine Vitaminpräparate empfohlen werden. Bei ß-Carotin ist keine Gefahr der Überdosierung gegeben.

Mineralstoffe und Spurenelemente

- **Kalzium:** Der Bedarf von 1.000 mg sollte unbedingt gedeckt werden – eventuell Kalziumtabletten.
- **Magnesium:** Ein Mangel verursacht Wadenkrämpfe und vorzeitige Wehen, prophylaktisch Magnesiumgaben.
- **Eisen:** Ein erhöhter Bedarf ist durch Nahrung kaum zu decken, prophylaktisch Eisentabletten.
- **Fluor:** Bedarf erhöht, evtl. prophylaktisch Fluortabletten.
- **Jod:** Bedarf erhöht, zweimal pro Woche Meeresfisch.

Flüssigkeit

Etwas erhöhter Bedarf.

Tipps bei Schwangerschaftsbeschwerden

Heißhunger

- Durch eine gesteigerte Insulinproduktion kommt es häufig zu starkem Abfall des Blutzuckerspiegels und damit zu Heißhungerattacken. Dies verleitet zu wahllosem Essen.
- Deshalb öfter kleinere Mahlzeiten, Rohkost und vermehrtes Trinken vor den Mahlzeiten.

Übelkeit und Erbrechen

- Zu Beginn der Schwangerschaft; eine kleine Mahlzeit ca. 30 Minuten vor dem Aufstehen und mehrere kleine Mahlzeiten lindern die Beschwerden.
- Viel trinken, aber nicht zu den Mahlzeiten.

Wadenkrämpfe

- Meist ab Mitte der Schwangerschaft.
- Deshalb Zufuhr von Magnesium und Kalzium erhöhen.

Obstipation

- Ballaststoffreiche Kost mit reichlich Flüssigkeit (mindestens 2 l pro Tag).
- Natürliche Mittel bevorzugen.
- Bei starken Abführmitteln steigt die Gefahr einer Fehlgeburt.

Sodbrennen

- Zufuhr von Mandeln und Nüssen.
- Weitere Vorgehensweise wie bei Refluxösophagitis, siehe S. 74.

Schwangerschaftskomplikationen

Diabetes mellitus in der Schwangerschaft

Unter dem Einfluss einer schwangerschaftsbedingten endokrinen Umstellung kann eine bis dahin latente diabetische Störung des Stoffwechsels manifest werden (Gestations-Diabetes-mellitus). Betroffene, die bereits vor der Schwangerschaft orale Antidiabetika einnahmen, müssen auf Insulin (intensivierte Insulintherapie) umgestellt werden. Es sind normale Blutzuckerwerte (eine Stunde nach den Hauptmahlzeiten unter 130 mg-%, NBZ 70–90 mg-%) anzustreben.

Therapie

- Siebenmal am Tag Blutzucker messen.
- Diabetesgerechte Kost, < 35 kcal/kg Körpergewicht (bei 60 kg = 2.100 kcal).
- 85 % der betroffenen Schwangeren erreichen mit einer Diättherapie normale Blutzuckerwerte.

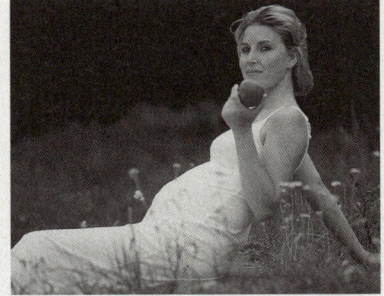

Hyperemesis gravidarum (extreme Schwangerschaftsübelkeit)

Symptome

Übermäßiges, oft kaum stillbares Erbrechen im ersten Drittel der Schwangerschaft.

Folgen

- Kaliummangel.
- Gewichtsverlust.
- Blutdruckabfall.
- Ketoazidose.

Therapie

- Bei Ketoazidose stationäre Aufnahme – Infusionstherapie.
- Angepasster Kostaufbau.

EPH-Gestose, Präeklampsie

Symptome

- Frühgestose mit grenzwertiger Hypertonie, schlechterer Durchblutung und Sauerstoffminderversorgung der Organe, insbesondere der Plazenta und des Fetus.
- Akute Spätgestose mit Ödemen, Proteinurie und Hypertonie.

Ursachen

- Extreme Zunahme an Gewicht.
- Vorher bestehende Nierenerkrankung oder Hypertonie.
- Übergewicht.

Ernährungstherapie

- Wie bei normal verlaufenden Schwangerschaften – protein-, vitamin-, mineralstoffreich.
- Ausreichende Flüssigkeitszufuhr – mindestens 1 1/2 l pro Tag.

2 Ernährung in der Stillzeit

Energie- und Nährstoffbedarf

Energie
Ca. 700 kcal pro Tag zusätzlich.

Eiweiß
Ca. 20 g pro Tag zusätzlich.

Fett
30 % der täglich zugeführten Energie.

Kohlenhydrate
- 55 % der täglichen Energiemenge.
- Ausreichende Zufuhr an Ballaststoffen (häufig chronische Obstipation).

Vitamine und Mineralstoffe
- Erhöhter Bedarf an Vitamin A, Folsäure, Niacin, Vitamin B_1, B_2 und C.
- Kalzium, Magnesium, Eisen und Fluor.

Flüssigkeit
- 1–1 1/4 l pro Tag zusätzlich.
- Leicht gesüßte Getränke fördern durch die osmotische Wirkung des Zuckers den Milchfluss.

Die seit langem diskutierte Hypothese, dass Salzzulagen über den normalen Bedarf hinaus die Entstehung oder den Verlauf einer Präeklampsie günstig beeinflussen, kann zu diesem Zeitpunkt nicht bestätigt werden.

Gestose = Abkürzung für Gestationstoxikose;
Gestatio = Schwangerschaft.
Toxikose = durch toxische Substanzen hervorgerufene Erkrankung im Sinne einer Vergiftung.

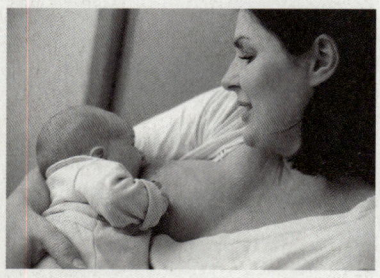

 Wussten Sie, dass ...
der Mineralstoffgehalt der Muttermilch von der Ernährung der Mutter weitgehend unabhängig ist? Ein Mangel schadet nur der Mutter!
Der Vitamingehalt der Muttermilch steigt hingegen bei erhöhter Zufuhr durch die Nahrung an.

Veränderungen des Energie- und Nährstoffbedarfs in Schwangerschaft und Stillzeit			
bei 60 kg	**Nichtschwangere**	**Schwangere**	**Stillende**
kcal	2.200	2.455	2.835
Eiweiß	47 g	58 g	63 g
Kalzium	1.000 mg	1.000 mg	1.000 mg
Magnesium	300 mg	310 mg	390 mg
Eisen	15 mg	30 mg	20 mg
Fluorid	3,1 mg	3,1 mg	3,1 mg
Vitamin A	0,8 mg	1,1 mg	1,5 mg
Vitamin D	5 µg	5 µg	5 µg
Vitamin E	12 mg	13 mg	17 mg
Vitamin B_1	1,0 mg	1,2 mg	1,4 mg
Vitamin B_2	1,2 mg	1,5 mg	1,6 mg
Niacin	13 mg	15 mg	17 mg
Vitamin B_6	1,2 mg	1,9 mg	1,9 mg
Folsäure	0,4 mg	0,6 mg	0,6 mg
Vitamin B_{12}	3 µg	3,5 µg	4,0 µg
Vitamin C	100 mg	110 mg	150 mg

Quelle: D-A-CH-Referenzwerte der DGE

Was die stillende Mutter beachten soll

Allgemeine Empfehlungen

Genussmittel und Schadstoffe gelangen in die Muttermilch.
- Alkohol in größeren Mengen gelangt in die Milch und hemmt ihre Bildung.
- Nikotin in höheren Konzentrationen hemmt die Milchbildung und verschlechtert die Sauerstoffversorgung der Mutter.
- Kaffee meiden, maximal zwei Tassen pro Tag bei guter Verträglichkeit.
- Die Stillende soll schadstoffarme Lebensmittel bevorzugen.
  - Innereien höchstens zweimal im Monat.
  - Schadstoffreiche Fische (Thunfisch, Stör, Hai) sowie Schalen- und Krustentiere meiden.
  - Gepökelte und geräucherte Lebensmittel meiden.
- Voll stillen maximal sechs Monate; dann kann unter Einführung von angemessener Breikost bis zum zweiten Lebensjahr und darüber hinaus gestillt werden, falls Mutter und Kind es möchten (laut Empfehlung der WHO).
- Die Vorzüge des Stillens wiegen trotzdem ein mögliches gesundheitliches Risiko durch Rückstände in der Muttermilch auf.

Folgende Nahrungsmittel können bei empfindlichen Säuglingen Unverträglichkeiten, Verdauungsbeschwerden, Durchfälle oder Ausschläge verursachen:

- Blähende Speisen: frisches Brot und Germspeisen, Kohl, Kraut, Hülsenfrüchte, Zwiebel ...
- Scharfe Speisen mit Paprika, Pfefferoni, Ketschup, Kren, Curry, Knoblauch ...
- Sehr saure Speisen: Marinaden, Essiggemüse, Fischmarinaden ...
- Vorsicht bei Erdbeeren, Kiwis und Zitrusfrüchten: Sie können beim Kind allergische Hautreaktionen auslösen; andere Obstarten – auch roh – werden meist vertragen.
- Vorsicht mit Milch bei allergiegefährdeten Kindern – die allergieauslösende Milchmenge liegt bei mehr als 1/4 l pro Tag.

 Wussten Sie, dass ... Schwangere und Stillende unter 19 Jahren einen Kalziumbedarf von 1.200 mg haben?

Schadstoffe und Rückstände in der Muttermilch, wie Schwermetalle oder chlorierte Kohlenwasserstoffe (Insektizide, Fungizide, polychlorierte Biphenyle), sind artfremde Substanzen. Die Konzentration steigt in der Nahrungskette bis zum Menschen. Es kommt zu einer Anhäufung der Rückstände im Depotfett. Deshalb sollten während der Stillzeit keine Fastenkuren gemacht werden, da bei Stillenden das Körperfett mobilisiert wird und so Rückstände in die Milch gelangen.

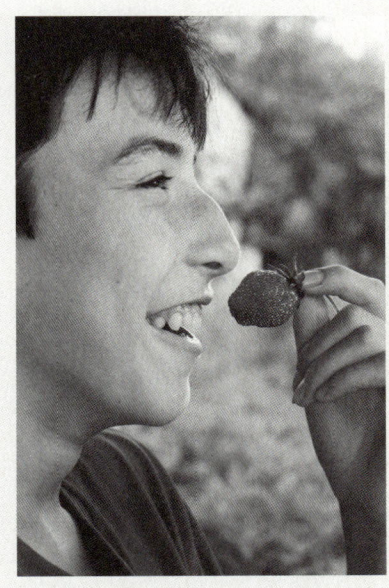

Erdbeeren können bei empfindlichen Säuglingen allergische Hautreaktionen auslösen.

Verzehrsempfehlungen für voll stillende Mütter			
Normale Ernährung – ca. 2.200 kcal/Tag		Zulage für Stillende – ca. 700 kcal/Tag	
Lebens-mittel	Menge	Zusätzliche Lebensmittel	Wichtige Nährstoffe
Milch-produkte	Täglich: 1/4l Milch und 50 g Schnittkäse	Täglich: 1/4 l Milch oder Milchpro-dukte	Eiweiß, Kalzium, Phosphor, Zink, Vitamin A, B_2
Fleisch oder Wurst	Wöchentlich: 2- bis 3-mal 150 g Fleisch 2- bis 3-mal 50 g Wurst	Keine Zulagen, aber 50 % Schwei-nefleisch (mager), maximal 2-mal pro Monat 150 g Schweineleber	Vitamin B_1, Eisen, Zink, Kupfer, Vitamin A
Fisch	Wöchentlich: 1- bis 2-mal 150 g	2-mal pro Monat: 150 g Meeresfisch	Jod, Omega-3-Fettsäuren
Eier	Wöchentlich: 3–4 Eier		
Sichtbare Fette	Täglich: 20 g Butter oder Margari-ne, 20 g Pflanzenöl		
Getreide-produkte und Kartoffeln	Täglich: 5–7 Scheiben Brot und Reis, Nudeln, Flocken (150–200 g gekocht) oder 250 g Kartoffeln	Täglich: 20 g Haferflocken und 1 Scheibe Vollkornbrot und 1 Kartoffel	Vitamin B_1, B_6, C, Ballaststoffe
Gemüse, Salat, Rohkost	Täglich: 1 Portion Gemüse und 1 Portion Salat	Täglich: 100 g (besonders grüne Blattgemüse und Kräuter)	Folsäure, Vitamin C, Vitamin A, ß-Carotin, Eisen, Ballaststoffe
Obst	Täglich: Ca. 250 g	1 Portion Obst	Vitamin C, Ballaststoffe
Getränke	Täglich: 1 1/2 l	1–1 1/2 l	
Süßigkeiten, Kuchen	Täglich: Ca. 50 g Kuchen und 40 g Süßigkeiten, wie Zucker, Honig, Marmelade		

3 Ernährung des Säuglings

Energiebedarf

- Neugeborenes: 110–120 kcal/kg Körpergewicht.
- Säugling: 80–110 kcal/kg Körpergewicht.
- Einjähriges Kind: 70–80 kcal/kg Körpergewicht.

3.1 Muttermilch

Ist in quantitativer und qualitativer Hinsicht die ideale Nahrung für das Neugeborene.

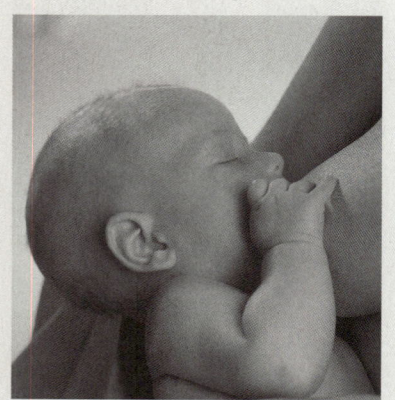

Stillen fördert die emotionale Bindung zwischen Mutter und Kind.

Vorteile

- Die Zusammensetzung der Muttermilch entspricht dem Bedarf.
- Ist gut verträglich und leicht verdaulich.
- Liefert Schutzfaktoren (IgA), gute Allergieprophylaxe.
- Fütterung ad libitum (nach Bedarf) ist möglich, keine Gefahr der Überversorgung.
- Muttermilch fördert die natürliche Besiedelung mit positiven Keimen im Darm.
- Positiver Einfluss auf die Psyche: Blick- und Hautkontakt fördern die Mutter-Kind-Beziehung.
- Ökonomische Vorteile: kein sonstiger Aufwand.
- Raschere Rückbildung der Gebärmutter (Hormone).

Zusammensetzung

Eiweiß

- Gut bekömmlich.
- Immunglobuline (IgA und Laktoferrin) erhöhen die Abwehrkräfte.

Fett

Reich an ungesättigten Fettsäuren ⇨ Prävention von Arteriosklerose.

Kohlenhydrate

Überwiegend Laktose; auch Oligosaccharide, die vermutlich bei der Bildung der Darmflora mitwirken.

Mineralstoffe

- Relativ geringer Gehalt – der Organismus kann sie noch nicht vollständig verarbeiten.
- Mineralstoffe aus der Muttermilch werden besser resorbiert als Mineralstoffe aus der Kuhmilch.

Vitamine

Ausreichend enthalten, außer Vitamin D, das ergänzt werden muss.

Flüssigkeitsgaben

Normalerweise nicht notwendig, außer bei Flüssigkeitsverlust und erhöhtem Bedarf (zB Fieber, hoher Außentemperatur).

3.2 Säuglingsnahrungen

Anfangsnahrungen

Anfangsnahrungen	
Pre-Nahrungen	**1-Nahrungen**
Der Muttermilch am ähnlichsten	
Von Geburt an	Von Geburt an, erst ab dem 4. Lebensmonat empfehlenswert
Enthalten nur Laktose als Kohlenhydrat	Enthalten Laktose und kleine Mengen glutenfreier Stärke
Eiweißzusammensetzung der Muttermilch angeglichen	Eiweißzusammensetzung enthält weniger Molkenprotein
Verabreichung ad libitum	Verabreichung ad libitum unter Kontrolle (Gefahr der Überernährung)
Dünnflüssig	Sämige Konsistenz

Maßnahmen zur Förderung des Stillens

- Während der Schwangerschaft auf das Stillen vorbereiten: Beratung, Massagen.
- Anlegen des Säuglings gleich nach der Geburt.
- Sanfte Geburt – angenehme Atmosphäre.
- Rooming-in – Mutter und Kind befinden sich im selben Zimmer.
- Stillen ad libitum – häufiges Anlegen fördert die Milchproduktion.
- Ausreichend Stillzeit einplanen, da sich im Laufe einer Stillmahlzeit die Zusammensetzung der Muttermilch verändert (zuerst wässrige Vordermilch, anschließend fettreichere Hintermilch).
- Nicht zufüttern.
- Mutter zum Stillen motivieren.

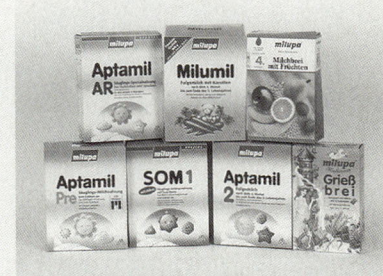

Säuglingsnahrungen

Die Ernährungskommission österreichischer Kinderärzte empfiehlt, auf Folgenahrungen zu verzichten und stattdessen bis zum Ende des ersten Lebensjahres „Pre"- oder „1"-Nahrung zu geben.

HA-Nahrung bedeutet hypoallergen bzw. allergiereduziert und wird in den ersten sechs Monaten besonders dann empfohlen, wenn Eltern oder Geschwister bereits eine Allergie haben und die Mutter nicht stillen kann.

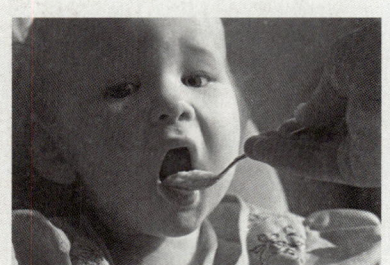

Zuckerfreie Tees (Malven- Hagebutten-, Fenchel-, Kamillen-, Apfelschalen-, Brombeer- und Himbeerblättertee) eignen sich hervorragend als Getränk. Falls gezuckert werden muss, dann höchstens eine vier- bis fünfprozentige Kohlenhydratlösung (Glukose, Saccharose), um eine Gewöhnung an diesen Geschmack zu vermeiden.

Folgenahrungen

2-, 3-Nahrungen

- Frühestens ab dem fünften Lebensmonat, empfohlen ab dem siebten Lebensmonat.
- Enthält glutenfreie Stärke, darf Saccharose enthalten.
- Behandeltes Kuhmilcheiweiß.
- Fütterung **nicht** ad libitum (höherer Energiegehalt).

Durchschnittliche Nährstoffgehalte je 100 ml					
	Kuhmilch	Muttermilch	Pre-Nahrung	1-Nahrung	2-Nahrung
kcal	64	68	66–69	66–75	71–79
Eiweiß in g	3,34	1,1	1,4–1,7	1,4–2,0	1,8–2,6
davon Casein	ca. 80 %	20–40 %	ca. 40 %	40–70 %	ca. 80 %
Fett in g	3,57	3,9–4,03	3,3–3,7	3,0–3,7	3,3–3,6
Kohlenhydrate in g	4,55	7,0–7,2	7,2–7,7	7,7–8,8	7,3–9,1
Mineralstoffe in mg	0,74	0,21	0,29–0,32	0,3–0,4	0,49–0,65

3.3 Beikost

- Frühestens ab dem fünften Lebensmonat, bei allergiegefährdeten Kindern erst ab dem siebten Lebensmonat.
- Ab dem siebten Lebensmonat ist eine Beikost notwendig, da Stillen nicht mehr ausreicht.
- Kuhmilch frühestens mit acht Monaten verabreichen; allergiebelastete Kinder sollten im ersten Lebensjahr keine Kuhmilch oder -produkte erhalten; Getreidebreie bis zu diesem Alter mit Folgemilch anrühren.
- Nüsse, Südfrüchte, Fisch und Eier erst ab Ende des ersten Lebensjahres (Gefahr der Sensibilisierung).
- Bei selbst zubereiteter Beikost
  – wenig süßen, nicht salzen.
  – Kräuter zur Geschmacksverbesserung möglich.
  – Butter und Öl nach dem Kochen zufügen.
- Mit Beginn der Beikost auf Flüssigkeit nicht vergessen, am besten abgekochtes Leitungswasser oder geeignete Mineralwässer (kohlensäurefrei).

Gemüse

- Industriell hergestellte Produkte unterliegen strengen Kontrollen (niedriger Nitratgehalt, kein Zusatz von Konservierungsmitteln, keimfrei ...).
- Mit Wurzelgemüse beginnen, wenn Gemüsebreie selbst hergestellt werden (relativ niedriger Nitratgehalt).

Fleisch

Drei- bis viermal pro Woche 30–40 g, um Eisenbedarf zu decken.

Obst

Anfangs nur gekochtes Obst, später zerdrückte Banane oder geriebener Apfel.

Getreide-Milch-Breie

Glutenhältige Nahrungsmittel erst ab dem siebten Lebensmonat.

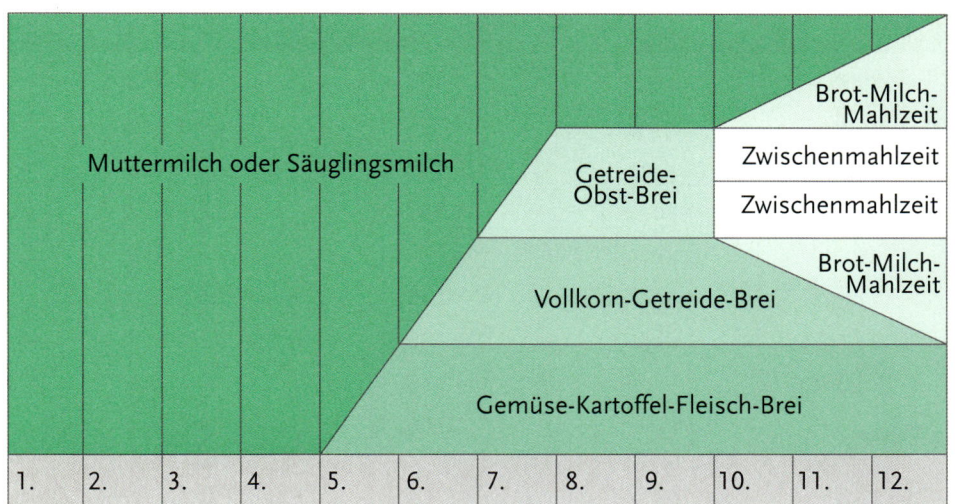

											Brot-Milch-Mahlzeit
Muttermilch oder Säuglingsmilch						Getreide-Obst-Brei				Zwischenmahlzeit	
										Zwischenmahlzeit	
						Vollkorn-Getreide-Brei				Brot-Milch-Mahlzeit	
					Gemüse-Kartoffel-Fleisch-Brei						
1.	2.	3.	4.	5.	6.	7.	8.	9.	10.	11.	12.

Monat

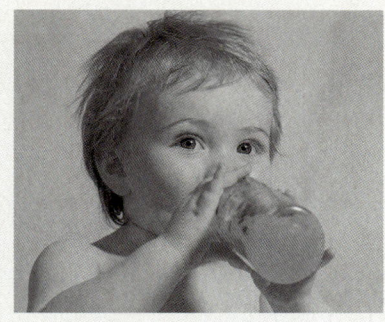

Zuckerhältige Getränke sowie ständiges Nuckeln an der Flasche können zu Karies führen. Das Fläschchen sollte nicht zur Beruhigung eingesetzt werden.

Beikost ab dem 5. Monat			
	Gemüse	**Obst**	**Sonstiges**
5. Monat	Karotten, Kartoffeln (unbedingt Fett zusetzen)		8–10 g hochwertiges Pflanzenöl, wie zB Raps-, Oliven-, Maiskeim- und Sonnenblumenöl
6.–7. Monat	Zucchini, Kohlrabi, Spinat, Brokkoli, Fenchel, Tomaten, Pastinaken, Kürbis	Gekochtes Obstmus aus Apfel, Birne, Marille (ohne Schale)	Fleisch junger Tiere (25 g/Tag), gedünstet oder gekocht
8.–9. Monat	Mais, Karfiol, junge Erbsen, Wirsing	Vitamin-C-hältiger Obst- und Gemüsesaft	Getreidebreie für Säuglinge, Fleischportion (40 g/Tag)
9. Monat	Frisches, rohes Gemüse in Form einer fein geriebenen Rohkost oder als Saft	Reifes, säurearmes rohes Obst (Apfel, Birne, Marille, Pfirsich, Banane, Melone, Himbeeren, Heidelbeeren)	

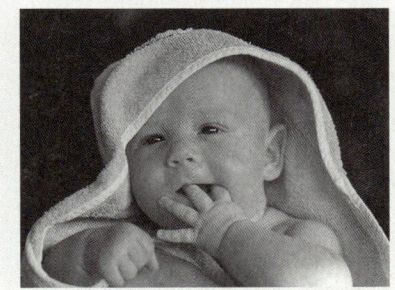

4 Ernährung von Kindern und Jugendlichen

Gesundes und abwechslungsreiches Essen, in der Kindheit angefangen und im gesamten Leben fortgesetzt, ist die beste Voraussetzung, um verschiedenen Zivilisationskrankheiten vorzubeugen.

Energiebedarf

- Ist höher als bei Erwachsenen durch intensiveren Stoffwechsel.
- Der Energiebedarf kann stark schwanken – sportlich Aktive brauchen mehr Energie!
- Kinder essen auch innerhalb einer Altersgruppe nicht gleich viel.
- Ein optimaler Ernährungszustand ist in der Wachstumsphase wichtig!

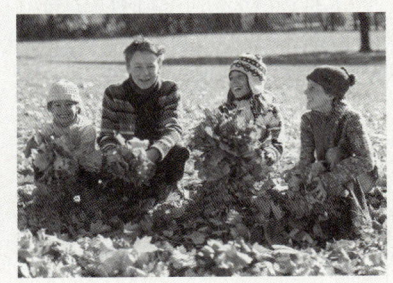

Das richtige Körpergewicht

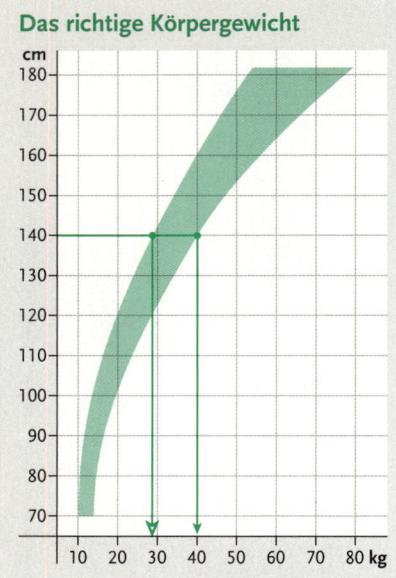

Beispiel:
Bei einer Größe von 140 cm
sollte das Kind zwischen
28 und 40 kg wiegen.

Ein zunehmendes Problem ist das Übergewicht bei Kindern und Jugendlichen. Laut einer Studie des Instituts für Sozialmedizin der Medizinuniversität Wien sind 28 % der Buben und 25 % der Mädchen zwischen 6 bis 18 Jahren übergewichtig oder adipös. Die Ursachen sind hauptsächlich eine veränderte Ernährung (zunehmende Außer-Haus-Verpflegung ...) und eine abnehmende körperliche Aktivität.

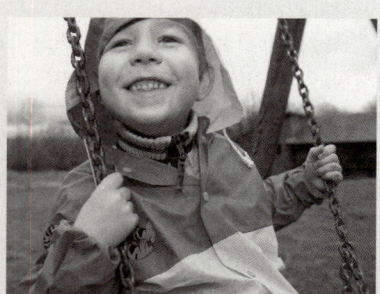

Die Kalziumzufuhr ist bei Kindern und Jugendlichen in Österreich eher mangelhaft.

Richtwerte für die tägliche Energiezufuhr			
1–3 Jahre		5.400 kJ	1.300 kcal
4–7 Jahre		7.500 kJ	1.800 kcal
7–10 Jahre		8.400 kJ	2.000 kcal
10–13 Jahre	männlich	9.400 kJ	2.250 kcal
	weiblich	9.000 kJ	2.150 kcal
13–15 Jahre	männlich	10.500 kJ	2.500 kcal
	weiblich	9.600 kJ	2.300 kcal
15–19 Jahre	männlich	12.500 kJ	3.000 kcal
	weiblich	10.000 kJ	2.400 kcal

Nährstoffe

Eiweiß

- Bedarf abhängig vom Lebensalter (siehe S. 137).
- Wesentlicher Baustoff im Kindesalter.

Fett

- Kleinkinder 35–40 kcal-%.
- Zwischen 10–18 Jahren 30–35 kcal-%.
- In besonderen Wachstumsphasen keine strenge Handhabung der Fettzufuhr.

Kohlenhydrate

- Wenig Süßes – bereits ab dem Säuglingsalter –, um eine Gewöhnung an diesen Geschmack zu vermeiden.
- Hoher Zuckerkonsum ist gemeinsam mit mangelnder Mundhygiene Hauptursache für Karies.
- Viele Getränke (Limonaden, Fruchtsaftgetränke, Kindertees) enthalten große Mengen an Zucker.
- Günstige Kohlenhydrate bevorzugen.

Vitamine

Der Bedarf ist bei abwechslungsreicher Kost ausreichend gedeckt.

Mineralstoffe

Kalzium

Der Bedarf ist aufgrund des Knochenwachstums und der Zahnentwicklung erhöht.
- 1–6 Jahre: 600 mg pro Tag.
- 6–10 Jahre: 800 mg pro Tag.
- 10–14 Jahre: 1.000 mg pro Tag.
- 15–18 Jahre: 1.200 mg pro Tag.

Milchprodukte sind für eine ausreichende Versorgung unbedingt notwendig (mindestens 1/4 l Jogurt, Buttermilch oder Ähnliches und zwei Blatt Schnittkäse täglich). Werden Milchprodukte abgelehnt, sollten kalziumangereicherte Fruchtsäfte und kalziumreiches Mineralwasser angeboten werden.

Fluor

1,5–4 mg pro Tag für den Aufbau der Knochen und Zähne (Kariesprophylaxe).

Eisen

Bei Mädchen nach Einsetzen der Menstruation auf entsprechende Zufuhr achten (18 mg pro Tag).

Flüssigkeit
An heißen Tagen, bei Sport und Spiel kann der Wasserbedarf auf mehr als das Doppelte ansteigen (siehe auch S. 55).

Altersgemäßer Bedarf an Lebensmitteln

Lebensmittel	Menge	1 Jahr	2–3 Jahre	4–6 Jahre	7–9 Jahre
Milch und Milchprodukte	ml/Tag	300	330	350	400–500
Fleisch, Wurst, Fleischwaren	g/Tag	40	50	60	70
Fisch	einmal/Woche	50	70	100	150
Eier	Stk./Woche	1–2	1–2	2	2–3
Öl, Butter, Margarine	g/Tag	10	15	20	25–30
Brot, Getreideflocken	g/Tag	80	120	170	150–200
Beilagen	g/Tag	80	100	120	140
Gemüse	g/Tag	100	120	180	150–200
Obst	g/Tag	100	120	180	200
Getränke	ml/Tag	450	600	700	1.000

Mehrere kleine Mahlzeiten

- Sie ermöglichen die empfohlene Nährstoffversorgung.
- Bei Kleinkindern reicht die Kapazität des Magens noch nicht für große Portionen aus.
- Günstig wäre ein ausgiebiges Frühstück. Bei fehlendem Appetit sollte zumindest etwas getrunken (Kakao, Tee, Milch, Orangensaft) und eine umfangreichere Vormittagsjause angeboten werden.

Spaß, Lust und Freude am Essen

- Essen ist nicht nur Nahrungsaufnahme, sondern auch eine Gelegenheit zur Begegnung mit der Familie und Freunden.
- Kindern sollte die Bedeutung des Essens und der Lebensmittel vermittelt werden.
- Frühzeitig zu richtigem und ausgewogenem Essen motivieren.
- Spätestens im Kindergarten sollen Kinder die Vielfalt der Lebensmittel und die Freude am guten Essen kennen lernen. Je mehr Lebensmittel ein Kind kennt, desto vielfältiger werden seine Vorlieben.
- Kinder bei der Planung der Mahlzeiten, beim Einkaufen der Lebensmittel und bei der Zubereitung der Speisen miteinbeziehen.
- Selbstständig Lebensmittel oder Speisen auswählen lassen.
- Das Kind soll die Nahrungsmenge selber wählen.
- Kindern loben, wenn sie „gutes Ernährungsverhalten" zeigen.
- Lebensmittel sind ungeeignet als Belohnung! Essen ist weder zur Bestrafung noch als Trost geeignet!
- Erwachsene sollen Vorbildwirkung haben (Taten prägen, Worte verhallen): Tischsitten, Einstellung zum Essen, auch hin und wieder von den Eltern weniger geliebtes Essen auf den Tisch bringen usw.
- Je älter Kinder werden, desto geringer ist der Einfluss der Eltern. Freunde, die Schule und Modetrends prägen und beeinflussen die Wahl der Speisen und die Einstellung zum Essen.

Alter (Jahre)	Empfohlene Trinkmenge
1–4	0,9 l
4–10	1,1 l
10–13	1,2 l
13–15	1,3 l
15–18	1,5 l

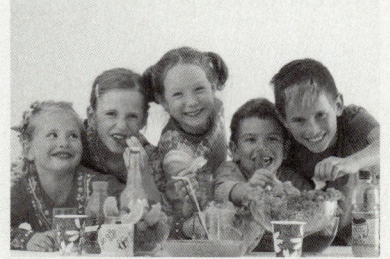

 Wussten Sie, dass ...
Kinder bei der Zusammenstellung ihres Essens weniger Fehler machen als Erwachsene? Dies wurde bei Untersuchungen in Kindergärten festgestellt.

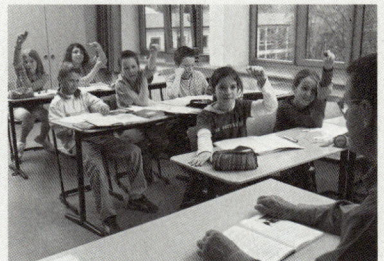

Tipps zur Jause und fürs Schulbrot
Im Schulalltag ist die richtige Zwischenmahlzeit zur Erhaltung der Leistung sehr wichtig.

- Die Jause soll abwechslungsreich und fantasievoll sein. Gelegentlich können auch Müsliriegel, Waffeln und Kekse, am besten aus Vollkornmehl, für Abwechslung sorgen.
- Kinder sollten mitentscheiden und beim Zubereiten helfen können.
- Nicht zu viel mitgeben – weniger ist mehr!
- Die Verpackung so auszuwählen, dass die Jause frisch bleibt.
- Für kleinere Kinder sollten Obst und Gemüse am besten schon geputzt und in mundgerechte Stücke geschnitten sein.

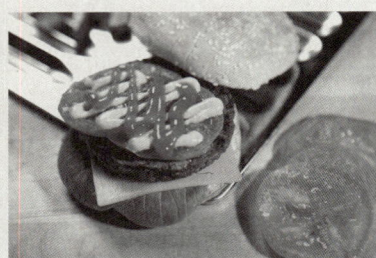

Fast Food sollte nur gelegentlich auf dem Speiseplan stehen.

Fast Food

Von Kindern und Jugendlichen geliebt – vielen Erwachsenen ein Dorn im Auge. Vergessen wird dabei jedoch, dass auch die Burenwurst am Stand Fast Food ist. Vom gesundheitlichen Standpunkt ist Fast Food akzeptabel, wenn folgende Bedingungen berücksichtigt werden:

- Nur gelegentlich auf dem Speiseplan und kein ständiger Ersatz für andere Mahlzeiten.
- Nicht zu energiereich (zB Hamburger mit Salat und Orangensaft aufwerten).
- Fehlende Nährstoffe mit reichlich Obst, Gemüse, Vollkornprodukten und Milch ausgleichen.
- Allzu viel ist ungesund, das gilt auch für Fast Food.

5 Ernährung von Sportlern

Ausdauer, Beweglichkeit, Kraft und Schnelligkeit zeichnen gute Sportler aus. Nicht nur Training ist dazu notwenig, sondern auch richtiges Essen und Trinken. Viele Hochleistungssportler ernähren sich deshalb nach einem Plan. Wenn nur gelegentlich Sport betrieben wird, steigt durch angepasstes Essen der Erfolg, Schwankungen in der Leistung treten seltener auf.

Zusätzlicher Energiebedarf und Aufteilung der Nährstoffe

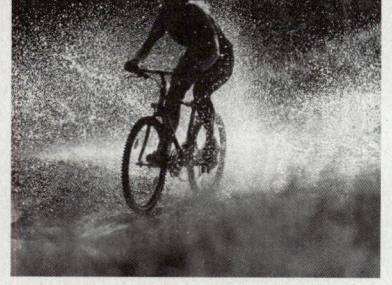

Sportart	Kohlenhydrate	Fett	Eiweiß	Zusätzlicher Energiebedarf
Ausdauersport Schwimmen, Skilanglauf, Marathon	60 %	25 %	15 %	400–700 kcal/h
Kraftausdauersport Radsport, Bergsteigen, Rudern	56 %	27 %	17 %	500–800 kcal/h
Spielsport Fußball, Tennis	54 %	28 %	18 %	350–600 kcal/h
Schnellkampfsport Fechten, Gymnastik, Tischtennis	52 %	30 %	18 %	300–420 kcal/h
Kampfsport Boxen, Ringen, Karate	51 %	30 %	19 %	300–420 kcal/h
Kraftsport Gewichtheben, Wurf- und Stoßdisziplinen	44 %	36 %	20 %	250–400 kcal/h

Eiweiß

- In Verbindung mit Training, um Muskelmasse aufzubauen, unmittelbar vor oder nach dem Training Eiweiß verzehren – große Mengen steigern den Muskelaufbau jedoch nicht unbegrenzt.
- Auch zur Energiegewinnung bei Mangel an Kohlenhydraten.
- Durch höhere Energiezufuhr ist eine ausreichende Eiweißversorgung gegeben – zusätzliche Präparate sind nicht notwendig.
- Ausreichende Glutaminzufuhr, um einen Leistungsabfall zu vermeiden.

Fett

- Viel Fett und wenig Kohlenhydrate im Essen vermindern Ausdauer und Muskelkraft.
- Achtung: Fette verlassen den Magen langsam – kurz vor dem Training oder Wettkampf gegessen, können sie Übelkeit und Verdauungsstörungen hervorrufen.

Kohlenhydrate

- Liefern schneller Energie als Fette.
- Der Körper mobilisiert die Glykogenspeicher (in Muskeln und Leber) – die Leistung hängt mit den Glykogenreserven zusammen. Kohlenhydrate, die nach dem Training gegessen werden, verstärken die Glykogenspeicherung.

Vitamine und Mineralstoffe

- Ein abwechslungsreicher Speiseplan garantiert eine optimale Versorgung.
- Engpässe können bei Magnesium, Kalium, Eisen und Zink auftreten.

Flüssigkeit

- Ein Mangel führt sofort zu Leistungsabfall.
- Gewichtsabnahmen bei sportlicher Betätigung sind überwiegend Verluste an Flüssigkeit – trainierte Sportler können 2–3 l Schweiß pro Stunde produzieren.
- Vor und nach dem Sport Gewicht kontrollieren, um individuellen Bedarf für bestimmte Aktivitäten zu ermitteln.
- Vor sportlichen Aktivitäten ausreichend trinken.
- Bei längeren Belastungen kleinere Mengen schluckweise zwischendurch.
- Geeignete Getränke sind kohlensäurearmes Mineralwasser, Frucht- und Gemüsesäfte sowie Mischungen daraus und leicht gesüßter Tee.
- Ungünstig: eisgekühlte Getränke, ausschließlich Trinkwasser.

Mahlzeiten in der Vorwettkampfphase (ca. eine Woche vor dem Wettkampf)

- Nährstoffverhältnis: 70 % Kohlenhydrate, 20 % Fette, 10 % Eiweiß.
- „Kohlenhydrate laden", um einen großen Glykogenspeicher zu erreichen.
- Viele kleine Kohlenhydratmahlzeiten.
- Ballaststoffärmere und fettarme Lebensmittel bevorzugen.
- Keine großen Mengen an Kaffee.

Mahlzeiten am Wettkampftag

- Letzte Hauptmahlzeit ca. 3–4 Stunden vor dem Wettkampf.
- Keine fettreichen Mahlzeiten, leicht verdaulich, langsam essen, gut kauen.
- Bei Ausdauersport zwischendurch leicht verdauliche Mahlzeiten (Banane, Müsliriegel, geeignete Getränke, fettarme Gemüsesuppen, fettarme Milchmixgetränke ...).
- Rechtzeitig trinken!
- Nach dem Wettkampf Regenerationsphase: kein Alkohol, keine fetten Speisen, kohlenhydratreich, ausreichend Vitamine und Mineralstoffe.

6 Ernährung im Alter

Die Ernährungsempfehlungen für ältere Menschen unterscheiden sich nicht grundlegend von den Ernährungsempfehlungen für jüngere Erwachsene. Das Essen wird zwar teilweise wegen verminderter Enzymproduktion und/oder schlechterer Resorption weniger ausgenutzt, es treten jedoch selten ernste Funktionsstörungen auf.

Ab wann ist ein Mensch alt? Im Allgemeinen ab dem 65. Lebensjahr. Bei jüngeren Senioren gibt es selten besondere Erfordernisse an die Ernährung. Bei Hochbetagten beobachtet man häufig einen verschlechterten Ernährungszustand.

Günstige Kohlenhydratlieferanten sind zB Obst, Nüsse und Getreideprodukte. Der Kohlenhydratbedarf sollte nicht mit Traubenzucker gedeckt werden, da er sehr schnell resorbiert wird und damit eine starke Ausschüttung an Insulin bewirkt. Eine „reaktive Hypoglykämie" kann auftreten. Der Traubenzucker entzieht dem Gewebe Flüssigkeit – Schwindel und Schweißausbrüche sind die Folge.

Wussten Sie, dass ...
2 % Flüssigkeitsverlust einen 20-prozentigen Leistungsabfall bewirken? Bei 4 % Flüssigkeitsverlust kommt es bereits zu einem 40-prozentigen Leistungsabfall.

Quelle: Institut für medizinische und sportwissenschaftliche Beratung

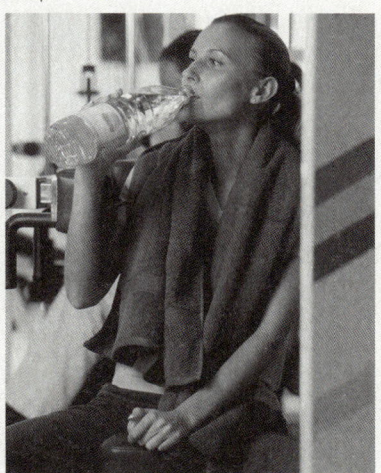

Bei längeren Belastungen sollte nicht auf das Trinken vergessen werden. Zu wenig Flüssigkeit führt zu einem spürbaren Leistungsabfall.

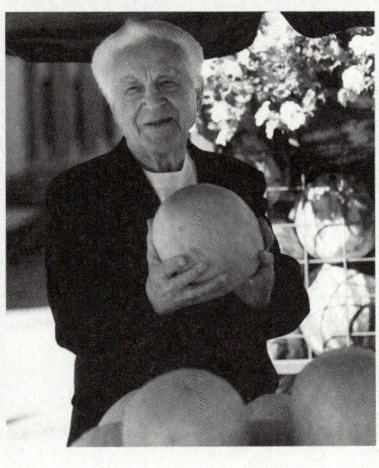

Energie- und Nährstoffbedarf

Energie

- Bedarf sinkt: 25–30 kcal/kg Körpergewicht pro Tag.
- Verringerter Grundumsatz – Stoffwechselgeschehen verlangsamt.
- Verringerter Leistungsumsatz – geringere Mobilität; daher vermehrt entsprechende Bewegung.

Eiweiß

- Bedarf erhöht: 1–1,2 g/kg Körpergewicht pro Tag.
- Zur Erneuerung von Körpereiweiß und nicht für die Energiegewinnung notwendig.
- Gefahr einer Unterversorgung mit hochwertigem Eiweiß bei betagten Menschen, die an Appetitmangel leiden. Darum sollte auf Folgendes geachtet werden:
  – Hochwertige Eiweißlieferanten wählen.
  – Ergänzungswirkung nutzen.
  – Eiweißreiche Zusatz-/Trinknahrung einsetzen.

Fett

- Der Bedarf sinkt bis zu 30 % der Gesamtenergiemenge (verringerter Energiebedarf).
- Vor allem versteckte Fette reduzieren, dafür auf sehr gute Qualität achten.

Kohlenhydrate

- Bedarf sinkt (verringerter Energiebedarf).
- Ungünstige Kohlenhydrate reduzieren – im Alter häufig Glukosetoleranzstörung.
- Reichlich Lebensmittel mit günstigen Kohlenhydraten und hoher Nährstoffdichte regen die Darmtätigkeit an (siehe S. 22).
- Die Höhe der Ballaststoffe individuell anpassen – Verträglichkeit beachten.

Vitamine und Mineralstoffe

- Der Energiebedarf sinkt, die Empfehlungen für die Mikronährstoffe bleiben gleich.
- Werden im Alter nur zum Teil ausgenutzt.
- Vitamin- und mineralstoffreiche Kost mit entsprechender Zubereitung.
- Mangel häufig an Vitamin A, B_1, B_6, B_{12}, C, D, E und Folsäure.
- Kalzium, Kalium (durch Diuretika), Eisen, Zink, Magnesium.

Flüssigkeit

- 1 1/2–2 l pro Tag.
- Vermindertes Durstgefühl – auf ausreichende Zufuhr achten!

Ein Mangel an Nährstoffen führt

- zu allgemeiner Schwäche,
- zu erhöhter Infektionsgefahr,
- zu schlechter Wundheilung,
- zu erhöhtem Sturz- und Frakturrisiko,
- zu erhöhter Dekubitusneigung,
- im Krankheitsfall zu einer langsameren Genesung, zu längeren Aufenthalten im Krankenhaus und zu einer erhöhten Sterblichkeitsrate.

Allgemeine Empfehlungen und weitere beachtenswerte Punkte

- Abwechslungsreiche Lebensmittelauswahl.
- Bewusste Auswahl an Lebensmitteln mit hoher Nährstoffdichte.
- Fünf bis sechs kleinere Mahlzeiten belasten weniger und sind daher besser verträglich.
- Zwischenmahlzeiten bieten eine Gelegenheit zur Abwechslung.
- Eine qualitativ und quantitativ ausgewogene Ernährung
  – wirkt präventiv,
  – verbessert die Lebensqualität,
  – unterstützt die Rekonvaleszenz.

 Die Lebenserwartung nimmt zu durch:
- vermehrte Hygiene,
- verbesserte Medizin,
- ausreichende Ernährung.

Die Bevölkerungsstruktur verändert sich zusehends.

- Gut verträglich sind Kartoffeln, Grahambrot, Hirse, fein gemahlenes Vollkornmehl und nicht blähendes Gemüse.
- Obst sollte zum Teil als Kompott konsumiert werden.
- Bei rohen Lebensmitteln muss auf die Bekömmlichkeit geachtet werden.
- Schwer verdauliche, blähende Nahrungsmittel sollten eingeschränkt werden.

Eine bedarfsgerechte Ernährung ist ein Leben lang notwendig. Der Grundstock dazu wird jedoch bereits in der Kindheit gelegt.

Dekubitus = Wundliegen, Druckbrand, das „Sichdurchliegen" des Kranken bei mangelhafter Gewebsernährung.

- Bei Unverträglichkeiten als Basis die Leichte Vollkost.
- Individuelle Maßnahmen bei Appetitlosigkeit, Kau- und Schluckstörungen (siehe S. 142) und Krankheiten.
- **Ausreichend Flüssigkeit.**

Ernährungstherapie

- Festgefahrene Essgewohnheiten erschweren eine Ernährungsumstellung.
- Bei einer Ernährungsberatung ist besonders Einfühlungsvermögen und Taktgefühl angesagt.

Ziel ist nicht allein die Lebensverlängerung, sondern vor allem die Erhaltung der Gesundheit und des Wohlbefindens sowie das Hinauszögern und Vermeiden von Pflegebedürftigkeit.

Einflussfaktoren auf die Nahrungsaufnahme im Alter

- Verminderter Energiebedarf.
- Veränderte Hunger-Sättigungs-Regulation.
- Abnahme des Geschmacks- und Geruchssinnes.
- Abnahme des Durstgefühls.
- Verminderte Resorption von Nährstoffen (speziell von Mikronährstoffen).
- Veränderte Verdauung – häufig Obstipation.
- Kauprobleme.
- Schluckstörungen (45 % der 75-Jährigen leiden daran).
- Entzündungen der Speiseröhre oder des Magens.
- Depression, Essensverweigerung.
- Einseitige Ernährung, Einsamkeit, geringes Einkommen.

Bewegung

Ohne Bewegung geht gar nichts. Bewegungslosigkeit senkt den Appetit, die Muskelmasse und die Knochenstruktur schwinden. Fitness dagegen
- bremst den geistigen Abbau,
- erhöht die Mobilität und schützt vor Gangunsicherheit,
- senkt das Osteoporose- und Frakturrisiko,
- optimiert den Stoffwechsel (verbesserte Insulinwirkung durch weniger Körperfett),
- steigert den Energiebedarf und fördert den Appetit.

Malnutrition (Mangelernährung)

Im Alter tragen Vereinsamung und Multimorbidität zu Malnutrition – meist als Protein-Energie-Malnutrion (PEM) – bei. Multimorbidität vermindert den Appetit.

Bereits eine Aufnahme in ein Krankenhaus begünstigt Malnutrition. Gründe dafür sind die ungewohnte Umgebung, salzarme Kost, Diät, Bettruhe, kalte bzw. ungewohnte Speisen … Gründe für eine Vereinsamung und Malnutrition zu Hause sind der Verlust des Partners oder eine beginnende Demenz, Immobilität, Kauschwierigkeiten und Schluckstörungen.

Das Symptom Appetitmangel darf nicht als altersbedingte Begleiterscheinung hingenommen und akzeptiert werden. Appetitverlust fördert unregelmäßige Mahlzeiten – sie werden ausgelassen bzw. reduziert.

Kachexie aufgrund einer Malnutrition kommt im Alter häufiger vor als eine Tumorkachexie. Oft wirken Ältere trotz Malnutrition nicht unbedingt „mager" – der Grund dafür sind Ödeme und Kalorien in leicht essbarer Form (Zwieback, Semmeln, Kuchen …). Sie fühlen sich aber müde, apathisch, lustlos, schwach und nehmen an Gewicht ab. Der Allgemeinzustand verschlechtert sich, was oft als Altersschwäche fehlinterpretiert wird.

Für die Mangelernährung sind soziale, psychosoziale, körperliche, alters- und krankheitsbedingte Ursachen zu unterscheiden.

Klinische Symptome bei zu geringer Trinkmenge:
- Mundtrockenheit.
- Trockene Schleimhäute.
- Verringerter Hauttugor.
- Wirkung von Medikamenten wird durch zu geringe Flüssigkeitsmenge verändert.
- Erschwerte Regulation der Körpertemperatur.
- Obstipation.
- Verwirrtheit, Schwäche, Schwindel, Apathie.
- In extremen Fällen Kreislauf- und Nierenversagen.
- Appetitlosigkeit durch vermindertes Hungergefühl.

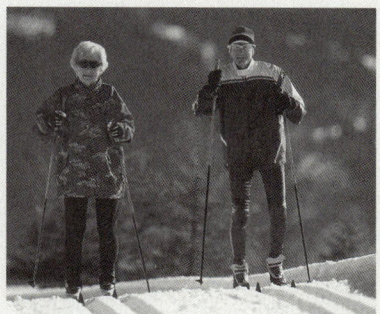

Ausdauerbewegung führt zu einem höheren Sauerstoffverbrauch der Gewebe, einer verbesserten Durchblutung (auch der Gehirnzellen) und Nährstoffversorgung. Weiters fördert sie den Muskelaufbau und die Fettverbrennung.

Multimorbidität = Mehrfacherkrankung.

 Wussten Sie, dass …
die Ursache für eine Mangelernährung in erster Linie eine zu geringe Nahrungsaufnahme, verbunden mit falscher und einseitiger Lebensmittelauswahl, ist?

Laut einer Studie wurden bei akut kranken alten Menschen mit Dekubitus ulcus (Wundliegen) am Tag der Aufnahme folgende Mängel festgestellt:
- 78 % Zinkmangel.
- 79 % Albuminmangel.
- 75 % Eisenmangel.
- 58 % niedriger Cholinesterasespiegel.
- 67 % verminderte Lymphozytenzahl.
- 33 % Vitamin-B_{12}-Mangel.

Atroph = verkümmert.

Wussten Sie, dass ...
die Filtrationsrate und die Durchblutung der Niere bei 90-Jährigen im Vergleich zu 20-Jährigen um 50 % reduziert ist?

Schluckstörungen

Maßnahmen
- Mahlzeiten unter Aufsicht einnehmen.
- Nach Möglichkeit aufrechte Sitzposition einnehmen.
- Beim Verschlucken Oberkörper nach vorne beugen und kräftig abhusten – **nicht auf den Rücken klopfen!**
- Flüssigkeiten eindicken (mit Instant-Andickungsmittel).
- Gemischte Konsistenzen (zB klare Suppe mit Einlage) oder bröselige Speisen vermeiden.
- Kleine Schlucke und Bissen, erst nach dem Schlucken sprechen.
- Nach dem Essen ca. 20 Minuten aufrecht sitzen bleiben, räuspern und ohne Nahrung nachschlucken lassen.

Faktoren, die den Ernährungszustand im Alter beeinflussen

Physiologische Veränderungen	Auswirkungen	Mögliche Maßnahmen
■ Sinkender Grundumsatz ■ Schwindende Muskelmasse ■ Verminderte körperliche Aktivität ■ Fettgewebe nimmt zu	■ Tendenz zu Übergewicht	■ Verzehrsempfehlungen berücksichtigen ■ Ausdauerbewegung
■ Weniger Genuss beim Essen durch atrophe Geschmackspapillen ■ Verminderter Geschmackssinn ■ Reduzierter Geruchssinn ■ Eingeschränktes Sehvermögen	■ Essen wird uninteressant ■ Reduzierte Nahrungsaufnahme begünstigt Kachexie	■ Frische Kräuter, Gewürze ■ Gemüse, Obst ■ Appetitlich und farbenfroh anrichten
■ Zahnfleischerkrankungen ■ Kein bzw. schlechter Zahnersatz ■ Kaustörungen	■ Einseitiges Essen ■ Oft energiereich ■ Ballaststoffarm ■ Hoher Risikofaktor für Mangelernährung	■ Lebensmittel, Zubereitung und Konsistenz der Art und dem Grad der Beeinträchtigung anpassen! ■ Brotrinde entfernen, Speisen zerkleinern
■ Verminderte Speichelsekretion ■ Reduzierter Magensaft ■ Sinkende Enzym- und Gallesekretion ■ Atrophe Darmzotten	■ Trockener Mund ■ Mangelhafte Verdauung ■ Unvollständige Resorption	■ Oft kommt der Appetit mit dem Essen ■ Medikamente ■ Appetitanregende Getränke, Tee
Eingeschränkte Darmperistaltik	■ Obstipation ■ Hämorrhoiden ■ Divertikel	■ Ballaststoffreich ■ Viel Flüssigkeit ■ Bewegung
Abnehmende Harnkonzentration	■ Dehydration	■ Viel Flüssigkeit
Durststörungen ausgelöst durch ■ Abführmittel ■ Durchfall ■ schlecht eingestellten Diabetes ■ zu wenig Trinken	Wassermangel bewirkt bei Älteren nicht Durst, sondern eher Inappetenz	■ Ursachen beseitigen ■ Zum Trinken motivieren ■ Warme Getränke und Suppen anbieten ■ Optische Reize (Glas, Flasche, Krug) ■ Mitschrift der Trinkmenge

Glukosetoleranzstörung	■ Erhöhte Blutzuckerwerte	■ Ernährungstherapie ■ Bewegung
■ Medikamente und Krankheiten ■ Sedierende Medikamente ■ Abnahme von Neurotransmittern ■ Zinkmangel	■ Appetitmangel (Geschmack gestört) ■ Mahlzeiten werden verschlafen	■ Häufig kleine, appetitlich angerichtete Mahlzeiten ■ Trink-/Zusatznahrung
■ Eingeschränkte Beweglichkeit durch Arthrosen ■ Partielle Paresen	**Mühsam:** ■ Einkauf von Lebensmitteln ■ Zubereitung ■ Selbstständiges Essen Unselbstständigkeit wegen Behinderung beim Essen	

Paresen = Erschlaffung, motorische Schwäche, unvollständige Lähmung.

Soziale/psychosoziale Gründe	Auswirkungen	Mögliche Maßnahmen
■ Soziale Isolation (zB beginnende Demenz, Immobilität) ■ Vereinsamung – keine Gesellschaft ■ Keine familiäre Unterstützung ■ Große Lebensmittelpackungen ■ Einzug ins Heim ■ Tod eines Partners ■ Niedrige Pension, Armut ■ Mangelnde Hygiene	■ Essen wird uninteressant ■ Unselbstständigkeit beim Einkaufen und Kochen ■ Depression ■ Alkoholismus ■ Häufig kalte Mahlzeiten ■ Einseitiges, oft aufgewärmtes Essen ■ Qualitativ schlechtere Versorgung ■ Diarrhö (Salmonellen, Colibakterien)	Hilfsorganisationen: Essen auf Rädern, Hauskrankenpflege, Sozialdienste Seniorenwohnheim mit Personal, das über viel Einfühlungsvermögen verfügt

Altenpfleger mit Einfühlungsvermögen machen es alten Menschen leichter, zu akzeptieren, dass sie auf Pflege angewiesen sind.

Krankheiten, die die Nahrungsaufnahme im Alter erschweren

■ Schluckstörungen (Schlaganfall, Parkinson) verlangen unbedingt eine aufrechte Sitzhaltung (gut stabilisiert).
■ Exsikkose.
■ Tumor (Mund, Magen-Darm-Trakt, Speiseröhre).
■ Strahlentherapie.
■ Erhöhte Anstrengung beim Essen (COPD).
■ Schmerzen beim Essen (Mesenterialischämie).
■ Rezidivierende Infektionen.
■ Depression.
■ Demenz.
■ Psychosen.
■ Alkoholismus.

Exsikkose = Austrocknung.

Die Ziele der Ernährung im Alter sind nicht allein die Lebensverlängerung, sondern auch die Erhaltung der Gesundheit und des Wohlbefindens sowie das Hinauszögern und Vermeiden von Pflegebedürftigkeit.

Trotz aller Probleme sollte auf Folgendes geachtet werden:

- Entsprechendes Würzen (Kräuter!).
- Angenehme und ruhige Atmosphäre.
- Gesellschaft beim Essen.
- Gut gelüftete Räume.
- Aufrechte Körperhaltung beim Essen.
- Mundgerechte Stücke.
- Aperitif, anregende Getränke (Tees), Aromastoffe.
- Auch hochbetagte Menschen möglichst selbstständig essen lassen – sie können die Geschwindigkeit beim Essen bestimmen und damit den Zeitpunkt der Mundöffnung besser koordinierten.

? Arbeitsaufgaben

1. Welche Nährstoffe sind in der Schwangerschaft im Bedarf erhöht?

2. Geben Sie Empfehlungen für das Gewichtsverhalten in der Schwangerschaft.

3. Welche Lebensmittel sind für eine Schwangere und für eine Stillende ungünstig?

4. Geben Sie Tipps bei Schwangerschaftsbeschwerden.

5. Beschreiben Sie Ursache und Therapie bei Diabetes mellitus in der Schwangerschaft.

6. Geben Sie Empfehlungen für die Ernährung in der Stillzeit (Energie- und Nährstoffbedarf).

7. Worauf sollte eine stillende Mutter besonders achten?

8. Auch die Muttermilch enthält Schadstoffe. Warum würden Sie trotzdem für das Stillen eintreten?

9. Welche Maßnahmen zur Förderung des Stillens empfehlen Sie?

10. Säuglingsnahrungen werden in zwei Produktgruppen eingeteilt; erklären Sie die Unterschiede.

11. Wann sollte mit Beikost begonnen werden? Was sollte dabei beachtet werden?

12. Beschreiben Sie den Mahlzeitenplan für das erste Lebensjahr.

13. Beschreiben Sie die richtige Ernährung von Kindern und Jugendlichen. Nehmen Sie vor allem zum Energiebedarf und zur Nährstoffzufuhr Stellung.

14. Wie ist Fast Food aus ernährungsphysiologischer Sicht zu bewerten?

15. Gesunde Schuljause – geben Sie Tipps, Empfehlungen und Vorschläge.

16. Wie soll die Ernährung in Trainings- und Wettkampfphasen gestaltet werden? Worauf ist zu achten?

17. Geben Sie Empfehlungen für die Ernährung im Alter.

18. Welche Einflussfaktoren auf die Nahrungsaufnahme im Alter kennen Sie?

19. Beschreiben Sie die physiologischen Veränderungen im Alter.

20. Welche sozialen Faktoren beeinflussen den Ernährungszustand im Alter?

21. Nennen Sie einige Krankheiten, die die Nahrungsaufnahme im Alter erschweren.

22. Erklären Sie allgemeingültige Maßnahmen bei Ernährungsproblemen.

23. Welche Maßnahmen würden Sie bei einem Patienten mit Schluckstörungen treffen?

Fremdwörterverzeichnis

Abdomen = Bauchraum.
Abdominell = den Bauch, Unterleib betreffend.
Abusus = Missbrauch.
Aceton = Ketonkörper.
Acidose = krankhafte Vermehrung des Säuregehaltes im Blut.
Adrenalin = Hormon des Nebennierenmarkes.
Agastrisch = ohne Magen, dh Zustand nach Gastrektomie.
Albuminurie = Ausscheidung von Eiweiß im Harn.
Amenorrhö = ausbleibende Menstruationsblutung.
Analgetika = schmerzstillende Mittel.
Anämie = Blutarmut, Verminderung des Hämoglobin- und des Erythrozytengehalts im Blut.
Anamnese = Erinnerung, Vorgeschichte einer Krankheit (einschließlich früherer Erkrankungen, in der Familie vorkommender Krankheitsfälle uÄ) nach den Angaben des Patienten.
Anorexie = Appetitlosigkeit, Herabsetzung des Triebes zur Nahrungsaufnahme.
Anorganisch = zum unbelebten Bereich der Natur gehörend.
Anurie = Harnausscheidung von weniger als 100 ml pro Tag, Anzeichen für akutes Nierenversagen oder eine schwere Nierenerkrankung.
Anus praeter = künstlicher Darmausgang, Seitenausgang; wird oft auch nur als Stoma bezeichnet.
Apoplexie = Gehirnschlag, Schlaganfall.
Appendektomie = operative Entfernung des Wurmfortsatzes.
Arrhythmie = Unregelmäßigkeit der Herztätigkeit.
Arthrose = degenerative Gelenkerkrankung.
Aspiration = Eindringen von Flüssigkeiten und festen Stoffen in die Luftröhre oder Lunge.
Aszites = Bauchwassersucht, Ansammlung von seröser Flüssigkeit in der freien Bauchhöhle.
Atherogen = Arterienwand mit Ablagerungen.
Atroph = verkümmert.
Atrophie = Verlust.
Aversion = Abneigung, Widerwille.

Biliär = die Galle betreffend, durch die Galle bedingt.
Biopsie = mikroskopische Untersuchung von Gewebe, das einem Lebenden entnommen wurde.
Broteinheit = die Menge eines Nahrungsmittels, die 10–12 g an verwertbaren Kohlenhydraten enthält.

Cholelithiasis = Gallensteinleiden, Gallensteinkolik.
Cholezystektomie = operative Entfernung des Gallensteines und der Gallenblase.
Colitis mukosa = reine Schleimstühle.
Colitis ulcerosa = chronische Dickdarmentzündung.
Colon descendens = absteigender Dickdarm.
Colonkarzinom = Dickdarmkrebs.
Colostomie = Ausleitung des Dickdarms an die Hautoberfläche.

Defäkation = Stuhlentleerung.
Dehydrieren = entwässern.
Dekubitus = Wundliegen, Druckbrand, das „Sichdurchliegen" des Kranken bei mangelhafter Gewebsernährung.
Denaturieren = Eiweißkörper, zB durch Erhitzen oder durch chemische Zusätze, irreversibel verändern.
Dermatitis herpetiformis Duhring (Morbus Duhring) = entzündliche Hauterkrankung infolge von Zöliakie. Symptome sind in Gruppen auftretende Bläschen und/oder Papeln sowie brennender Juckreiz.
DGE = Deutsche Gesellschaft für Ernährung.
Diagnose = Erkennung und systematische Bezeichnung einer Krankheit.
Diarrhö = Durchfluss, Durchfall.
Diastolisch = die mit der Systole rhythmisch wechselnde Erschlaffung der Herzmuskulatur.
Disposition = Krankheitsbereitschaft, Veranlagung oder Empfänglichkeit des Organismus für bestimmte Erkrankungen.
Distal = in der Anatomie eine Lage- und Richtungsbezeichnung, bedeutet vom Körperstamm nach außen oder von der Körpermitte weg gerichtet.
Diurese = Harnausscheidung.
Diuretika = Substanzen, die die Harnausscheidung steigern.
Divertikel = Ausstülpung, Ausbuchtung eines Hohlorgans.
Duodenum = Zwölffingerdarm.
Dyslipoproteinämien = gestörtes Verhältnis der Lipoproteinfraktionen im Blutserum, besonders das Missverhältnis von HDL zu LDL.

Dysphagie = Schluckbeschwerden.

Dystrophie = Ernährungsstörung, mangelhafte Versorgung eines Organs mit Nährstoffen; bei der agastrischen Dystrophie kommt es zu Absorptionsstörungen von Vitamin B_{12} und Eisen.

Ektomie = operatives Herausschneiden eines Organs.

Elektrolyt = jeder Stoff, der der elektrolytischen Dissoziation unterliegt und demzufolge in der Schmelze oder in Lösungen elektrischen Strom leiten kann (zB Salze, Säuren, Basen).

Elimination = bei Allergien angewandte Kostform, bei der die Nahrungsmittel, die am häufigsten Allergien auslösen, vom Speiseplan gestrichen werden.

Emulsion = feinste Verteilung eines unlöslichen Stoffes in einer Flüssigkeit, zB Milchfett, Dotter.

Endokrin = mit innerer Sekretion; Drüsen, die ihre Sekrete (Hormone) unmittelbar in die Blutbahn abgeben.

Endothel = aus Plattenepithelzellen bestehende Schicht, die die Innenfläche der Blut- und Lymphgefäße auskleidet und den Überzug der serösen Häute bildet.

Enteral = auf den Darm bzw. die Eingeweide bezogen.

Enteritiden = Darminfektionen, zB Salmonelleninfektion.

Entzündungsmediatoren = sind an der Entzündungsentwicklung (Rötung, Ödembildung, Überwärmung) beteiligt. Die wichtigsten Entzündungsmediatoren sind Bradykinin, Serotonin, Histamin und die Prostaglandine.

Enzephalopathie = Überbegriff für hirnorganische Schädigungen. Darunter fallen sowohl toxisch bedingte als auch gefäßbedingte sowie alle anderen organischen Schädigungen.

Enzym = in der lebenden Zelle gebildete organische Verbindung, die als Katalysator die Stoffwechselvorgänge im Organismus entscheidend beeinflusst.

Erythrozyten = rote Blutkörperchen.

Essenziell = unerlässlich, lebensnotwendig (bezogen auf Stoffe wie Vitamine, Aminosäuren und Mineralstoffe, die dem Organismus zur Lebenserhaltung zugeführt werden müssen).

Exokrin = ausscheidend.

Exokrine Pankreasinsuffizienz = ungenügende Ausscheidung von Verdauungsenzymen durch die Bauchspeicheldrüse.

Exposition = das Aussetzen eines Objektes durch Einwirkung eines Stoffes oder einer Strahlung.

Exsikkose = Austrocknung.

Exzessiv = außerordentlich, das Maß überschreitend, ausschweifend.

Ferment = siehe Enzym.

Fistel = röhrenförmiger Gang zwischen Körperhöhlen oder äußeren und inneren Körperoberflächen.

Flatulenz = Gasbildung im Magen oder Darm; Blähsucht; Abgang von Blähungen.

Fruktose = Fruchtzucker.

Fulminant = blitzartig auftretend, schnell und heftig verlaufend.

Functional Food = angereicherte Lebensmittel, die neben der ernährungsphysiologischen Bedeutung zusätzlich einen positiven Wert für Gesundheit und Wohlbefinden aufweisen.

Fungizide = Stoffe, die das Pilzwachstum und die Pilzvermehrung hemmen.

Galaktose = Schleimzucker.

Gastrektomie = operative Entfernung des ganzen Magens.

Gastritis = Magenkatarr, Entzündung des Magens, insbesondere seiner Schleimhaut.

Gastroenterologie = Wissenschaft von den Krankheiten des Magens und Darms.

Gastrografin-Passage = Kontrastmitteluntersuchung auf Anastomoseninsuffizienz.

Genetisch = die Vererbung betreffend, erblich bedingt, entwicklungsgeschichtlich.

Geriatrie = Lehre von den Greisenkrankheiten.

Gestatio = Schwangerschaft.

Gestationsdiabetes = Schwangerschaftsdiabetes.

Gestose = Abkürzung für Gestationstoxikose; Gestatio = Schwangerschaft, Toxikose = durch toxische Substanzen hervorgerufene Erkrankung im Sinne einer Vergiftung.

Glomerulonephritis = häufig nur die Kurzbezeichnung Nephritis; Nierenentzündung, die vorwiegend die Glomeruli ergreift.

Glomerulus = allgemeine Bezeichnung für Gefäßknäuel, in dem die erste Phase der Harnbildung stattfindet.

Glukagon = Hormon, das in den A-Zellen der Langerhans'schen Inseln des Pankreas gebildet wird. Regt die Glykogenolyse in der Leber an und erhöht damit regulativ den Blutzuckerspiegel.

Glukose = Traubenzucker.

Glukosetoleranztest = Belastungsprobe zur Diagnosestellung eines Diabetes mellitus.

Glukosurie = Urinzucker; ist ein Überschuss an Zucker, der nicht mehr im Körper benötigt und mit dem Urin ausgeschieden wird. Ein gesunder Mensch hat normalerweise keinen Zucker im Urin.

Gluteninduzierte Enteropathie (Zöliakie) = Erkrankung der Dünndarmschleimhaut aufgrund einer Unverträglichkeit des in vielen Getreidearten vorkommenden Kleberproteins Gluten.

Glykosidbindung = Bindungsform der Disaccharide.

Gravidität = Schwangerschaft.

Hämaturie = „Blutharn", Ausscheidung nicht zerfallener roter Blutkörperchen mit dem Urin.

Hämochromatose = genetisch bedingte Eisenspeichererkrankung; es liegt eine erhöhte Eisenaufnahme im oberen Dünndarm vor. Die Eisenüberladung führt zur langsam fortschreitenden Schädigung von Leber, Herz, Bauchspeicheldrüse, Hirnanhangsdrüse und Gelenken.

Hämoglobin = roter Blutfarbstoff.

Hämolyse = Austritt von Hämoglobin bei Auflösung der roten Blutkörperchen.

Hämorriden = Erweiterung der analen Blutgefäße.

Hemikolektomie = operative Entfernung von etwa der Hälfte des Dickdarms.

Hepatitis = Leberentzündung.

Hernie = Austritt von Eingeweiden aus der Bauchhöhle durch eine angeborene oder erworbene Öffnung.

Herniotomie = Bruchschnitt, Bruchoperation.

Hiatushernie = Zwerchfellbruch.

Homocystein = bildet sich im Eiweißstoffwechsel aus der Aminosäure Methionin. Das giftige Zwischenprodukt Homocystein wird bei Gesunden bei ausreichender Versorgung mit Vitamin B_6, Folsäure und Vitamin B_{12} rasch in die Aminosäure Cystein umgewandelt und weiter verstoffwechselt. Erhöhte Homocysteinwerte im Blut schädigen Herz und Blutgefäße.

Hormone = körpereigene Wirkstoffe, die in endokrinen Drüsen gebildet werden oder in bestimmten Zellarten oder Geweben entstehen und die in spezifischer Weise Stoffwechselvorgänge in bestimmten Erfolgsorganen steuern.

Hyperhydratation = überreichliche Flüssigkeitszufuhr; führt zu Kopfschmerzen, Erbrechen, Darmkoliken, Muskelkrämpfen, Unruhe, Bewusstseinstrübungen bis zum Koma.

Hyperkalzämie = erhöhter Kalziumspiegel im Blut.

Hyperparathyreoidismus = Durch eine Überfunktion der Nebenschilddrüse kommt es zu einer Überproduktion des Parathormons. Dies führt zu einem vermehrten Knochenabbau und damit zu einem erhöhten Blutkalziumwert. Die Knochen werden demineralisiert und schmerzen. Der Körper scheidet das Kalzium über die Niere aus, wodurch Nierensteine entstehen können.

Hypertonie = Bluthochdruck.

Hyperurikämie = Harnsäureerhöhung.

Hyperventilation = übermäßige Steigerung der Atmung über den Körperbedarf hinaus; führt zu einer Alkalose (darunter versteht man einen pathologisch erhöhten pH-Wert des Blutes), durch die es zu Krämpfen mit typischer Pfötchenstellung der Arme und Hände, zu Kribbeln, zu Taubheitsgefühl (besonders um den Mund herum) und zu Schwindel kommt.

Hypoglykämie = Unterzuckerung.

Hypokaliämie = Kaliummangel.

Hypokapnie = Verringerung von Kohlendioxid im Arterienblut.

Hypoproteinämie = Verminderung der Bluteiweißkörper (bei verschiedenen Krankheiten und bei Erschöpfungszuständen).

Hypothyreose = Unterfunktion der Schilddrüse mit Verzögerung der Stoffwechselvorgänge (führt zu Kretinismus).

IDDM = Insulin Dependent Diabetes Mellitus.

Ikterus = Gelbsucht, hell- bis dunkelgelbe Hautfarbe infolge des Übertritts von Gallenbestandteilen ins Blut.

Ileostoma = operative Anlegung einer Dünndarmfistel, zB zur künstlichen Stuhlentleerung bei Darmverschluss.

Ileum = Krummdarm.

Ileus = Darmverschluss.

Inappetenz = fehlendes Verlangen nach Nahrung, Appetitlosigkeit.

Inkubationszeit = Zeit zwischen der Ansteckung bis zum Ausbruch einer Infektionskrankheit.

Insuffizienz = Schwäche, ungenügende Leistung.

Insulin = Hormon der Bauchspeicheldrüse, das die Glykogenbildung und den oxidativen Abbau der Kohlenhydrate im Organismus anregt und damit den Blutzuckerspiegel reguliert.

Intermediärstoffwechsel = Zwischenstoffwechel; derjenige Teil des Stoffwechsels, der zwischen den Ausgangs- und Endstufen der Assimilation und Dissimilation liegt.

Intestinal = zum Darmkanal gehörend, ihn betreffend, von ihm ausgehend; die Eingeweide betreffend.

Intoleranz = fehlende Widerstandsfähigkeit gegen schädigende äußere Einwirkungen oder auf Unverträglichkeit beruhende Abneigung des Organismus gegen bestimmte Stoffe.

Intoxikation = Vergiftung, schädigende Einwirkung von chemischen, tierischen, pflanzlichen, bakteriellen oder sonstigen Giftstoffen auf den Organismus.

Intrakolisch = intra = innerhalb von, Kolon = Teil des Dickdarms.

Intraluminal = intra = innerhalb, Lumen = lichte Weite bei Röhren.

Intrinsic Factor = Vitamin B_{12} kann vom Körper nicht selbst synthetisiert werden und muss daher mit der Nahrung aufgenommen werden. Da es erst im Dünndarm resorbiert wird, würde es im Magen von den Verdauungsenzymen Pepsin und Trypsin zersetzt und wäre damit für den Organismus wertlos. Der Intrinsic Factor verhindert diese Zersetzung.

Jejunum = Leerdarm, gehört zum Dünndarm.

Kachexie = Auszehrung, Kräfteverfall, schlechter Ernährungszustand, vor allem bei Krebs.

Kapillaren = Haargefäße, feinste Verzweigungen der Blut- und Lymphgefäße.

Kardial = das Herz betreffend.

Kardiovaskulär = Kardio = Herz, Vasculum = kleines Gefäß.

Karenz = Entbehrung, Aussetzen, Verzicht.

Karzinom = Krebs.

Katabolismus = Abbau der Stoffe im Körper im Rahmen des Stoffwechsels.

Ketoazidose (Übersäuerung) = akuter, lebensgefährlicher Zustand, der vor allem bei Patienten mit Typ 1 Diabetes auftreten kann. Anzeichen sind stark erhöhte Blutzuckerwerte und Ketonkörper im Urin und Blut.

Ketoazidotisches Coma diabeticum (hyperglykämische Entgleisung) = schwere Stoffwechselentgleisung mit extrem hohen Blutzuckerwerten und Übersäuerung des Körpers, typische Anzeichen dafür sind Benommenheit bis tiefe Bewusstlosigkeit, obstartiger Geruch der Atemluft, tiefe Atmung und Polyurie.

Ketose = vermehrte Bildung von Aceton im Blut.

Kolloidal = feinst zerteilt.

Kolondivertikulose = sackförmige Ausstülpungen der Dickdarmwand.

Kolostomie = Ausleitung des Dickdarms an die Hautoberfläche.

Laktase = Enzym der Dünndarmmukosa, das Laktose spaltet.

Laktose = Milchzucker.

Laparoskopie = Besichtigung der Bauchhöhle mit einem Endoskop.

Latent = verborgen, versteckt (bezogen auf Krankheiten bzw. Krankheitssymptome, die kaum oder nicht in Erscheinung treten und meist nur zufällig entdeckt werden).

Laxanzien = Abführmittel.

Limitierend = begrenzend.

Lipoproteinämie = Mangel an Lipoproteinen.

Listeria = Erreger der Listeriose (Infektionskrankheit).

Lumen = Innendurchmesser, lichte Weite eines röhrenförmigen Hohlorgans (zB einer Arterie oder des Darms).

Malabsorption = lateinisch „schlechte Aufnahme", bereits aufgespaltene Nahrungsbestandteile werden nur vermindert durch die Darmwand in die Lymph- oder Blutbahn aufgenommen.

Malabsorption = mangelhafte Aufnahme von Substraten aus dem bereits vorverdauten Speisebrei.

Malassimilation = gestörte Verdauung und/oder Aufnahme.

Maldigestion = lateinisch „schlechte Verdauung", unzureichende Aufspaltung der Nahrungsbestandteile.

Maligne = bösartig, gefährlich.

Maltose = Malzzucker.

Manifest = offenbar, augenscheinlich, deutlich erkennbar.

Mazeration = Gewebe wird unter Wassereinwirkung und Luftabschluss (aber ohne Fäulnisbakterien) weich und zerfällt.

Membran = dünne Haut im menschlichen und tierischen Körper, zB als Grenzfläche von Organen.

Menopause = Aussetzen der Regelblutungen in den Wechseljahren der Frau.

Mesenterialinfarkt = akuter Verschluss eines Darmgefäßes.

Metaboliten = stoffwechselwirksame Substanzen, deren Anwesenheit für das normale Ablaufen der Stoffwechselprozesse unentbehrlich ist (zB Enzyme, Vitamine, Hormone).

Meteorismus = Blähsucht.

Mikroorganismen = pflanzliche und tierische Organismen, die nur mikroskopisch sichtbar sind.

Miktion = natürliche Entleerung des Harns aus der Blase.

Mitochondrien = im Zellplasma liegende ovale Körnchen, die für die Atmung und den Stoffwechsel der Zellen von Bedeutung sind.

Morbidität = Häufigkeit der Erkrankungen innerhalb einer Bevölkerungsgruppe.

Morbus Crohn = chronische, in Schüben verlaufende Entzündung des Dünndarms.

Morbus Duhring (Dermatitis herpetiformis Duhring) = entzündliche Hauterkrankung infolge von Zöliakie. Symptome sind in Gruppen auftretende Bläschen und/oder Papeln sowie brennender Juckreiz.

Mortalität = Sterblichkeit, Sterblichkeitsziffer; Verhältnis der Todesfälle bei einer bestimmten Krankheit zur Gesamtzahl der berücksichtigten Personen.

Motilität = Gesamtheit der nicht willkürlich steuerbaren Bewegungen des menschlichen Körpers und seiner Organe.

Mukosa = Schleimhaut.

Multimorbidität = Mehrfacherkrankung.

Myoglobin = Muskelfarbstoff.

Nekrose = örtlicher Gewebstod, Absterben von Zellen, Zellverbänden, Gewebs- oder Organbezirken an umschriebener Stelle im lebenden Organismus als pathologische Reaktion auf bestimmte Einwirkungen.

Nephrolithiasis = Nierensteine.

Nephropathie = allgemeiner Ausdruck für Nierenerkrankungen.

Nephrotisches Syndrom = Sammelbegriff für mehrere Symptome, die bei verschiedenen Erkrankungen des Glomerulus (Nierenkörperchens) auftreten. Es ist gekennzeichnet durch Proteinurie mit einem Proteinverlust von über 3,5 g am Tag, Ödeme, Hypalbuminämie und Hyperlipoproteinämie.

NIDDM = Non Insulin Dependent Diabetes Mellitus.

Obstipation = Verstopfung.

Ödeme = Gewebewassersucht; krankhafte Ansammlung seröser Flüssigkeit in den Interzellularräumen nach Austritt aus den Lymphgefäßen und Blutkapillaren infolge Eiweißmangels, Durchblutungsstörungen.

Oligosaccharide = aus wenigen Monosacchariden zusammengesetztes Kohlenhydrat (zB Rohrzucker).

Oligurie = mengenmäßig stark verminderte Harnausscheidung (weniger als 500 ml pro Tag).

Onkologie = Lehre von den Geschwülsten.

Organisch = belebt, lebendig.

Osmolarität = Molkonzentration aller in einer Lösung osmotisch wirksamen Moleküle, ausgedrückt in Volumeneinheiten.

Osmose = Übergang des Lösungsmittels (zB Wasser) einer Lösung in eine stärker konzentrierte Lösung durch eine feinporige (semipermeable) Scheidewand, die zwar für das Lösungsmittel selbst, nicht aber für den gelösten Stoff durchlässig ist.

Ösophagus = Speiseröhre.

Ösophagusvarizen = Krampfadern in der Speiseröhre.

Osteomalazie = Knochenerweichung bei Erwachsenen.

Osteoporose = Knochenbrüchigkeit.

Ovulationshemmer = Arzneimittel (auf hormonaler Basis) zur Unterdrückung der Reifung eines befruchtungsfähigen Eies bei der Frau.

Pankreatitis = Entzündung der Bauchspeicheldrüse.

Parenchym = das eigentliche, der spezifischen Funktion des Organs dienende, Organgewebe im Unterschied zum Binde- und Stützgewebe.

Parenteral = unter Umgehung des Verdauungsweges.

Parenterale Ernährung = Ernährung unter Umgehung des Magen-Darm-Traktes.

Paresen = Erschlaffung, motorische Schwäche, unvollständige Lähmung.

Partiell = teilweise, nicht überall auftretend.

Pathologie = Lehre von den Krankheiten, insbesondere ihrer Entstehung und den durch sie hervorgerufenen organisch-anatomischen Veränderungen.

Penetration = Durchbruch auf benachbarte Gewebe oder Organe (zB von Geschwüren).

Perforation = Durchlöchern, Durchbohren; Durchbruch eines Abszesses oder Geschwürs durch die Hautoberfläche bzw. in eine Körperhöhle.

Peripher = außen liegend, zu den Randgebieten des Körpers gehörend.

Peristaltik = umfassende und zusammendrückende Bewegung (von den Verdauungsorganen); von den Wänden der muskulösen Hohlorgane (zB Speiseröhre, Magen, Darm, Harnleiter) ausgeführte Bewegung, bei der sich die einzelnen Organabschnitte nacheinander zusammenziehen und so den Inhalt des Hohlorgans transportieren.

Peritonitis = Bauchfellentzündung.

Perniziös = bösartig, verderblich.

Physiologie = Lehre von den Grundlagen des allgemeinen Lebensgeschehens, insbesondere von den normalen Lebensvorgängen und Funktionen des menschlichen Organismus.

Plasma = das Gebildete, Geformte (Blutplasma).

Pleuraerguss = Flüssigkeitsansammlung im Brustfellraum.

Polyurie = krankhafte Vermehrung der Harnmenge.

Präeklampsie = vgl. Gestose.

Prophylaxe = zusammenfassende Bezeichnung für die medizinischen und sozialhygienischen Maßnahmen, die der Verhütung von Krankheiten dienen.

Proteinurie = Ausscheidung von Proteinen mit dem Harn.

PSE = Portosystemische Enzephalopathie; meist reversible Komplikation der Leberzirrhose infolge einer Retention beispielsweise von Ammoniak im Blut.

Rachitis = englische Krankheit, Vitamin-D-Mangelkrankheit.

Radikale = stark reaktionsfähige Atomgruppen der organischen Chemie, die geschlossen und ohne eine Veränderung zu erleiden, durch die Reaktion gehen.

Refeeding-Syndrom = lebensbedrohlicher Zustand, der bei mangelernährten Patienten nach Wiederbeginn einer adäquaten Nährstoffzufuhr entstehen kann. Das Refeeding-Syndrom wird dabei sowohl durch einen oralen Kostaufbau als auch durch eine enterale oder parenterale Nährstoffzufuhr ausgelöst. Es sind dabei schwere Elektrolytstörungen und Vitaminmangelzustände mit daraus resultierenden Organfunktionsstörungen zu beobachten.

Reflux = Rückfluss, Transport eines flüssigen oder breiigen Stoffs innerhalb eines Hohlorgans entgegen der normalen Fließrichtung; im Fall der Refluxösophagitis fließt der Speisebrei aus dem Magen über die Speiseröhre in die Mundhöhle zurück.

Regeneration = von neuem hervorbringen, 1. Heilungsvorgang, 2. Ersatz zugrunde gegangener Zellen und Gewebe im Rahmen physiologischer Vorgänge im Organismus.

Rekonvaleszenz = Genesung, Phase der endgültigen Heilung nach einer überstandenen Krankheit.

Rektozele = Aussackung der Enddarmwand nach vorn (zur Scheide hin bei Frauen und zur Harnröhre hin bei Männern). Das führt zur Obstipation, da der im Enddarm befindliche Stuhl bei der Entleerung nicht mehr entleert wird, sondern sich gegen die Vorderwand des Enddarms schiebt.

Renal = die Niere betreffend.

Renale Hypertonie = Bluthochdruck als Folge ein- oder beidseitiger Nierenerkrankungen.

Resektion = operative Entfernung krankhafter oder defekter Teile eines Organs oder Körperteils.

Resistenz = 1. Widerstand, den ein verhärtetes Organ oder Gewebe beim Belasten bietet, 2. Widerstandsfähigkeit gegenüber schädlichen Krankheitserregern, 3. Widerstandsfähigkeit gegenüber antibiotischen oder chemotherapeutischen Mitteln.

Restriktion = Einschränkung.

Retention = Zurückhaltung, Verhaltung.

Rezessiv = zurücktretend, nicht in Erscheinung tretend, verdeckt (von Erbfaktoren).

Rezidiv = Wiederaufleben, Rückfall.

Saccharose = Rohr- oder Rübenzucker.

Schlaf-Apnoe-Syndrom = lautes Schnarchen mit nächtlichen Atempausen, ruheloser Schlaf, tagsüber Schläfrigkeit; während des Schlafens erschlafft die Muskulatur, die Atemwege werden verschlossen und es kommt zu Atemstillständen von unterschiedlicher Dauer.

Sekretion = Vorgang der Produktion und Absonderung von Sekreten durch Drüsen.

Sensibilisierung = Verabreichung eines Antigens, wodurch in einem Organismus eine spezifische veränderte Reaktivität hervorgerufen wird, die sich bei wiederholtem Kontakt mit dieser Substanz in einer Überempfindlichkeitsreaktion äußert.

Sezernieren = absondern, ausscheiden.

Sigma = Teil des Dickdarms.

Sklerosierung = krankhafte Veränderung von Geweben, Organen oder Organteilen, die trocken, spröde, hart werden.

Skorbut = Avitaminose C, die sich besonders in Zahnfleischblutungen, Skelettveränderungen, Störungen der Verknöcherung, Hautblutungen und einer erhöhten Infektionsanfälligkeit äußert.

Steatorrhö (Fettstuhl) = pathologische Erhöhung des Fettgehalts im Stuhl.

Steatosis Hepatis = Fettleber.

Stenose = angeborene oder erworbene Verengung eines Körperkanals oder einer Kanalöffnung.

Stoma = Öffnung.

Substitution = Ersatzbehandlung, medikamentöser Ersatz eines dem Körper fehlenden lebensnotwendigen Stoffes (zB eines Hormons bei bestimmten Krankheitsbildern).

Substrat = Substanz, die Träger bestimmter chemischer, physiologischer, pathologischer, elektrischer ... Vorgänge ist.

Supplement = Ergänzung.

Symptom = Zufall, vorübergehende Eigentümlichkeit; Krankheitszeichen, für eine bestimmte Krankheit charakteristische, zu einem bestimmten Krankheitsbild gehörende krankhafte Veränderung.

Synthese = Aufbau einer chemischen Verbindung aus einfacheren Stoffen.

Systole = Zusammenziehen eines muskulösen Hohlorgans, besonders des Herzmuskels.

Tachykardie = Steigerung der Herzfrequenz.

Tannin = Gerbsäure, wird aus Galläpfeln gewonnen.

Terminal = zum Ende gehörend.

Tetanie = Zustand neuromuskulärer Übererregbarkeit, hervorgerufen durch Störungen im Ionengleichgewichtszustand, vor allem des Kalziums.

TIPS (Transjugulärer intrahepatischer portosystemischer Shunt) = ist eine Methode, mit der ein Überdruck in der zur Leber führenden Pfortader durch Anlage einer Umleitung in der Leber abgebaut werden kann. In manchen Fällen ist der TIPS nur eine Übergangslösung, manchmal kann er aber auch die Zeit bis zur Notwendigkeit einer Lebertransplantation um Jahre verlängern.

Toxine = Bezeichnung für Giftstoffe von Bakterien, Pflanzen oder Tieren.

Toxoplasmose = durch Toxoplasmaarten hervorgerufene Infektionskrankheit.

Triglyceride = Neutralfette.

Tumor = 1. jede krankhafte Anschwellung eines Organs oder Organteiles, 2. Gewächs, Geschwulst, Gewebswucherung infolge Zellproliferation, entweder homologen Charakters und in der Regel gutartig oder heterologen Charakters und zu Metastasen neigend.

Ulcus duodeni = Zwölffingerdarmgeschwür.

Ulcus ventriculi = Magengeschwür.

Urämie = Harnvergiftung des Organismus, wenn die mit dem Harn auszuscheidenden Stoffwechselschlacken, wie zB bei Nierenversagen, zurückgehalten werden.

Zirrhose = Wucherung im Bindegewebe eines Organs (zB Leber, Lunge) mit nachfolgender Verhärtung und Schrumpfung.

Zytostatika = vom griechischen Cyto = Zelle und statik = anhalten; sind Substanzen, die das Zellwachstum bzw. die Zellteilung hemmen. Sie werden vor allem zur Behandlung von Krebs verwendet.

Stichwortverzeichnis

A

Abdomen 85
abdominell 78
Abusus 41
Adipositas 11, 21, 96
Adipositas-Therapie, die drei Säulen der 97
AKE-Screening für Mangelernährungsrisiko 65
Aktin 35
akute Darmerkrankungen 77
akute Gastritis 75
akutes Nierenversagen 114
Albumine 35
Alkohol 58, 129
Allergendeklaration 80
allgemeiner Kostaufbau 66
Alter 142
Amenorrhö 79
Aminosäure, limitierende 36
Aminosäuren 34
Amylase 23
Analgetika 41
androider Typ 96
Anfangsnahrungen 133
Anrorexia nervosa 99
Antiphosphat 117
Anurie 113
Anus praeter 87
Anzahl der Doppelbindungen 26
Apfeltyp 11, 96
Arachidonsäure 124
Arbeitsumsatz 13
Arrhythmie 50
Arterienverkalkung 107
Arteriosklerose 107
Ascorbinsäure 43
Aspiration 65
Assimilation 18
Aszites 47, 90
atherogen 96
Atherosklerose 107
Atrophie 79
Ausdunstung 55
Außenseiterdiäten 98
Avitaminosen 41

B

Ballaststoffbedarf 21
Ballaststoffe 9, 21
Bauchspeicheldrüse 91
Bauchumfang 11
Baustoffe 9
BE 104
Bedarf an Grundnährstoffen 14
Begleitstoffe 8
Beikost 134
Beikost ab dem 5. Monat 135
Besonderheiten in der Ernährung bei Bluthochdruck und Ödemen 61
Besonderheiten in der Ernährung bei Diabetes mellitus 60
Besonderheiten in der Ernährung bei Dyslipoproteinämien 61
Besonderheiten in der Ernährung bei

Hyperurikämie 61
Binge-Eating-Disorder 100
bioaktive Substanzen 9
bioelektrische Impedanzanalyse 11
biologische Wertigkeit 36
Biotin 43
Birnentyp 11, 96
Blutdruck, Klassifizierung 108
Blutdruckwerte 108
Bluthochdruck 108
Blutzuckerwert bei Gesunden 101
Body-Mass-Index (BMI) 11
Brennstoffe 9
Broca-Index 11
Broteinheit 104
Bulimie 99

C

Calciferole 42
Carotinoide 32, 42
Cerebroside 32
chemisch definierte Formeldiäten (CDD) 69
Chemotherapie, Ernährungsmaßnahmen 121
Chlor 46, 48
Cholecalciferol 32
Cholelithiasis 91
Cholesterin 32, 107
Cholesteringehalt 33
Cholesterinspiegel, erhöhter 106
Cholesterinwerte 105
Cholezystektomie 91
Chrom 53
Chromoproteide 35
chronisch entzündliche Darmerkrankungen 83
chronische Gastritis 75
chronische Niereninsuffizienz 114
Cobalamin 43
Colitis ulcerosa 84
Colon descendens 86
Colon irritabile 86
Colonkarzinom 87
Crash-Diäten 98
CSII 102
CT 102
Cystinstein 118

D

Darmerkrankungen, akute 77
Darmerkrankungen, chronisch entzündliche 83
Darmerkrankungen, chronische 78
Darmkatarr 77
Dekubitus 37, 140
Deutsche Gesellschaft für Ernährung 14, 17
Dextrine 21
DGE 14, 17
Diabetes mellitus in der Schwangerschaft 129
Diabetes mellitus 21, 100
Diabetes mellitus Typ 1, Typ 2 101, 102
Diabetes mellitus, Therapie 102, 103
Diabetesbehandlung, Ziele 101
diabetesgerechte Kost 103
Diabetiker und Alkohol 104

Diabetikernahrungsmittel 104
Diabetikerzucker 104
diagnostische Diätformen 64
Dialysebehandlung 116
Diaminoxidase 126
Diäten 98
Diäten bei speziellen Systemerkrankungen 64
Diäten mit extremen Nährstoffrelationen 98
Diätetik 57
Dickdarm 77
Dickdarmkrebs 21, 87
Dickdarmstoma 87
Dickdarmteilresektion – konventionelle Ernährungstherapie 67
Dipeptid 35
Disaccharide 19, 20
Dissimilation 24
distal 76
Diuretika 48, 90
Divertikel 86
Divertikulose 21, 86
Doppelbindungen 26
Duftstoffe 9
Dünndarm 77
Dünndarmstoma 87
Dünndarmteilresektion – konventionelle Ernährungstherapie 67
Duodenum 23
Dyslipoproteinämien 58
Dysphagie 68
Dystrophie 76

E

Early Feeding 66
einfach ungesättigte Fettsäuren 26
Eisen 46, 51, 128
eiweiß- und elektrolytdefinierte Diätformen 112
Eiweißbedarf 37
Eiweißberechnung 116
Eiweißlieferanten 34
Eiweißmangel 37
Eiweißstoffe 34
Eiweißstoffe, Aufgaben 35
Eiweißstoffe, Einteilung 34
Eiweißstoffe, Verdauung 38
Eiweißverdauung, Organe der 38
Eiweißverzehr, Regeln für den 37
Eiweißzufuhr, optimale 38
Elastine 35
Emulsion 28
Endopeptidasen 38
Energie liefernde Nährstoffe 8
Energie- und Nährstoffbedarf, Veränderungen in Schwangerschaft und Stillzeit 131
Energiebedarf des Menschen 10
energiedefinierte Kostformen 60
Energiedichte 8
energiefreie Nährstoffe 8
Energiegehalt der Nährstoffe 9
Energiegewinnung 24, 30
Energie-Nährstoff-Empfehlungen 58
enterale Ernährung 69
Enteritiden 77
Enteritis regionalis 83
Entzündung der Bauchspeicheldrüse 91
Entzündungsmediatoren 124

Enzephalopathie 63, 90
EPH-Gestose 130
Erbrechen 71, 129
Ergänzungswirkung 36
Ergosterin 33
Erhebung des Ernährungsstatus des
Patienten 65
erhöhter Cholesterinspiegel 106
Erkrankungen des Gastrointestinal-
traktes 73
Ernährung 7
Ernährung bei Fieber 120
Ernährung bei malignen Erkrankungen 120
Ernährung bei speziellen Krankheiten 122
Ernährung bei verändertem Nährstoff-
bedarf 119
Ernährung bei Verbrennungen 120
Ernährung des Menschen 8
Ernährung des Säuglings 132
Ernährung im Alter 139
Ernährung in der Schwangerschaft 128
Ernährung in der Stillzeit 130
Ernährung von Kindern und
Jugendlichen 135
Ernährung von Sportlern 138
Ernährung, Grundbegriffe 8
Ernährung, histaminarme 126
Ernährungskreis 16
Ernährungspyramide 16
Ernährungszustand, Richtlinien zur
Beurteilung 65
Errechnung des Gesamtenergiebedarfs aus
Grundumsatz plus Leistungsumsatz 12
Errechnung des Gesamtenergiebedarfs je
nach körperlicher Tätigkeit mit einem
Faktor 13
Ess-Brech-Sucht 99
essenzielle Aminosäuren 34
essenzielle Spurenelemente 51
Essregeln, positive 97
Essstörungen 99
exkretorische Pankreasinsuffizienz 93
exokrine Pankreasinsuffizienz 63
Exopeptidasen 38
extreme Schwangerschaftsübelkeit 129

F

Faktoren, die den Ernährungszustand im
Alter beeinflussen 142
Farbstoffe 9
Fast Food 138
Fast Track Surgery 66
Fasten, modifiziertes 98
Fasten, totales 98
feste Fette 25
fettähnliche Stoffe 32
Fettbedarf 28
Fette 25
Fette, Aufgaben 27
Fette, Eigenschaften 28
Fette, Einteilung 25
Fette, Verdauung 29
Fette, Zersetzung 28
Fettleber 89
Fettleibigkeit 96
Fettlieferanten 25
fettlösliche Vitamine 40, 42
Fettquellen 29
Fettsäurebedarfsdeckung 27

Fettsäuren 26
Fettsäuren, Idealzufuhr 27
Fettsäurezusammensetzung verschiedener
Fette und Öle 26
Fettstoffwechselstörungen 105
Fettstuhl 82
Fettsucht 11
Fettsynthese 30
Fettverzehr, Regeln für den 29
fibrilläre Eiweißstoffe 35
Fibrinogen 35
Fieber, Ernährung bei 120
FIT 102
Fluor 52, 128
flüssige Fette 25
Folgenahrungen 134
Folsäure 42, 128
Formuladiäten 98
Fruchtzucker 20
Frühdumping-Syndrom 76
fruktose- und sorbitreiche Obstsorten 82
Fruktose 20
fruktosearme Obstsorten 82
Fruktosemalabsorption 81
fruktosereiche Obstsorten 82
Functional Food 81

G

Galaktose 20
Gallenblase 89
Gallensäuren 32
Gallensteine 91
Gallenwege 89
Gastrektomie 63
Gastritis, akute, chronische 75
Gastroenterologie 59
gastroenterologische Diäten 63
Genussmittel 8
Genussmittel und Schwangerschaft 129
Gesamtenergie, Verteilung der
täglichen 14
Gesamtenergiebedarf 14
gesättigte Fettsäuren 26
Geschmacksstoffe 9
Gestationsdiabetes 101
gestörte Glukosetoleranz 101
Gestose 130
Gicht 109
globuläre Eiweißstoffe 35
Globuline 35
Glukose 20
Glukose, Nachschub 24
Glukosetoleranz, gestörte 101
Glukosidasen 23
Glukosurie 101
Gluten 35
gluteninduzierte Enteropathie 63
glutensensitive Enteropathie 79
glykämische Last 23
glykämischer Index 23
Glykogen 21, 24
Glykolipide 32
Glykoproteide 35
Grundumsatz (GU) 12
Grundumsatz, Berechnung 12
günstige Kohlenhydrate 22
gynoider Typ 96

H

halbfeste Fette 25
Hämochromatose 90, 101
(Häm0-)Dialysebehandlung 116
Hämolyse 114
HA-Nahrung 134
Harnsäuregehalt ausgewählter Lebensmit-
tel 110
Harnsäurestein 118
Harnsäurestoffwechsel 109
Harnzucker 101
HDL 105, 106
Heidelbeertee 78
Heißhunger 129
Helicobacter pylori 75
Hemikolektomie 87
hepatische Enzephalopathie 90
Hepatitis, akute, chronische 89
Herz- und Kreislauferkrankungen 107
Herzinsuffizienz 107
Herz-Kreislauf-Erkrankungen 21
Hiatushernie 74
Histamin 126
histaminarme Ernährung 126
histaminhältige Nahrungsmittel 126
hochmolekulare Formeldiäten 69
Homocystein 106
Hormone 24, 32
Hypercholesterinämie 106
Hyperemesis gravidarum 129
hyperglykämische Entgleisung 101
Hyperkalzämie 91
Hyperlipidämien 105
Hyperlipoproteinämien (HLP) 105
Hyperparathyreoidismus 91
Hypertonie 47, 58, 108, 113
Hypertriglyceridämie 107
Hyperurikämie 58, 109
Hyperventilation 96
Hypervitaminosen 41
Hypoglykämie 77, 105
Hypokaliämie 85
Hypoproteinämie 84
Hypothyreose 85
Hypovitaminosen 41

I

ICT 102
IDDM 101
Idealgewicht 11
Ikterus 89
Ileostomie 87
Ileum 83
Ileus 66, 92
Immunonutrition 65
Indikation für enterale Ernährung 70
Insulintherapie 102
intensivierte Insulintherapie 60
Intrinsic Factor 75
isolierte Kohlenhydrate 22
Istgewicht 11

J

Jause 137
Jejunum 76
Jod 46, 51, 128

Jo-Jo-Effekt 98
Jugendliche, Ernährung 135
Jugendliche, richtiges

K

Körpergewicht 136
Kachexie 84
Kalium 46, 48, 49
Kaliumtabelle 49
Kalzium 46, 128
Kalziumazetat 117
Kalziumcarbonat 117
Kalziumoxalatstein 118
Kalziumphosphatstein 118
Karottensuppe 78
Kartoffel-Ei-Diät 115
kcal 9
Kephalin 32
Keratine 35
ketoazidotisches Coma diabeticum 101
Kettenlänge 26
Kinder, Ernährung 135
Kinder, richtiges Körpergewicht 136
Knochenschwund 125
Kobalt 52
Koffein 129
Kohlenhydratbedarf 22
Kohlenhydrate 19
Kohlenhydrate in unserem Essen 22
Kohlenhydrate, Aufgaben 22
Kohlenhydrate, Resorption und
Stoffwechsel 24
Kohlenhydrate, Verdauung 23
Kohlenhydratlieferanten 19
Kohlenhydratverdauung, Organe der 23
Kolektomie 87
Kollagene 35
Kolonchirurgie mit Fast Track Surgery –
Konzept Charité 2003 67
Kolondivertikulose 63
Kolostomie 87
komplexe Kohlenhydrate 22
konsistenzdefinierte Kostformen 68
konventionelle Insulintherapie 60
Körperfett 11
Körpermaßindex 11
Kostformen 57
Kostformen, energiedefinierte 60
Kostformen, konsistenzdefinierte 68
Kostformenkatalog 71
Krankheiten, die die Nahrungsaufnahme
im Alter erschweren 143
Krebserkrankungen, Prävention durch
Ernährung 121
Kupfer 52
Kurzdarmsyndrom 82

L

Laktase 80
Laktose 20
Laktosegehalt von Lebensmitteln 81
laktosehältige Nahrungsmittel 81
Laktoseintoleranz, erworbene 80
Laktosemalabsorption 80
Laxanzien 85
LDL 105
Lebensmittel 8

Lebensmittelgruppen des Ernährungs-
kreises 16
Leber 62, 89
Leberzirrhose 90
Lecithin 32
Leichte Vollkost 59
Leichte Vollkost, Anwendung 60
Leistungsumsatz 13
Leitfaden zur Diabetesernährung
von ESAD 103
limitierende Aminosäure 36
Lipide 25
Lipoide 32
Lipoproteide 35
Listeriosebakterien 128
lösliche Ballaststoffe 21
Lösungsmittel 54
Lutein 32

M

Magen 75
Magenblutung 76
Magenverstimmung 75
Magersucht 99
Magnesium 46, 48, 128
Mahlzeiten am Wettkampftag 139
Mahlzeiten in der Vorwettkampfphase 139
Malabsorption 50, 77, 93
Malassimilation 63, 77
Maldigestion 50, 77, 93
maligne Erkrankungen, Ernährung bei 120
Malnutrition 141
Maltose 20
Malzzucker 20
Mangelernährung 141
manifester Diabetes mellitus 101
Mazeration 88
MCT-Fette 27
mehrfach ungesättigte Fettsäuren
(MUF) 26
Mengenelemente 45, 46
Meteorismus 85
Miktion 113
Milchersatz 81
Milchzucker 20
Mineralstoffe 45
Mineralstoffe, Aufgaben 45
mittelkettige Triglyceride 27
modifiziertes Fasten 98
Module 69
Molybdän 52
Monosaccharide 19
Morbidität 37
Morbus Crohn 83
Mortalität 37
MUF 26
Mukosa 23
multimodale Rehabilitation 66
Multimorbidität 141
Mundhöhle 74
Muttermilch 132
Myosin 35

N

Nähr- und Begleitstoffe, Funktionen im
Körper 9
nährstoffdefinierte Formeldiäten

(NDD) 69
Nährstoffdichte 8
Nährstoffe 14, 18
Nährstoffe, Energiegehalt 9
Nahrungsergänzungen 69
Nahrungsmittel 8
Nahrungsmittel und ihre Wirkung 88
Nahrungsmittelintoleranzen 59
Natrium 46
Natriumtabelle 47
Nephrolithiasis 113, 117
Nephropathie 60
nephrotisches Syndrom 63, 113, 114
Niacin 42
NIDDM 101
niedermolekulare Formeldiäten 69
Niere 62, 113
Nierenerkrankungen, diätetisch
behandelbare 113
Nierenerkrankungen, Symptome 113
Niereninsuffizienz, chronische 114
Nierensteine 117
Nierenversagen, akutes 114
Nikotin 129
NIS 102
Normalgewicht 11, 14
Nukleoproteide 35
Nulldiät 98

O

Obstipation 22, 71, 129
Obstipation, akute, chronische 85
Ödeme 90
Oligopeptid 35
Oligurie 113
Omega-3-Fettsäure 26
Omega-6-Fettsäure 26
Organe der Eiweißverdauung 38
Organe der Fettverdauung 29
Organe der Kohlenhydratverdauung 23
Ösophagus 74
Ösophaguskarzinom 74
Ösophagusvarizen 90, 91
Osteomalazie 50
Osteoporose 50, 125

P

PAL 13
Pankreasinsuffizienz, exkretorische 93
Pankreaskopf 93
Pankreasschwanz 93
Pankreatektomie, partielle, totale 93
Pankreatitis 60
Pankreatitis, akute 91
Pankreatitis, chronische 92
Pankreatitis, Formen 92
Pantothensäure 42
partielle Pankreatektomie 93
PEG 75
Peptidbindung 35
Peritonitis 86
pflanzliche Fette 25
pflanzliche Kohlenhydrate 19
Phenylalanin 123
Phenylketonurie 123
phosphatbindende Medikamente 117
Phosphatide 32

Phosphoproteide 35
Phosphor 46, 50
Phyllochinon 42
Physical Activity Level 13
physikalischer Energiegehalt 9
physiologischer Energiegehalt 9
PKU 123
Polypeptid 35
Polysaccharide 19, 20
postoperative Ernährung 65
Präeklampsie 130
präoperative Ernährung 64
Pre-Nahrungen 133
prostetische Gruppe 35
Proteide 35
proteindefinierte Kostformen 62
Proteine 34, 35
Provitamin A 42
Provitamin D2 33
Pyridoxin 42

R

Rationalisierungsschema 2004 57
Refeeding-Syndrom 64
Reflux 71
Refluxösophagitis 74
Rektozele 86
Renagel-Tabletten 117
renal 113
renale Hypertonie 108
Resektion 41
Reservekapazität 41
Resorption 8
Resorption der Eiweißstoffe 38
Resorption der Fette 30
Resorption der Kohlenhydrate 24
Resorptionsinsuffizienz 77
Retinol 42
rheumatische Gelenkserkrankungen 124
Riboflavin 42
Rohzucker 20
Rübenzucker 20
Ruhe-nüchtern-Umsatz 12

S

Saccharide 19
Saccharose 20
Sättigungsgrad 26
Säugling, Ernährung 132
Säuglingsnahrungen 133
schadstoffbelastete Lebensmittel 128
Schlaf-Apnoe-Syndrom 96
Schleimzucker 20
Schluckstörungen 142
Schmelzbereich einiger Nahrungsfette 28
Schulbrot 137
Schwangerschaft- und Stillzeit, Veränderungen des Energie- und Nährstoffbedarfs 131
Schwangerschaft, Ernährung in der 128
Schwangerschaft, Genussmittel 129
Schwangerschaftsbeschwerden 129
Schwangerschaftskomplikationen 129
Schwangerschaftsübelkeit, extreme 129
Schweiß 55
sekundäre Pflanzenstoffe 9
Selen 46, 53

seltene Diätformen 64
Setpoint-Theorie 11
Sigma 86
Sodbrennen 129
Sollgewicht 11
Sondennahrung, Lagerung 71
Sondennahrung, Nachteile selbst hergestellter 71
Sondennahrung, Verabreichung 70
Sonderdiäten 63
Spaß, Lust und Freude am Essen 137
Spätdumping-Syndrom 77
Speicherung 24, 30
Speisen 8
Speiseröhre 74
Speiseröhrenkrebs 74
Sportler, Ernährung 138
Spurenelemente 45, 51
Stärke 20
Stärkedeklaration 80
stärkehältige Nahrungsmittel 103
Steatorrhö 82
Stenose 74
Sterine 32
Steroide 32
Stillen, Maßnahmen zur Förderung 133
Stoffwechsel der Eiweißstoffe 38
Stoffwechsel der Fette 30
Stoffwechsel der Kohlenhydrate 24
Stoffwechsel 8
Stoffwechselerkrankungen 95
Stoma 87
Strahlentherapie, Ernährungsmaßnahmen 121
Süßkraft 20
Süßstoffe 104

T

Tachykardie 76
Tageskostplan, Beispiel 15
Tetanie 50
Thiamin 42
tierische Fette 25
tierische Kohlenhydrate 19
TIPS 90
Tocopherole 42
totale Gastrektomie mit Ersatzmagen 67
totale Pankreatektomie 93
totales Fasten 98
toxische Spurenelemente 51
Toxoplasmosebakterien 128
Transfettsäuren 27
Transportmittel 55
Traubenzucker 20
Triglyceride 26
Trinkmenge 56
Trinkmenge, zu geringe, klinische Symptome 141

U

Übelkeit 129
Übergewicht 95
Überversorgung 41
Ulcus duodeni 60, 76
Ulcus ventriculi 60, 76
ungünstige Kohlenhydrate 22
unlösliche Ballaststoffe 21

Untergewicht 11, 99
Unterversorgung 41
Urämie 62

V

Verbrennungen, Ernährung bei 120
Verdauung 8
Verdauung der Eiweißstoffe 38
Verdauung der Fette 29
Verdauungsinsuffizienz 77
Verdauungstrakt 73
versteckte Fette 29
Verstopfung 21, 85
Verteilung der täglichen Gesamtenergie 14
Verzehrempfehlungen 17
Verzehrempfehlungen für voll stillende Mütter 132
Vitamine 40
Vitamin A, D, E, K, B1, B2, B6 42, 128
Vitamin B12, H, C 43
Vitamin D3 32
Vitamin-B-Komplex 42, 128
Vitamine, Aufgaben 40
Vitaminerhaltung in Nahrungsmitteln 43
Vitaminverluste 43
VLDL 105
Vollkost 58

W

Wadenkrämpfe 129
Wärmeregulator 55
Wasser 54
Wasser, Aufgaben 54
Wasser, Verteilung im Körper 54
Wasserausscheidung 55
Wasserbedarf 55
Wasserbilanz 56
Wassergehalt von Nahrungsmitteln 56
wasserlösliche Vitamine 40, 42
Wassermangel 55
Wässern 43
Waste-to-Hip-Ratio 11
Wirkstoffe 9
Witwenbuckel 125
Wohlfühlgewicht 11

Z

zehn Regeln der Deutschen Gesellschaft für Ernährung 17
Zellmembranen 32
Zersetzung der Fette 28
Zersetzungstemperatur einiger Fette 28
Zink 53
Zöliakie 63, 79
Zuckeraustauschstoffe 104
zuckerhältige Nahrungsmittel 103
Zusatznahrungen 69
Zustand nach Magenoperation 76
Zwölffingerdarm 75
Zystostatika 120

Bildnachweis

S. 7   Paar mit Apfel, © andresr – FOTOLIA
S. 8   Hastiges Essen, © Elena Pokrovskaya – FOTOLIA;
          afrikanisches Essen © Gilles Paire – FOTOLIA, Straßenküche in Bangkok,
          ©Claudia Höglinger
S. 10   Familie, MEV
S. 18   Nährstoffe, © Franz Pfluegl – FOTOLIA
S. 21   Tagesbedarf an Ballaststoffen, © Wolfgang Kraml
S. 22   Günstige und ungünstige Kohlenhydrate, © Wolfgang Kraml
S. 29   Den versteckten Fetten auf der Spur, Ulf Kossak
S. 32   Eier, © Udo Kroener – FOTOLIA; Karotten, © Philippe Leridon – FOTOLIA;
          Gemüse, © og-vision – FOTOLIA
S. 38   Alle Fotos, © Wolfgang Kraml
S. 44   Obst- und Gemüsestand, © Robert Mayer – FOTOLIA
S. 46   Salz, © Sheldon Gardner – FOTOLIA
S. 47   Kräuter, © Carole Gomez – FOTOLIA
S. 48   Magnesiumreiche Nahrungsmittel, © Wolfgang Kraml
S. 49   Milch und Milchprodukte, ÖMIG
S. 50   Orangensaft, © Ralf-Udo Thiele – FOTOLIA; Seefisch, © og-vision –
          FOTOLIA; jodiertes Kochsalz, Reinhold Rothschedl
S. 52   Zähneputzen, © Editorial – FOTOLIA
S. 54   Quelle, MEV
S. 56   Gurke, © Bernd Kröger – FOTOLIA; Frau mit Wasserglas,
          © pantherimage – FOTOLIA
S. 57   Ernährungsberatung, Urheber unbekannt
S. 58   Weizenbier, © Lorenzo Puricelli – FOTOLIA
S. 60   Übergewichtige Frau, © knstudios – FOTOLIA
S. 61   Eine Schmähung für den Koch, Ulf Kossak
S. 69   Magensonde, Urheber unbekannt
S. 70   Ernährungspumpe, Urheber unbekannt
S. 73   Mann mit Bauchschmerzen, © Fred Goldstein – FOTOLIA
S. 78   Röntgenaufnahme eines Dickdarmabschnitts, © Ljupco Smokovski –
          FOTOLIA
S. 82   Obstkorb, © Wolfgang Kraml
S. 85   Kaffeetrinkender Mann, MEV
S. 88   Stomabeutel, Urheber unbekannt
S. 95   Übergewichtige Frau, © knstudios – FOTOLIA
S. 96   Jugendlicher Übergewichtiger, © pixelcarpenter – FOTOLIA
S. 97   Einsamkeit, © Inger Anne Hulbækdal – FOTOLIA
S. 98   Jojo-Effekt, © Anja Roesnick – FOTOLIA
S. 99   Model, © Gabriel Openshaw – FOTOLIA; Waage, © Fred Goldstein –
          FOTOLIA
S. 102   Blutdruckmessung, © Sven Weber – FOTOLIA
S. 104   Süßstoff, Reinhold Rothschedl
S. 105   Bewegung, MEV; Lachs, Klaus Köstler
S. 107   Übergewichtiger mit Bierglas, © Robert Lerich – FOTOLIA
S. 108   Blutdruckmessung, © Sven Weber – FOTOLIA
S. 109   Gicht im Großzehengrundgelenk, Urheber unbekannt; ovolaktovegetarische
          Nahrungsmittel, © Franz Pfluegl – FOTOLIA
S. 112   Dialyse, Urheber unbekannt
S. 116   Patient bei der Hämodialyse, Urheber unbekannt
S. 117   Longlife, Starzinger GmbH & Co KG
S. 119   Mädchen mit Fieberthermometer, © Kathleen Melis – FOTOLIA
S. 122   Rücken, Urheber unbekannt
S. 123   Baby auf Waage, © Francois E. Du Plessis – FOTOLIA; Schwangere,
          © Pascale Wowak – FOTOLIA
S. 124   Durch Rheuma verändertes Handgelenk, Urheber unbekannt; Witwenbuckel,
          © Hervé Rouveure – FOTOLIA
S. 125   Witwenbuckel, © Hervé Rouveure – FOTOLIA
S. 126   Käse und Wein, © fredredhat – FOTOLIA

S. 128 Schwangere Frau, MEV
S. 129 Schwangere Frau mit Apfel, MEV
S. 130 Stillen, MEV
S. 131 Frau, die Erdbeere isst, © Anna Chelnokova – FOTOLIA
S. 132 Baby, MEV
S. 133 Säuglingsnahrungen, Milupa GmbH
S. 134 Baby beim Breiessen, © Oleg Kozlov – FOTOLIA
S. 135 Trinkendes Kleinkind, MEV; Baby, MEV; spielende Kinder, MEV
S. 136 Bub auf Schaukel, MEV
S. 137 Kinder, MEV; Schulklasse, MEV
S. 138 Burger, © Carl Durocher – FOTOLIA; Radfahrer, MEV
S. 139 Sportlerin mit Wasserflasche, MEV; Mann mit Melone, © Galina Barskaya – FOTOLIA
S. 141 Senioren beim Langlauf, MEV
S. 143 Altenpfleger, MEV
S. 139 Mann mit Melone, © Galina Barskaya – FOTOLIA

Literaturnachweis

Ahlheim, Duden, „Das Wörterbuch medizinischer Fachausdrücke", Georg-Thieme-Verlag
„Aktuelle Ernährungsmedizin", Band 5, Georg-Thieme-Verlag, Stuttgart – New York, 2004
„Aktuelle Ernährungsmedizin", S 1, Georg-Thieme-Verlag, Stuttgart – New York, 2003
Bauer, G., „Die Ernährung des Säuglings im ersten Lebensjahr", aus Ernährung aktuell 1/97
Biesalski ua, „Ernährungsmedizin", Georg-Thieme-Verlag, Stuttgart – New York
„Der Brockhaus Ernährung", F. A. Brockhaus Verlag, Mannheim, 2001
Deutsche Forschungsanstalt für Lebensmittelchemie, „Der kleine Souci-Fachmann-Kraut – Lebensmitteltabelle für die Praxis", Wissenschaftliche Verlagsgesellschaft mbH, Stuttgart
Deutsche Gesellschaft für Ernährung, „Vollwertig Essen und Trinken", Frankfurt am Main
Elmadfa, Aign, Muskat, Fritsche, „GU-Nährwert-Kalorientabelle", Verlag Gräfe & Unze, München
Elmadfa, Leitzmann, „Ernährung des Menschen", Ulmer Verlag
„Essen und Trinken für Nierenkranke", Verband der DiätologInnen Österreichs
Fischer, Kührer, „Gesund essen während der Krebstherapie", Broschüre der Österreichischen Krebshilfe
Hanreich, „Essen und Trinken – Kinderwunsch, Schwangerschaft, Stillzeit", eigener Vertrieb
Hanreich, „Handbuch Säuglingsernährung", eigener Vertrieb
Heepe, „Diätetische Indikationen", Springer Verlag, Berlin
Hopfenzitz, „GU-Kompass Mineralstoffe", Verlag Gräfe & Unzer, München
Huth, Kluthe ua, „Lehrbuch der Ernährungstherapie", Georg-Thieme-Verlag, Stuttgart – New York
Kasper, „Ernährungsmedizin und Diätetik", Verlag Urban & Schwarzenberg, München
Keller, Maier, Bertoli, „Klinische Ernährung", VCH Verlagsgesellschaft mbH, Weinheim
Kluthe, Quirin, „Diätbuch für Nierenkranke", TRIAS Verlag
Konopka, Peter, „Sport und Ernährung", BLV Verlag, München – Wien – Zürich
Menden, „Wie funktioniert das?", Meyer's Lexikon-Verlag
Niessen, „Ernährung des Säuglings", TRIAS Verlag
Oetker, „Warenlexikon", Ceres-Verlag R. A. Oetker KG, Bielefeld
Pschyrembel, „Klinisches Wörterbuch", De-Gruyter-Verlag
Reiß, Ahlberg, „Schwedendiät", Demeter-Verlag, München
Schließer, „Ernährung heute", Dr. Felix Büchner – Verlag Handwerk und Technik, Hamburg
Schmidt, Deutsch, Kriehuber, „Diät für chronisch Nierenkranke", Springer Verlag, Berlin
Suter, P. M., „Checkliste Ernährung", Georg-Thieme-Verlag, Stuttgart – New York
Wachtel, „Ernährung von gesunden Säuglingen und Kleinkindern", Georg-Thieme-Verlag, Stuttgart – New York